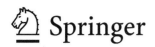
Springer

Minimally Invasive Surgery of the Pancreas

胰腺微创外科学

主　编　〔意〕乌戈·波奇（Ugo Boggi）

主　译　王天宝

合作者　〔意〕法比奥·维斯托利（Fabio Vistoli）

　　　　〔意〕维托里奥·G. 佩罗内（Vittorio G. Perrone）

　　　　〔意〕卡洛·隆巴多（Carlo Lombardo）

SPM
南方传媒

广东科技出版社
全国优秀出版社

· 广州 ·

图书在版编目（CIP）数据

胰腺微创外科学 /（意）乌戈·波奇主编；王天宝主译. —广州：广东科技出版社，2022.4
书名原文：Minimally Invasive Surgery of the Pancreas
ISBN 978-7-5359-7736-6

Ⅰ.①胰…　Ⅱ.①乌…②王…　Ⅲ.①胰腺疾病—显微外科学　Ⅳ.①R657.5

中国版本图书馆CIP数据核字（2021）第190576号

广东省版权局著作权合同登记图字：19-2020-073号

胰腺微创外科学
Yixian Weichuang Waikexue

出 版 人：严奉强
责任编辑：黎青青　方　敏
封面设计：林少娟
责任校对：陈　静　曾乐慧
责任印制：彭海波
出版发行：广东科技出版社
　　　　　（广州市环市东路水荫路 11 号　邮政编码：510075）
销售热线：020-37607413
http://www.gdstp.com.cn
E-mail：gdkjbw@nfcb.com.cn
经　　销：广东新华发行集团股份有限公司
排　　版：创溢文化
印　　刷：广州市彩源印刷有限公司
　　　　　（广州市黄埔区百合三路 8 号　邮政编码：510700）
规　　格：889mm×1 194mm　1/16　印张 15.75　字数 320 千
版　　次：2022 年 4 月第 1 版
　　　　　2022 年 4 月第 1 次印刷
定　　价：198.00 元

如发现因印装质量问题影响阅读，请与广东科技出版社印制室联系调换（电话：020-37607272）。

主译简介

王天宝，深圳大学附属华南医院胃肠外科学科带头人兼科主任，主任医师，医学博士，博士后研究员，硕士研究生导师。岭南名医。深圳市实用型临床医学人才。新疆生产建设兵团高层次人才。从事胃肠外科临床工作近30年。2002年7月获山东大学医学博士学位，得到我国著名胃肠外科专家李兆亭教授的悉心指导。2002年9月至2004年10月，于中山大学附属第一医院胃肠外科从事博士后研究工作，从师于我国著名结直肠外科专家汪建平教授。2014年，于中山大学附属第一医院评聘为主任医师。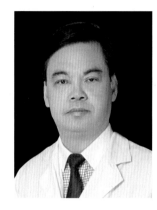

王天宝教授秉承仁心仁术、与时俱进、自强不息的行医理念，致力于胃癌、胃肠间质瘤、结直肠癌及腹腔恶性肿瘤的诊治研究。开展的特色技术有：腹腔镜胃癌根治性术、腹部无切口的经肛门或阴道取出标本的腹腔镜结直肠癌根治术（NOSE）、经肛门直肠癌切除术、低位直肠癌保功能手术及双镜联合手术。接诊患者多来自美国和香港、新疆、内蒙古等国家和地区，医术得到广大患者及其家属一致好评。获得由广东省家庭医生协会组织广大患者评定的"岭南名医"称号。

王天宝教授现主持课题8项；参与课题5项。发表SCI论文10篇，《中华医学杂志》等杂志论文60余篇。主编专著5部：《胃肠手术策略与操作图解》《实用胃肠恶性肿瘤诊疗学》《实用盆腔外科手术与图谱》《实用代谢疾病诊断与治疗》及《消化系统内镜解剖与诊断图谱》。主译专著5部：《胃癌手术操作全真图谱》《Chassin结直肠肛门手术策略与操作图解》《消化道手术复杂并发症防治策略》《结直肠肛门疾病临床实践指南（第三版）》及《当代腹膜后肉瘤诊治策略》。参编专著5部：《中华结直肠肛门外科学》《胃癌外科学》《胃肠外科手术并发症》《直肠癌保肛手术》及《围手术期病理生理与临床》。

社会兼职：深圳市医师协会胃肠肿瘤专业委员会会长，中国医师协会结直肠肿瘤专业委员会早诊早治专委会副主任委员、外科医师分会肛肠外科医师委员会常委、中国抗癌协会康复会学术指导委员会（胃肠外科）常委、深圳市医学会胃肠外科委员会副主任委员，《中华胃肠外科杂志》《中华结直肠疾病电子杂志》及《中华肿瘤防治杂志》编委。

译者名单

主　　审：汪建平

名誉主译：王锡山

主　　译：王天宝

译　　者：（以翻译章节先后顺序排列）

胡宝光　滨州医学院附属医院	宋　鹏　中国医学科学院肿瘤医院深圳医院
王天宝　深圳大学附属华南医院	孔庆元　深圳大学第二附属医院
蔡旭浩　中国医学科学院肿瘤医院深圳医院	杨　栋　深圳市龙岗区人民医院
任培德　中国医学科学院肿瘤医院深圳医院	朱旭东　中山大学附属第三医院
周胜男　中国医学科学院北京协和医院	魏　波　中山大学附属第三医院
金贤伟　南昌大学医学院研究生院	石殿浩　山东大学齐鲁医院
李　泉　中国医学科学院肿瘤医院深圳医院	智绪亭　山东大学齐鲁医院
康文焱　中国医学科学院肿瘤医院深圳医院	徐博文　山东大学齐鲁医院
余永刚　中国医学科学院肿瘤医院深圳医院	韩　冰　青岛大学医学院附属医院
郎月红　中国医学科学院肿瘤医院深圳医院	曹景玉　青岛大学医学院附属医院
王春冰　中国医学科学院肿瘤医院深圳医院	彭畔新　中国医学科学院肿瘤医院深圳医院
马　锴　中国医学科学院肿瘤医院深圳医院	杨明智　福建医科大学附属第一医院
朱恒梁　深圳大学总医院	赖佳明　中山大学附属第一医院
刘剑文　香港大学深圳医院	宗　华　南方科技大学第二附属医院

参与者名单

Francesca Aleotti　Pancreas Translational and Clinical Research Center，Università Vita e Salute，San Raffaele Scientific Institute，Milan，Italy

Sergio Alfieri　Chirurgia Digestiva，Fondazione Policlinico Universitario Agostino Gemelli，Università Cattolica del Sacro Cuore，Rome，Italy

Gabriella Amorese　Division of Anesthesia and Intensive Care，Azienda Ospedaliero-Universitaria Pisana，Pisa，Italy

Enrico Andolfi　Department of Surgery，Division of General Surgery，Hospital of Arezzo，Arezzo，Italy

Valentina Andreasi　Pancreas Translational and Clinical Research Center，Università Vita e Salute，San Raffaele Scientific Institute，Milan，Italy

Stefano Andrianello　General and Pancreatic Surgery，The Pancreas Institute，University of Verona Hospital Trust，Verona，Italy

Pierluigi Angelini　Department of General Surgery，Center of Laparoscopic and Robotic Surgery，V. Monaldi Hospital，AORN dei Colli，Naples，Italy

Mario Annecchiarico　Division of Oncological and Robotic General Surgery，Careggi University Hospital，Florence，Italy

Riccardo Ariotti　Pancreas Translational and Clinical Research Center，Università Vita e Salute，San Raffaele Scientific Institute，Milan，Italy

Fabio Bagante　Department of Surgery，Unit of Hepato-Pancreato-Biliary Surgery，University of Verona，School of Medicine，Verona，Italy

Gianpaolo Balzano　Pancreas Translational and Clinical Research Center，Università Vita e Salute，San Raffaele Scientific Institute，Milan，Italy

Courtney E. Barrows　Pancreas and Liver Institute，Beth Israel Deaconess Medical Center，Harvard Medical School，Boston，Massachusetts，USA

Claudio Bassi　General and Pancreatic Surgery，The Pancreas Institute，University of Verona Hospital Trust，Verona，Italy

Dirk Bausch Klinik für Chirurgie, Universitätsklinikum Schleswig-Hosltein, Campus Lübeck, Lübeck, Germany

Andrea Belli Division of Surgical Oncology, Department of Abdominal Oncology, Istituto Nazionale Tumori-IRCCS Fondazione G. Pascale, Naples, Italy

Giulio Belli Gastrointestinal General and Hepato-Pancreato-Biliary Surgery, S.M. Loreto Nuovo Hospital, Naples, Italy

Stefano Berti Department of Surgery, S. Andrea Hospital, POLL-ASL5, La Spezia, Italy

Marc G. Besselin Department of Surgery, Academic Medical Center, Amsterdam, The Netherlands

Ugo Boggi Division of General and Transplant Surgery, University of Pisa, Pisa, Italy

Giovanni Butturini HPB Surgery, Casa di Cura Pederzoli, Peschiera del Garda, Verona, Italy

Fulvio Calise Centre of Hepato-Biliary-Pancreatic Surgery, Pineta Grande Hospital, Castel Volturno, Caserta, Italy

Carla Cappelli Diagnostic and Interventional Radiology, Department of Translational Research and New Technologies in Medicine and Surgery, University of Pisa, Pisa, Italy

Damiano Caputo Department of Surgery, Campus Biomedico, University of Rome, Rome, Italy

Davide Caramella Diagnostic and Interventional Radiology, Department of Translational Research and New Technologies in Medicine and Surgery, University of Pisa, Pisa, Italy

Riccardo Casadei Department of Medical and Surgical Sciences (DIMEC), University of Bologna, S.Orsola-Malpighi Hospital, Bologna, Italy

Luca Casetti General and Pancreatic Surgery, The Pancreas Institute, University of Verona Hospital Trust, Verona, Italy

Emma Cavazzi Department of Surgery, Fondazione IRCCS Policlinico San Matteo, Pavia, Italy

Graziano Ceccarelli Department of Surgery, Division of General Surgery, Hospital of Arezzo, Arezzo, Italy

Rosa Cervelli Diagnostic and Interventional Radiology, Department of Translational Research and New Technologies in Medicine and Surgery, University of Pisa, Pisa, Italy

Kevin C. Conlon Professorial Surgical Unit, Surgery Deparment, Tallaght Hospital Trinity College Dublin, Dublin, Ireland

Alessandro Coppola Hepato-Biliary Surgery Unit, Fondazione Policlinico Universitario Agostino Gemelli, Università Cattolica del Sacro Cuore, Rome, Italy

Roberto Coppola Department of Surgery, Campus Biomedico, University of Rome, Rome, Italy

Andrea Coratti Division of Oncological and Robotic General Surgery, Careggi University Hospital, Florence, Italy

Francesco Corcione Department of General Surgery, Center of Laparoscopic and Robotic Surgery, V. Monaldi Hospital, AORN dei Colli, Naples, Italy

Diego Cuccurullo Department of General Surgery, Center of Laparoscopic and Robotic Surgery, V. Monaldi Hospital, AORN dei Colli, Naples, Italy

Isacco Damoli Department of Surgery, Pancreas Institute, Verona University Hospital, Verona, Italy

Thijs de Rooij Department of Surgery, Academic Medical Center, Amsterdam, The Netherlands

Alessandro Esposito General and Pancreatic Surgery, The Pancreas Institute, University of Verona Hospital Trust, Verona, Italy

Massimo Falconi Pancreas Translational and Clinical Research Center, Università Vita e Salute, San Raffaele Scientific Institute, Milan, Italy

Laureano Fernández–Cruz Department of HPB Surgery and Transplantation, ICMDiM, Hospital Clínic de Barcelona, Barcelona, Spain

Antonello Forgione Department of General Surgical Oncology and Minimally Invasive Surgery, Ospedale Niguarda Ca' Granda, Milan, Italy

Elisa Francone Department of Surgery, S. Andrea Hospital, POLL–ASL5, La Spezia, Italy

Isabella Frigerio HPB Surgery, Casa di Cura Pederzoli, Peschiera del Garda, Verona, Italy

Andrea Gennai Department of Surgery, S. Andrea Hospital, POLL–ASL5, La Spezia, Italy

Alessandro Giardino HPB Surgery, Casa di Cura Pederzoli, Peschiera del Garda, Verona, Italy

Antonio Giuliani Department of Transplantation, Unit of Hepatobiliary Surgery and Liver Transplant Center, A. Cardarelli Hospital, Naples, Italy

Felice Giuliante Hepato–Biliary Surgery Unit, Fondazione Policlinico Universitario Agostino Gemelli, Università Cattolica del Sacro Cuore, Rome, Italy

Alfredo Guglielmi Department of Surgery, Unit of Hepato–Pancreato–Biliary Surgery, University of Verona, School of Medicine, Verona, Italy

Ahmad Hamad Department of Surgical Oncology, University of Pittsburgh Medical Center, Pittsburgh, Pennsylvania, USA

Calogero Iacono Department of Surgery, Unit of Hepato–Pancreato–Biliary Surgery, University of Verona, School of Medicine, Verona, Italy

Tobias Keck Klinik für Chirurgie, Universitätsklinikum Schleswig-Hosltein, Campus Lübeck, Lübeck, Germany

Sjors Klompmaker Department of Surgery, Academic Medical Center, Amsterdam, The Netherlands

David A. Kooby   Emory University School of Medicine, Emory Saint Joseph's Hospital, Atlanta, Georgia, USA

Luca Landoni   General and Pancreatic Surgery, The Pancreas Institute, University of Verona Hospital Trust, Verona, Italy

Carlo Lombardo   Division of General and Transplant Surgery, University of Pisa, Pisa, Italy

Paola Maffi   Department of Transplantational Medicine, IRCCS San Raffaele Scientific Institute, Milan, Italy

Robert Memba   Professorial Surgical Unit, Surgery Deparment, Tallaght Hospital Trinity College Dublin, Dublin, Ireland

Roberta Menghi   Chirurgia Digestiva, Fondazione Policlinico Universitario Agostino Gemelli, Rome, Italy

Francesco Minni   Department of Medical and Surgical Sciences (DIMEC), University of Bologna, S.Orsola–Malpighi Hospital, Bologna, Italy

Andrea Moglia   EndoCAS–Center for Computer Assisted Surgery, University of Pisa, Pisa, Italy

A. James Moser   Pancreas and Liver Institute, Beth Israel Deaconess Medical Center, Harvard Medical School, Boston, Massachusetts, USA

Francesca Muffatti   Pancreas Translational and Clinical Research Center, Università Vita e Salute, San Raffaele Scientific Institute, Milan, Italy

Rita Nano   Diabetes Research Institute, IRCCS San Raffaele Scientific Institute, Milan, Italy

Niccolò Napoli   Division of General and Transplant Surgery, University of Pisa, Pisa, Italy

Donal B. O'Connor   Professorial Surgical Unit, Surgery Deparment, Tallaght Hospital Trinity College Dublin, Dublin, Ireland

Ana Sofia Ore   Pancreas and Liver Institute, Beth Israel Deaconess Medical Center, Harvard Medical School, Boston, Massachusetts, USA

Carlo Alberto Pacilio   Department of Medical and Surgical Sciences (DIMEC), University of Bologna, S.Orsola–Malpighi Hospital, Bologna, Italy

Stefano Partelli   Pancreas Translational and Clinical Research Center, Università Vita e Salute, San Raffaele Scientific Institute, Milan, Italy

Andrea Peri   Department of Surgery, Fondazione IRCCS Policlinico San Matteo, Pavia, Italy

Vittorio G. Perrone   Division of General and Transplant Surgery, University of Pisa, Pisa, Italy

Lorenzo Piemonti   Diabetes Research Institute, IRCCS San Raffaele Scientific Institute, Milan, Italy

Andrea Pietrabissa   Department of Surgery, Fondazione IRCCS Policlinico San Matteo, Pavia, Italy

Luigi Pugliese Department of Surgery, Fondazione IRCCS Policlinico San Matteo, Pavia, Italy

Marco Ramera Department of Surgery, Pancreas Institute, Verona University Hospital, Verona, Italy

Claudio Ricci Department of Medical and Surgical Sciences（DIMEC）, University of Bologna, S.Orsola-Malpighi Hospital, Bologna, Italy

Aldo Rocca Department of Surgery, Division of General Surgery, Hospital of Arezzo, Arezzo, Italy

Andrea Ruzzenente Department of Surgery, Unit of Hepato-Pancreato-Biliary Surgery, University of Verona, School of Medicine, Verona, Italy

Roberto Salvia General and Pancreatic Surgery, The Pancreas Institute, University of Verona Hospital Trust, Verona, Italy

Santiago Sánchez Cabús Department of HPB Surgery and Transplantation, ICMDiM, Hospital Clínic de Barcelona, Barcelona, Spain

Monica Solis Velasco Pancreas and Liver Institute, Beth Israel Deaconess Medical Center, Harvard Medical School, Boston, Massachusetts, USA

Greg Strowig Fujifilm Medical Systems USA, TeraMedica Division, Milwaukee, Wisconsin, USA

Giovanni Taffurelli Department of Medical and Surgical Sciences（DIMEC）, University of Bologna, S.Orsola-Malpighi Hospital, Bologna, Italy

Antonio Pio Tortorelli Chirurgia Digestiva, Fondazione Policlinico Universitario Agostino Gemelli, Rome, Italy

Fara Uccelli Pancreatic Surgery Unit, Humanitas University, Humanitas Research Hospital, Rozzano, Milan, Italy

Jony van Hilst Department of Surgery, Academic Medical Center, Amsterdam, The Netherlands

Fabio Vistoli Division of General and Transplant Surgery, University of Pisa, Pisa, Italy

Charles M. Vollmer University of Pennsylvania, Perelman School of Medicine, Philadelphia, Pennsylvania, USA

Herbert J. Zeh Ⅲ Department of Surgical Oncology, University of Pittsburgh Medical Center, Pittsburgh, Pennsylvania, USA

Alessandro Zerbi Pancreatic Surgery Unit, Humanitas University, Humanitas Research Hospital, Rozzano, Milan, Italy

Amer H. Zureikat Department of Surgical Oncology, University of Pittsburgh Medical Center, Pittsburgh, Pennsylvania, USA

致谢

谨以此书纪念我优秀的父亲！

谨以此书献给我的母亲，她含辛茹苦养育了3个儿子！

谨以此书献给我的妻子，她无私地和我分担了外科医生沉重的生活负担！

谨以此书献给我的女儿，她让每一天都充满阳光！

本书的编辑和出版商对以下个人和机构的教育贡献表示衷心的感谢：

- Associazione Per Donare la Vita Onlus

- Invernizzi S.p.A. Forniture Ospedaliere

- Karl Storz

- ab medica S.p.A.

序一

Ugo Boggi教授及其同道合著的《胰腺微创外科学》聚焦当今热点医学问题，他们付出巨大心血，做了大量工作，能为这样一本重要的专著作序是我的荣幸。

1846年，Bigelow教授等成功实施第一例麻醉下的手术。19世纪后叶，Joseph Lister教授完善各种抗感染方法。至此，外科医生们大显身手，成功开展许多侵入性的复杂手术，不断打破外科手术创伤的极限。

在使用传统的腹腔镜成功实施困难程度令人难以想象的手术之后，外科医生又面临新的挑战。20世纪90年代初期，随着腹腔镜手术经验的增加，胰腺微创手术渐出水面。1996年，Cuschieri首次报告腹腔镜胰体尾切除术，同年，Gagner和Pomp报告了腹腔镜胰十二指肠切除术（laparoscopic pancreaticoduodenectomy，LPD）。

近几年，胰腺外科获得突飞猛进的发展，在手术量较大的诊治中心，手术死亡率进一步降低，术后并发症的诊治更为有效，非计划二次手术率同样也有所下降，但非计划二次手术依然较为常见。

尽管如此，意大利国家数据库的资料显示胰腺外科依然是颇具挑战的领域，许多问题有待解决。在此背景下，几种主要的腹腔镜胰腺手术颇受争议。达·芬奇机器人胰腺手术是备受关注的争论热点，其也确实让一些意大利专家成为先行者，取得了令人瞩目的学术成就。

在康复外科飞跃发展的背景下，Ugo Boggi教授召集世界各地的优秀专家一起讨论这个争议颇多的问题。我们感谢作者们辛勤的劳动、卓越的研究和丰富的临床经验，他们所做的一切将促使我们进一步探讨这个热点问题，最终必将使医患双方均有所获益。

意大利外科学会主席

Marco Montorsi

序二

1898年，Halsted首次报道成功局部切除壶腹周围肿瘤。德国柏林的外科医生Kausch于1912年首次成功实施壶腹周围癌区域切除术。1935年，Whipple教授将该术式推广开来。但是接下来50年，高达25%的围手术期死亡率，导致该手术开展受阻。在20世纪80年代中期，出现几个大体量的诊治中心，至此胰十二指肠切除术（pancreaticoduodenectomy，PD）死亡率下降至5%以下，目前该术式在国际范围内已经颇为流行。1994年，Gagner教授等首次报道LPD，然而，直到10年前，胰腺微创手术依然罕见。

近10年来，国际范围内许多单位的手术量突飞猛进。比萨大学的Ugo Boggi教授主编的《胰腺微创外科学》聚焦该热点问题。本书作者来自世界各地，主要是意大利的学者，大多数为该领域的佼佼者。本书涵盖胰腺外科所有领域，包括技术更新、模拟手术培训及主要临床结局的判断方法，讨论了各种胰腺微创手术，包括严重胰腺疼痛的胸腔镜交感干切断术、胆道旁路手术、胃旁路手术、胰腺感染坏死的经皮穿刺引流及经窦道内镜检查等，同时对适用于大多数胰腺肿瘤的PD、胰体尾切除的各种术式及胰腺中段切除术等均予以详细阐述。许多章节配有精美图片，极大地增强了可读性。难能可贵的是，本书对腹腔镜及机器人微创手术均予以了充分讨论。

我们每年完成近500例胰腺手术，PD 350例，胰体尾切除术150例，微创手术占比为15%（包括腹腔镜及机器人微创手术）。对于年轻的胰腺外科医生来说，首先学习并掌握微创手术操作技能颇为重要。尽管目前多为开放PD，但接下来的10年，胰腺微创手术将逐渐普及。

本书将成为胰腺微创外科学理想的培训教材，适用于从住院医生到学术专家的所有胰腺外科医生，当然对胰腺疾病感兴趣的其他医生也能开卷有益。

John L Cameron, MD

Alfred Blalock Distinguished Professor of Surgery

Johns Hopkins University, School of Medicine

巴尔的摩，2017年9月

前言

意大利外科学会策划的《肝脏微创外科学》由Fulvio Calise和Luciano Casciola担任主编。该书出版5年后，《胰腺微创外科学》即将面世，本书的目的在于展示微创胰腺外科（minimally invasive pancreatic surgery，MIPS）的现状和发展趋势，毋庸置疑的是微创胰腺外科是近年来胰腺开放手术的分支之一。

MIPS所面临的挑战颇为独特。实际上，对于包括肝脏切除在内的所有腹部手术，微创外科是否能够达到和开放手术同样的安全性一直颇受关注，但是借鉴开放手术标准的操作流程，依然可以获得理想的临床结局。MIPS的尴尬之处在于开腹胰腺手术的临床结局本身尚待改善，手术技巧仍需不断提升。另外，MIPS需要在腹膜后且狭小空间内完成大量且广泛的游离操作，此处存在颇多易于损伤的脆弱血管，使手术风险明显增大。本手术需要复杂的消化道重建，这也会增加手术难度。所有上述问题无疑使得腹腔镜胰腺手术的开展困难重重。大多数胰腺肿瘤具有生物学上的侵袭性，MIPS能否达到肿瘤学根治的要求同样颇受关注。

意大利胰腺外科发展具有历史渊源，群星灿烂，如Giuseppe Ruggi（胰腺肿瘤摘除术，1889年）、Domenico Biondi（保留十二指肠的部分胰头切除术，1894年）、Alessandro Codivilla（胰十二指肠切除术，1898年）、Pier Cristoforo Giulianotti（机器人胰十二指肠切除术，2003年）以及Ugo Boggi（机器人胰腺移植术，2010年）。新一代意大利胰腺外科医生同样颇具国际声望，他们的临床实践水平和创新精神令人望尘莫及，在颇具影响力的杂志上发表的成百上千篇学术论文即为有力佐证。在国际肝胆胰腺外科学界，一部分专家已经起到举足轻重的作用。

本书的编者名单同样证实意大利胰腺外科的雄厚实力。所有编者在自己所撰写的内容领域均具有国际声望。

本书几乎涵盖MIPS的所有领域，开篇简介胰腺微创外科手术技艺（São Paulo，Brazil，2016年4月20日），后续探讨MIPS相关话题，最后介绍机器人胰腺移植术，后者近年来一直被认为是不可为之事。实际上，胰腺微创外科并没有禁区，它在胰腺疾病的治疗中扮演重要角色是不容置疑的事情。关键在于MIPS所适合的疾病和患者选择问题。适应证的选择依据胰腺手术的种类变化而有所调整，包括高难度的PD以及相对简单的胰体尾切除术。接下来胰腺外科的培训和认证同样具有挑战性，在培训方面的努力必将造就一大批优秀的胰腺外科医生。实际上，开放胰腺外科培训本已不易，胰腺微创外科培训则更需严格要求。相较于其他外科，胰腺外科需要更丰富的学识、更多的付出和更专业化的临床实践。MIPS真正的障碍在于非胰腺微创外科专业的医生认为该手术的临床结局不良或令人尴尬，使得本来就脆弱的MIPS雪上加霜，从而限制了MIPS的进一步发展和应用。

最后，感谢意大利外科学会为本书的编辑出版所给予的支持和帮助，也希望读者能从本书中获得些许鼓励和进步。

Ugo Boggi

译者前言

在度过艰难的起步阶段之后，微创外科的发展速度越来越快。普通外科领域更是捷报频传，腹腔镜胆囊切除术、疝修补术、胃旁路手术、胃大部切除术、肝脏部分切除术、结直肠癌切除术、进展期胃癌根治术等均得以开展，其疗效已得到一致认可。微创手术优势如创伤小、出血少、切口小、恢复快等已成为不争事实。执着的外科医生并没有满足现状，不但将腹部切口做越来越小，而且近年来又提出腹部无切口的微创手术，其在结直肠外科的应用已趋成熟。腹腔镜胃癌根治术也有自口腔、阴道或直肠取标本的报道。所有这些进步都得感谢广大患者朋友的理解与支持，同时也要为这些执着的外科天才们衷心点赞！腹腔镜手术自2D发展至3D，使得筋膜间隙等局部解剖画面更加清晰，特别是恶性肿瘤淋巴结清扫更为便捷，术中创伤进一步减少，缝合等操作更加稳健。机器人手术系统的出现克服了腹腔镜手术固有的不足之处，操作更加灵活平稳，术者舒适度大幅度提高，可惜的是费用较高，因此目前推广受到一定的限制。

毋庸置疑，微创胰体尾切除术已经得到推广和普及，但诸如微创胰十二指肠切除术尚处于起步阶段。国内学者也在开展各种微创胰腺手术，同样取得了令人欣喜的成绩！目前，探讨微创胰腺手术的专著颇少，而广大普通外科医生对此充满兴趣，因此迫切需要一本胰腺微创外科学以供学习。最近，意大利外科学会策划的《胰腺微创外科学》已由Springer公司出版发行，该书编者均为胰腺外科领域的佼佼者，他们不辞劳苦，精雕细琢，合编此书，以飨读者！内容几乎涵盖胰腺外科所有领域，对腹腔镜和机器人手术均予以了翔实讲解，开卷有益，相信读者必有收获！

广东科技出版社慧眼识珠，委托我们翻译此书。鉴于我们学识有限，翻译又是一门很深的学问，译本必有不当甚至错误之处，敬请广大读者朋友予以批评指正！如有可能，建议同道们阅读一下原著，相信必有另外一番天地！

最后，录恩师李兆亭教授《宽心谣》一首，与朋友们共勉：

整天忙碌为患者，

累也高兴，

苦也高兴，

勤奋学习争提高，

名也不计，

利也不计。

于鹏城

目录

第一章
微创胰腺外科发展现状

一、引言

经过艰难的启航，微创胰腺手术（minimally invasive pancreatic resection，MIPR）在全球范围内逐渐得以开展。1994年[1]的腹腔镜胰十二指肠切除术（laparoscopic pancreaticoduodenectomy，LPD）和1996年[2]的腹腔镜胰体尾切除术在当时均是首次报道，而在此后的十余年间，相关报道大量涌现。医学专家目前认为，阻碍MIPR广泛开展的因素包括：胰腺位于腹膜后、胰腺与主要肠系膜脉管系统密切相关带来了如技术复杂、对腹腔镜手术治疗肿瘤根治效果的担忧、病例数量较少以及手术风险为中等甚至高等的手术培训方面的挑战。虽然手术的熟练程度和技术进步（如外科机器人技术）大大促进了MIPR的发展，但是在胰腺外科领域仍存在一些争议。现在，到了对MIPR的现状与进展予以总结，并对该领域未来的研究和发展方向进行深入思考的时候了。

2014年3月，国际肝胆胰协会（The International Hepato-Pancreato-Biliary Association，IHPBA）的主席，来自印度孟买皇家外科医师学会会员（Fellowv of the Royal College of Surgeons，FRCS）的医学博士Palepu Jagannath在韩国首尔召开了一场战略性的国际规划会议。此次会议举办了一场专题研讨会，对加强会员培训问题进行了讨论。2016年，在IHPBA世界大会上，IHPBA研究委员会制定了相关"共识"并开展了必要培训。选择MIPR作为主题，一方面是当前发展的需求，另一方面是因为该技术在当前的发展中存在诸多争议。2016年4月20日，在巴西圣保罗举办的IHPBA学术会议具有里程碑式的意义，本章将介绍该会议的发起、筹备、执行和取得的成果。

二、会议进展

在2016年4月召开的第十届IHPBA世界大会之前18个月，筹备组织委员会任命了两位联席主席：埃默里大学（美国亚特兰大）的医学博士David Kooby（代表IHPBA研究委员会）和宾夕法尼亚大学（美国费城）FACS的医学博士Charles Vollmer（代表科学计划委员会）。委员会起初的工作重点是组建一个由国际知名胰腺外科医生组成的指导委员会，为了平衡地区间的差异，该小组成员来自世界不同地区（美洲、欧洲/非洲和亚太地区）。同时还要确保小组成员均为拥有开放和微创手术（minimally invasive surgery，MIS）经验的胰腺疾病诊治专家。成员选择的标准是他们拥有某些方面（如研究设计、成果评估、医疗保健经济学、教育创新）的专业知识或者拥有召开过类似会议的经验。

指导委员会由16名成员组成，他们分别是：共同主席，David A.Kooby，埃默里大学，美国；共同主席，Charles M.Vollmer，宾夕法尼亚大学，美国；Horacio J.Asbun，梅奥诊所，美国；Jeffrey Barkun，麦吉尔大学，加拿大；Marc GH Besselink，学术医学中心，阿姆斯特丹大学，荷兰；Ugo Boggi，比萨大学，意大利；Kevin CP Conlon，都柏林大学圣三一学院，爱尔兰；Andrea Montani，圣保罗大学，巴西；Ho-Seong Han，首尔国立大学盆唐医院，韩国；Paul D. Hansen，波特兰普罗维登斯癌症中心，美国；Michael Kendrick，梅奥医学中心，美国；Andre L. Montagnini，圣保罗大学，巴西；C Palanivelu，GEM医院和哥印拜陀研究中心，印度；Bård I.Røsok，奥斯陆大学医院，挪威；Shailesh V.Shrikhande，塔塔纪念中心，印度；Go Wakabayashi，Ageo中心总医院，日本；Herbert Zeh，匹兹堡大学，美国。

指导委员会首先用了一年的时间，通过每月举行一次视频会议，讨论会议的形式和内容，继而用8个月的时间为召开会议编写手稿。后勤保障由协会的管理组织ACS Global提供。

IHPBA旗下的每个区域（美洲、欧洲/非洲/中东和亚太地区）协会（AHPBA、E-AHPBA和A-PHPBA）、胰腺俱乐部、患者宣教组织国家胰腺基金会（美国）和美国胰腺癌行动网络（The Pancreatic Cancer Action Network，PanCAN）都予以支持。IHPBA和AHPBA（世界大会的地区共同东道主）慷慨提供了资金支持。2016年4月19日，也就是在大会召开的前一天，委员会决定与IHPBA世界大会合办，简化了举办这次国际会议的流程并减少了花费。为了最大限度地消除偏见，本次会议禁止任何外部商业赞助。

三、会议设计和内容

本次会议最初的目的是在MIPR方面达成共识。指导委员会审议并深入讨论了这一目的，在审议之后得出结论：由于当前并没有足够有力的证据来支持真正的共识模型，会议目的更改为以"最先进"的标准纳入与MIPR相关的外科创新。为了避免繁杂的技术程序描述，指导委员会决定将议题聚焦在以下问题：①定义胰腺切除的关键标准；②明确MIPR术语；③比较开放和微创胰体尾切除术（minimally invasive distal pancreatectomy，MIDP）的结果；④比较开放和微创胰十二指肠切除术（minimally invasive pancreaticoduodenectomy，MIPD）的结果；⑤评估MIPR的成本、价值及患者的生活质量；⑥探索培训、教育及认证方面的标准；⑦提出MIPR

研究发展的战略。

为了更多地了解当前的发展形势，指导委员会组织并发起了一项以MIPR为主题的国际调查。这项调查由荷兰阿姆斯特丹的医学博士Marc Besselink及其胰腺研究小组主持。在经过几次更新和审查后，指导委员会于会议召开前6个月在全球范围内向IHPBA、AHPBA、E-AHPBA、A-PHPBA和胰腺俱乐部的成员下发了调查报告。调查获得的成果为此次会议主题的形成奠定了基础。

两位杰出的非业内人士（胰腺癌行动网络首席执行官Julie Fleshman，JD，MBA和国家胰腺基金会联合创始人Jane Holt）应邀对患者关注的问题发表了他们独特的观点。教职员工也被邀请发表有针对性的见解，同时还组建了小组向经验丰富的胰腺外科医生征求意见。

在组委会成员的领导下，四个小组分别集中讨论了MIDP、MIPD、培训/教育和未来研究四个方面的内容。小组成员包含来自世界各地且有丰富学术经验的外科医生。这些医生中有人喜欢实施开放胰腺切除术，有人喜欢实施MIPR。同时，会议还允许非专业人士通过观众反馈渠道参与本次会议。这次会议的目的在于激发国际社会未来在MIPR方面做出努力。会议当天录制了视频，可在myHPB.org上观看。

1. 系统性数据回顾

会议的一个基本内容是审查会议前45天发布的现有MIPR证据。来自荷兰阿姆斯特丹学术医学中心的Jony van Hilst和Thijs de Rooij医学博士对胰腺远端和近端切除的开放手术和MIPR进行了系统评价，比较了二者围手术期的疗效和肿瘤学预后情况，并对已发表的MIPR的经济效益进行了审查。他们采用的检索策略和纳入标准在所发论文中均有详细描述[3-5]。

2. 当日概况

2016年4月20日，来自52个国家的400多名外科医生参加了在巴西圣保罗市中心喜来登酒店WTC剧院举行的会议活动，为期1天。

（1）开幕式。

会议议程从项目共同主席的介绍开始，项目共同主席首先向与会者介绍了发起会议的初衷（Vollmer主持）和会议当天的流程与内容（Kooby主持）。Jagannath教授强调了该专题会议对HPB社区的重要性，同时做出了IHPBA将会致力于推动该领域进展的庄重承诺。

会议上，来自意大利维罗纳的医学博士克劳迪奥·巴西做了一场特别的演讲，他提出了胰腺切除术中对外科医生和患者来说最重要的一些关键质量控制标准[6]。这些标准包括：胰腺治疗中心特异性标准，比如需要设立全天候无障碍的介入放射科；手术特异性标准，如胰腺残端质地和胰管大小评估；临床结果特异性标准，如危险校正死亡率和加速康复外科应用情况（表1-1）。这份报告"框定"了随后报告和小组讨论的内容。

表1-1　胰腺手术质量控制的主要指标

胰腺疾病诊治中心	介入放射中心（门前禁止停车）
	内镜中心（门前禁止停车）
	重症监护中心（与手术室无缝连接）
	高水平病理中心
	多学科会诊中心
	核医学中心
	高水平医学放射肿瘤中心
	高水平内分泌中心
	急性和慢性疼痛治疗中心
	患者待诊管理中心
手术过程	估计出血量
	胰腺断端质地评估
	主胰管直径评估
	病变负荷
结局	风险调整后死亡率
	胰腺手术结局相关指标
	加速康复外科应用
	输血情况
	术后并发症指数评估
	医疗费用降低情况

　　巴西圣保罗的Andre L. Montagnini提出了一个用来规范MIPR相关术语的模式。由于缺乏统一的规定，现有的文献充斥着诸如"混合"和"腹腔镜辅助"等模糊术语，使得研究者很难将一项研究结果与其他研究进行比较。甚至，还有一些组织将"腹腔镜胰十二指肠切除术"定义为通过开腹小切口进行重建的腹腔镜切除手术。这种手术方法的潜在风险和益处可能与全腹腔镜手术不同，但由于缺乏统一且规范的模式，这些研究可能被纳入了相同的荟萃分析之中。

　　通过使用德尔菲方法，指导委员会就MIPR手术通用语的标准进行了投票表决[7]。此举将促使研究者在未来关于MIPR的研究和出版物中使用更加精确的定义。表1-2提供了该框架的摘要。

　　开幕式结束后，来自荷兰阿姆斯特丹的Marc GH Besselink向大家报告了关于MIPR的第一次国际调查的结果，其中包括了来自50个国家435名外科医生的回复[8]。这项由60个问题组成的调查探讨了MIDP与MIPD手术步骤以及在培训、教育、成本、价值以及未来的研究规划方面的经验和观点。这些研究结果为大家展示了MIPR的当前概况。

其中一些重要发现包括：345名外科医生（79%）实施了MIDP，而只有124名外科医生（29%）实施了MIPD，尽管PD比DP更常见。缺乏MIDP和MIPD方面的专门培训是没有广泛开展微创手术最常见的原因。58名受访者认为MIDP是有益的，而42%的人认为MIPD有潜在的好处。调查还探讨了采用MIPR的好处和存在的阻碍。更多的有关详情，请参阅已公布的调查资料。

表1-2　微创胰腺手术的分类

手术方法	步骤	手术名称
1.开放手术 2.微创手术 （1）腹腔镜 （2）手辅助腹腔镜 （3）单孔腹腔镜 （4）机器人辅助	1.单一手术（手术+切除） 2.联合手术 （1）拟行手术 　第一手术方法+第二手术方法+切除手术 　或第一手术方法+切除+第二手术方法+ 　切除或重建 （2）中转手术 　第一手术方法+中转第二手术方法+切除	胰十二指肠切除术 胰体尾切除术 胰腺中段切除术 胰腺钩突切除术 胰腺病灶摘除术 全胰腺切除术 （其他器官切除/血管切除+重建）

（2）微创胰体尾切除术。

接下来的议程由来自挪威奥斯陆的Bård I. Røsok博士主持，重点介绍了MIDP[5]。与MIPD相比，MIDP易于为更多的外科医生和患者所接受，因为这种手术本质上不复杂，通常不需要重建。同时，与MIPD相比，关于MIDP的现有数据更多，但数据质量仍然不高。德国海德堡的Markus Diener和美国亚特兰大的Dave Kooby分别向大家报告了系统评价（围手术期疗效和肿瘤学预后）的客观结果。随后，纽约纪念斯隆-凯特琳癌症中心的Peter Allen就MIDP的适应证发表了自己的观点。

在统一了质量限定标准后，对围手术期结果进行总结：MIDP与开放胰体尾切除术相比，手术时间相似（235 min vs. 221 min），但前者出血量更少（263 mL vs. 552 mL），并发症发生率更低（12% vs. 17%），住院时间更短（8天 vs. 12天）。就癌症预后情况而言，接受两种手术的两组患者在切缘、淋巴结总数或总生存率方面均没有显著性差异。

印度孟买的Shailesh V Shrikhande主持了一场热烈的小组讨论，探讨了MIDP相关争议和选择标准。该小组成员包括实施开放胰腺切除术和MIPR技术的专家：Peter Allen医学博士（美国纽约）、Patrick Pessaux医学博士（法国巴黎）、Nicholas O'Rourke医学博士（澳大利亚阿德莱德）、Ho-Seong Han医学博士（韩国首尔）、Masafumi Nakamura医学博士（日本）和Nipun Merchant医学博士（美国迈阿密）。

虽然MIDP相对于开放手术的优势尚未得到证实，但仍存在进一步的可比性。随着外科医生对学习曲线的不断适应和技术的不断完善，相信MIDP会在未来得到更广泛的应用。

（3）微创胰十二指肠切除术。

意大利比萨的Ugo Boggi针对更具争议性的PD话题主持了一个类似结果评估的会议[3]。克利夫兰诊所的Matthew Walsh对MIPD与开放PD比较的研究予以综述（证据水平较低）。随后，梅奥诊所的Michael Kendrick对手术的肿瘤学预后结果进行了类似的回顾。观察报告显示，与开放PD相比，MIPD的手术时间长，出血量少，但在住院时间方面尚难以定论。

以下四个简短的陈述都集中讨论了PD不同手术方法的优缺点。美国匹兹堡的Herbert Zeh讲述了机器人胰腺切除术如何代表了一种新的"计算机化外科手术"模式。美国盖恩斯维尔的Steven Hughes分享了实施腹腔镜PD的临床实践和克服学习曲线的挫折经历。随后，日本东京的Yoshiharu Nakamura对使用"混合"方法的优点进行了初步讨论。最后，美国费城的Charles Vollmer就为何仍将开放PD作为判断MIPR是否可行的标准进行了解释。

（4）成本、价值和生活质量的思考。

会议探讨的第三个主题是评估MIPR这类新兴技术的成本和价值[4]。爱尔兰都柏林的Kevin CP Conlon主持了这次会议，他表示，人们对MIPR费用的担忧挥之不去，特别是在成本意识更强的医疗保健部门。英国南安普敦的Mo Abu-Hilal回顾了MIPR和开放手术之间成本效益的比较研究。接下来，加拿大蒙特利尔的Tsafrir Vanounou告诉了我们当前经济分析的不足之处，同时提出了在比较各种手术方法时需要考虑的其他模式。他强调了"价值"的重要性，而不是对各种手术方法通用成本的评估。Mark Talamonti（美国芝加哥）分析了卫生保健领导层的观点，同时分享了自己作为保健部门主席的独特观点，提出了为保证MIPR的顺利实施，应采取一系列必要措施，例如：评估机构需求、资源和市场；让团队做好准备，选择理想的患者（受过教育的瘦身材患者，肿瘤远离大血管）；团队汇报和改进流程；随着时间推移需将结果进行评估并绘制图表，以便就持续支持该计划而进行评估等。随后，Vic Velanovich（美国坦帕）做了一场令人印象深刻的演讲，指出我们在评估MIPR的潜在价值的同时，应关注患者的生活质量，强调"与传统的开放结果相比，MIPR需要表现出多大程度的改善，才能成为新的治疗标准"。患者权益倡导组织PanCAN的首席执行官Julie Fleshman，JD，MBA（美国洛杉矶）与大家分享了她对患者如何看待MIPR这一治疗手段的理解，胰腺癌患者更关心的是存活率，而不是技术本身。她要传达的信息是，医生要实施安全的手术并将精力集中在癌症的早期发现和治疗上。这并不是对MIPR的反对，而是提醒人们，癌症患者看待这一问题的角度与医务人员是不同的。

（5）小组联合讨论MIPD和成本/价值问题。

随后，美国杰克逊维尔梅奥诊所的Horacio J Asbun主持了一场关于MIPD和成本/价值的90分钟的小组讨论[3]。6名均开展MIPR和开放胰腺手术的特邀专家参加了本次讨论，其中包括：Herb Zeh医学博士（美国匹兹堡）、Michael Farnell医学博士（美国罗切斯特）、C.Palanivelu医学博士（印度哥印拜陀）、Thilo Hackert医学博士（德国海德堡）、Richard Schulick医学博士（美国奥罗拉）、Mark Callery医学博士（美国波士顿）和John Martinie医学博士（美国夏洛特）。他们讨论的问题包括：MIPD是否会继续存在；在开始MIPD之前，拥有开放PD的丰富经验的重要性；如何开始MIPD；应该在何时以及如何转换为开放手术。讨论的相关内容可以在会议手册中查看，也可以在myHPB.org上观看。

（6）MIPR培训和认证。

组委会确定的一个最重要的话题就是如何对MIPR学习、掌握及认证制定统一标准[9]。Herbert Zeh（美国匹兹堡）和Paul Hansen（美国波特兰）组建并领导了一个关于培训、教育和资格认证的机构，利用这个机构，Hansen博士收集并分享了HPB学员在美国接受奖学金培训期间培训MIPR的最新统计数据。他指出，目前MIPD的教授、培训及认证是合理的（尽管有少数几个使用机器人手术的中心采用的方法并不相同；而且在大多数中心并没有MIPD培训计划）（图1-1）。

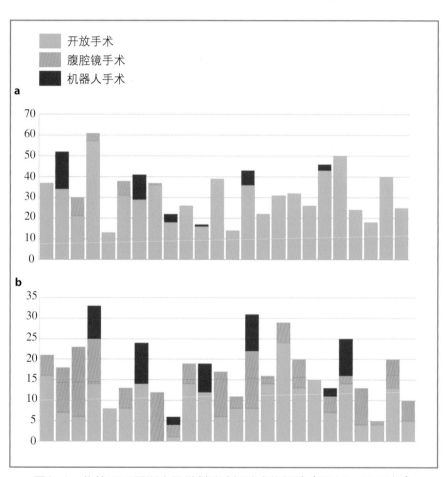

图1-1 北美HPB受训人员微创胰腺切除术的经验（2014—2015年）

a. 每个HPB培训中心在一个学年内实施的胰十二指肠切除术的例数；b. 每个HPB培训中心在一个学年内实施的胰体尾切除术的例数（经许可复制[9]）。

在这之后，有关MIPR培训的讨论以"有组织地传播"的方式逐渐开展。其中Marc GH Besselink分享了在荷兰开发的一种新的培训模式，有17家医院参加了微创胰腺手术的纵向评估与实现的培训计划（Longitudinal Assessment and Realization of Minimally Invasive Pancreatic Surgery，LAELAPS）[10]，并一起合作开展临床试验。继而，美国的Melissa Hogg就如何通过新颖的5步学习方法完成机器人培训提出了自己的见解。这种5步学习法起源于匹兹堡大学，包括：模拟课程、解剖课程、视频课程、操作课程、技能维持和持续评估（图1-2）。

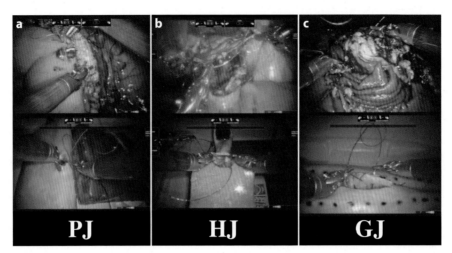

图1-2　匹兹堡大学MIPR的5步培训课程Biotissue模型和机器人胰十二指肠切除术中手术步骤的图像比较
这些图片展示了使用Biotissue模型（每个小组的下半部分）来模拟完成三个吻合的步骤：a. 胰空肠吻合术（PJ）、b. 肝管空肠吻合术（HJ）、c. 胃空肠吻合术（GJ）（经许可复制[9]）。

Oliver Varban医学博士是一位来自美国安娜堡的减重外科医生，其探讨了手术视频评估在提高工作效率方面的价值。接着，美国外科医生学院国家外科质量改进计划（American College of Surgeons National Surgical Quality Improvement Program，ACS-NSQIP）的Henry Pitt（美国费城）回顾性地阐述了HPB-NSQIP在MIPR手术质量评估中的潜力。最后，哈佛大学（美国波士顿）的James Moser就MIPR认证这一具有争议性的话题发表了自己的看法，强调制定认证新标准的必要性。

随后针对教育和培训方面的主题，Hansen博士带领大家进行了热烈的小组讨论。小组成员包括下列大家公认的HPB外科教育学者：Pierre Clavien医学博士（瑞士日内瓦）、Rohan Jeyarajah医学博士（美国达拉斯）、Abe Fingerhut医学博士（奥地利）、Herb Zeh医学博士（美国匹兹堡）、James Moser医学博士（美国波士顿）和Henry Pitt医学博士（美国费城）。

（7）关于MIPR研究的思考。

会议的最后一个环节是关于MIPR未来研究的思考。医学博士Jeff Barkun主持了该系列的演讲和小组讨论，探讨了日后如何以最佳方式开展MIPR临床研究[11]。在本场会议中，与会者对有关MIPR的随机对照试验和注册中心的优缺点进行了评估。美国休斯敦的Bill Fisher博士首先探讨了通过最高水平的随机对照试验比较MIPR和开放手术疗效的可行性。Steven Strasberg医学博士认为用合理的观察性研究来代替随机对照试验的思路可能不切实际，而一种可替代的方法则是登记注册。美国西雅图的Giana Davidson是一位成就卓著的医疗保健临床疗效研究员,他对外科登记注册的有关规定进行了详细阐述。最后,本场会议以美国波士顿患者权益倡导组织国家胰腺基金会的执行董事和联合创始人Jane Holt的演讲作为结束,她阐述了以患者为导向的注册机构的功能和实质内容,已经构思、设计和启动的相关工作,人们已经认识到手术结果很可能会与他们的数据合并。

会议最后就设立MIPR国际登记处的可行性进行了小组讨论。会议由Barkun博士主持,小组成员为Go Wakabayashi(日本埼玉)、Henry Pitt(美国费城)和Jane Holt(美国波士顿)。最后的讨论结果是与会者都有兴趣参与这项国际组织活动,共同努力以确定MIPR的价值及其对患者与医疗保健系统的影响。

3. 要点总结

本次会议要点总结如下:

①目前用来描述胰腺切除术的相关术语混乱且不准确。MIPR指导小组为界定这些术语提出了一个新的框架。

②对MIPR手术的评估和改进应基于某些临床结果,而不仅仅是传统的死亡率和主要并发症发生率。

③一项由胰腺外科医生参与的国际调查的结果表明,MIDP是一种可接受的手术,它提供了与开放胰体尾切除术相似的效果,但尚未被证实适用于所有人群。

④开放和微创胰体尾切除术的数据可靠,在围手术期和肿瘤学预后方面二者无统计学意义。

⑤由于有关MIPR的数据较少,相关研究也不够深入,因此无法明确其他相关问题。

⑥这项新技术的成本评估还处于初级阶段,可能还存在一些无效的分析。因此,设计恰当的生活质量调查研究迫在眉睫。

⑦虽然还没有明确学习(和教授)MIPR的最佳方法,但已有几种目前看来很有前景的培训方法正在研发之中。

⑧随机对照试验可为MIPR提供支持或反对的最佳证据。尽管随机对照试验具有优势,但其也有局限性,可通过开发与试施前瞻性的国家和国际研究注册来解决此问题。

四、小结

本次会议颇具启发性,汇聚了胰腺外科领域诸多才智出众的学者探讨MIPR对胰腺外科的影响。他们严格评估现有的MIPR资料,并对比达成共识。通过成本和价值评估探讨MIPR的潜在效益。同时,会议还探索了新的培训模式,激发大家对协同合作进行研究的工作热情。这次会议由专业人士策划并以消除偏见的方式召开，与会者能胜任开放和微创胰腺手术。会议成果，包括MIPR众多的出版物，为更好地理解MIPR的效果并促进其发展提供了一个很好的学术平台。

参考文献

［1］GAGNER M，POMP A. Laparoscopic pylorus-preserving pancreatoduodenectomy［J］. Surg Endosc，1994，8（5）：408-410.

［2］GAGNER M，POMP A，HERRERA MF. Early experience with laparoscopic resections of islet cell tumors［J］. Surgery，1996，120（6）：1051-1054.

［3］KENDRICK ML，VAN HILST J，BOGGI U，et al. Minimally invasive pancreatoduodenectomy［J］. HPB（Oxford），2017，19（3）：215-224.

［4］CONLON KC，DE ROOIJ T，VAN HILST J，et al. Minimally invasive pancreatic resections：cost and value perspectives［J］. HPB（Oxford），2017，19（3）：225-233.

［5］RØSOK BI，DE ROOIJ T，VAN HILST J，et al. Minimally invasive distal pancreatectomy［J］. HPB（Oxford），2017，19（3）：205-214.

［6］BASSI C，ANDRIANELLO S. Identifying key outcome metrics in pancreatic surgery，and how to optimally achieve them［J］. HPB（Oxford），2017，19（3）：178-181.

［7］MONTAGNINI AL，RØSOK BI，ASBUN HJ，et al. Standardizing terminology for minimally invasive pancreatic resection［J］. HPB（Oxford），2017，19（3）：182-189.

［8］VAN HILST J，DE ROOIJ T，ABU HILAL M，et al. Worldwide survey on opinions and use of minimally invasive pancreatic resection［J］. HPB（Oxford），2017，19（3）：190-204.

［9］HOGG ME，BESSELINK MG，CLAVIEN PA，et al. Training in minimally invasive pancreatic resections：a paradigm shift away from "See one，Do one，Teach one"［J］. HPB（Oxford），2017，19（3）：234-245.

［10］DE ROOIJ T，VAN HILST J，BOERMA D，et al. Impact of a nationwide training program in minimally invasive distal pancreatectomy（LAELAPS）［J］. Ann Surg，2016，264（5）：754-762.

［11］BARKUN J，FISHER W，DAVIDSON G，et al. Research considerations in the evaluation of minimally invasive pancreatic resection（MIPR）［J］. HPB（Oxford），2017，19（3）：246-253.

David A. Kooby，Charles M. Vollmer

译者：胡宝光　校对：王天宝

第二章
微创胰腺外科手术技术发展

一、微创可视系统的创新

自腹腔镜时代以来，外科医生在三维（three-dimensional，3D）空间的操作是在显示器二维（two-dimensional，2D）图像的监控下开展的，因而缺乏对深度的感知。第一批光学（相机和监视器）设备实际上都存在清晰度较低（长宽比为4∶3，屏幕分辨率为640×480）及照明性能较差的问题。随着带电耦合器件（charged couplet device，CCD）微型传感器和发光二极管（light emitting diode，LED）光源和监视器的应用，数字技术的发展开启了一场真正的视觉革命。最初的内窥镜配备一个CCD，现在增加三个安装在尖端的CCD，同时加上更先进、功能更强大的LED光源和全高清监视器，能够提供16∶9长宽比、1 280×720屏幕分辨率的清晰图像。

更宽的监视器能提供更广大的视野，从而方便我们更安全地进入腹腔。一种较新的图像传感器——互补金属氧化物半导体（the complementary metal-oxide semiconductor，CMOS），已经在商业相机市场上广泛取代CCD，并有望在未来取代外科内窥镜上的CCD，从而有望进一步提高图像质量。最新的监视器技术，即所谓的4K技术也已诞生。该技术将水平分辨率提高到大约4 000像素，将垂直分辨率提高到大约2 000像素，几乎是当前最佳清晰度的4倍（图2-1a）。

更好的图像质量无疑改善了深度感知，但最近在腹腔镜手术中引入HD-3D视觉系统才算真正填补了这一空白。单镜头技术常常会给手术者带来相关不适，如头痛、头晕和劳累，突破了最初单镜头技术的限制后，现代轻质无源偏振双镜头的引入加速了3D系统的普及以及对3D图像的感知。这项技术可让术者体验到真正的"沉浸式手术"，极类似于机器人手术提供的那种极强的空间感。

Sorensen等人对31项随机临床试验（randomized clinical trials，RCT）的系统评价表明，在大多数情况下，HD-3D视觉系统缩短了手术时间并减少了术中失误[1]。此外，Spille等人的研究结果更好地解释了HD-3D视觉系统提高277名住院医生或专业外科医生手术技能的原因，包括HD-3D视觉系统提供了比2D更好的操控性、更好的视觉体验和更快的操作方法[2]。然而，Velayutham

等人在一项回顾性研究中发现，在肝胆外科使用3D仅比2D技术缩短了手术时间[3]。

总之，随机对照实验和个案系列报道均表明HD-3D视觉系统改善了手术性能，缩短了手术时间和学习曲线，同时，最大限度地减少了技术错误。与机器人平台的高成本相比，低成本可能会更有利于HD-3D视觉系统的推广与应用。

二、吲哚青绿荧光成像的应用

视觉技术中另一项值得注意的创新是所谓的近红外（near-infrared，NIR）吲哚青绿（indocyanine green，ICG）荧光成像技术。ICG是一种无菌水溶性染料，一旦注射，就会与血浆蛋白结合并被肝脏迅速提取和排泄。一旦被激光束或近红外光照射，它就会生成荧光，可以使用专业显微镜和相机进行观察。ICG在注射后也会立即提供"虚拟"的实时血管造影，在注射后约45 min提供"虚拟"胆道造影（图2-1b）。这项技术的应用是多方面的，可能还有些应用没有被完全开发出来。它有助于人们了解复杂情况下的血管和胆道解剖[4]，可帮助评估消化外科中的器官灌注/缺血情况。此外，ICG血管外注射的淋巴显像也在前哨淋巴结手术和荧光引导的淋巴结切除术中开辟了新的领域。

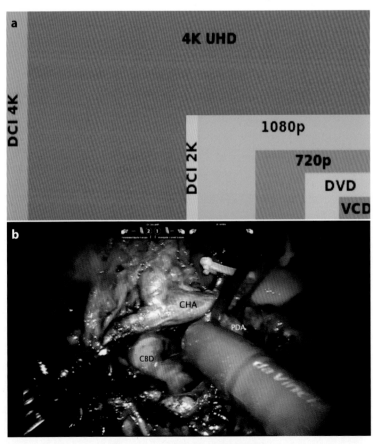

图2-1　荧光腹腔镜术中所见

a. 常见播放视频分辨率的比较；b. 术中吲哚青绿荧光肝蒂显影。

在微创胰腺手术中，要评估ICG的可靠性和有效性还有很长的路要走。有关的第一份报告是Subar等人将ICG用于Whipple手术中，以判断残余胰腺切缘组织活性，ICG仅在有活性组织的区域显影，而不在缺血区显影，因此可以在吻合前将坏死组织清除[4]。在另一篇论文中，ICG被用于评估胆管切缘组织活性或吻合后胆漏[5]。

三、新型达·芬奇手术系统

虽然Gagner和Pomp在1994年就已经报道腹腔镜胰十二指肠切除术（laparoscopic pancreatoduodenectomy，LPD）[6]，但直至今天绝大多数的胰腺外科仍然以开放手术为主。这得益于HD-3D视觉系统和Endowrist仪器，在克服了许多限制后，机器人技术使得微创胰腺手术比传统腹腔镜手术更容易，也更安全，尤其是在复杂的重建阶段。

自2000年达·芬奇机器人（Intuitive Surgical Inc.，美国加利福尼亚州桑尼维尔市）首次获得FDA批准以来，该系统经历了几次更新，并对以前的版本进行了重要升级。在第一代达·芬奇标准系统之后，出现了S和Si版本。目前，最新升级的达·芬奇机器人Xi系统已经面世了。

最新一代达·芬奇机器人Xi系统针对复杂的多象限手术进行了优化（图2-2）。Yuh等人

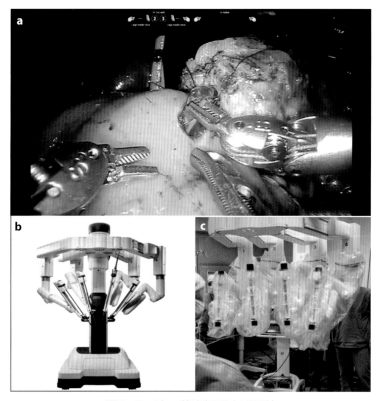

图2-2　达·芬奇机器人Xi系统

a. 胰十二指肠切除术中机器人辅助胰肠管黏膜吻合术；b. 达·芬奇（Intuitive Surgical Inc.）床旁机械臂系统；c. 手术室中带保护套的机械臂。

报告了112例达·芬奇机器人Xi系统的手术情况，其中肝胆手术8例，胃肠道手术5例，Xi系统展示了新的平台不同于Si系统的根本性改变：可以获取的创新技能集和能与新技术进行交互的新软件。摄像头从一个Trocar转换到另一个Trocar的可能性也大大提高了，进而开阔了手术视野，方便手术区域的转换。此外，机械臂的高精准性也减少了相互间的干扰[7]。

Yuh在给编辑的一封信中补充说，手术器械的延长，相机与Firefly荧光成像系统的兼容（而Si需要专用系统），使得器械传递和助手站位更加容易[8]。

Memeo等人于2016年发表了一篇关于机器人胰腺手术现状的综述，这种手术的优点包括：更佳的血管识别、更容易的吻合操作以及更少的出血；缺点则与外科医生的学习曲线有关，而使用达·芬奇机器人Xi系统则可以克服机器人对接调试时间长的问题[9]。

四、术中超声检查

术中超声检查（intraoperative ultrasonography，IOUS）是肝脏和胰腺手术中用来诊断和指导手术的基本技术，无论是开放手术还是微创手术都是如此。尤其是在胰腺手术中，IOUS可以用来评估区域转移和血管或周围器官的浸润情况，也可识别非常小的内分泌肿瘤。IOUS最常用于区分胰腺炎和肿瘤、指导组织活检、导管插管和脓肿或囊肿的引流。多普勒和彩色血流超声还可用于识别血管。很多情况下，IOUS提供的信息对于术前手术方案的调整颇有帮助[10-12]。

腹腔镜IOUS使用特殊的腹腔镜探头，通常为7.5 MHz，直径10 mm。IOUS使用T形或微凸形的线性侧视探头，尖端灵活。在很多情况下，腹腔镜IOUS对于避免不必要的剖腹手术、了解手术切除的可能性颇有帮助，另外，其还可用于对肿瘤术前分期的评估[13-14]。

几年前，BK超声波公司（BK Medical ApS，丹麦Mileparken）推出了一系列可用于腹腔镜和机器人手术的微创探头。特别是X12C4插入式换能器（12～3.5 MHz），这是一款小巧紧凑的线性曲面阵列换能器，可提供更开阔的视野，实现更快的肾脏和肝脏检查（图2-3a）。由于机器人手术的探头电缆是软的，可用来检测腹腔内任何位置的病变。这款专门设计的探头可以由铰接式机器人仪器掌控，通过控制台控制机械臂进行检查，确保最大限度地控制探头和器官的接触情况。借助TilePro系统，外科医生可以直接从控制台控制探头，且可同时看到手术视野和高分辨率的实时超声图像（图2-3b）。彩色多普勒模式（图2-3c）可以使医生根据需要有选择性地观察器官的动、静脉供血（图2-3d）。此外，在一些特殊软件的帮助下，3D图像重建成为可能，可以协助医生了解肿瘤的位置、边缘和深度，也使得识别关键解剖标识和平面变得更加容易。

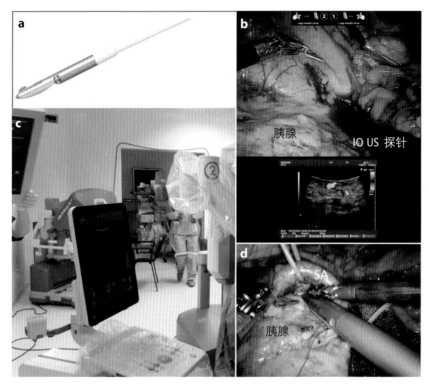

图2-3　微创探头在术中的应用

a. 用于术中超声检查的机器人插入式探头；b. 术中视野和超声图像的实时可视化图像；c. 机器人手术室的超声检查系统；d. 三维机器人插入式超声换能器在胰腺切除术中的应用。

五、虚拟现实技术在手术规划与模拟中的应用

术前对患者特有的解剖和病理学改变判断可借助经典的放射学检查，尽管目前医学界在亚厘米精度的极高清晰度方面取得了进步，但在正确的外科手术计划和导航方面仍存在很大的内在限制。因此，目前对整个图像的系列分析和理解并创建精确的病变区解剖模型，仍然局限于放射科医生及少数具有特定放射学知识且经验丰富的外科医生。

不过，根据患者的计算机断层扫描（computed tomography，CT）或磁共振（magnetic resonance，MR）图像创建虚拟现实（3D模型）可能有助于克服这些限制，即以外科医生更熟悉的3D方式向医生提供患者的特定解剖和病变的可视化图形。

虚拟现实（virtual reality，VR）是通过计算机接口的真实对象和设置在3D中的数字变换来实现的，它可被定义为"身临其境的"或"非身临其境的"，这取决于正在体验现实环境与否[15]。虚拟现实支持所有的感官（视觉和触觉），以获得完全身临其境的体验，包括定向。现在虚拟现实被推广到其他领域，如航空培训、视频游戏以及其他的一些商业项目。

基于VR的外科应用不仅可以帮助患者制订个体化的术前计划，还可以用于术前训练和术中导航[16]。众所周知，VR模拟器加强了年轻外科医生的培训（图2-4）。

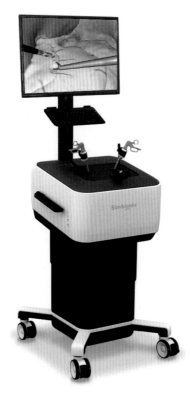

图2-4　Simbionix（美国俄亥俄州克利夫兰市）的腹腔镜模拟器/工作站（LAP Mentor）

　　基于术前CT扫描图像，为患者量身定制的VR模拟器代表了一种更有前景的VR训练方式。该工具已经在一些商用的仿真平台和研究模型上进行了测试。例如，Simbionix的血管介入手术模拟训练系统证明了其能在不增加患者风险的情况下增强程序性培训。这些均证明了目前的虚拟现实培训颇有优势，以至于现在美国的外科医生要获得血管内手术的全面认证和授权必须通过一项基于Angio Mentor的虚拟现实测试，该测试属于基础血管内手术技能测试的一部分（图2-5）[17]。

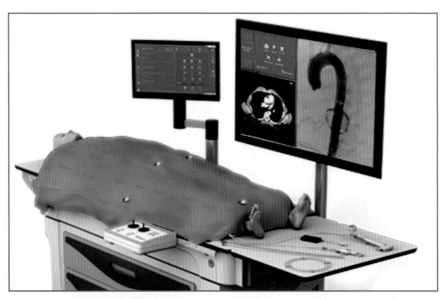

图2-5　Simbionix（美国俄亥俄州克利夫兰市）的血管介入手术模拟训练系统（Angio Mentor）

　　事实上，模拟器提供了在客观测量的基础上量化手术技能的可能性，促进了对手术技能和个人进步情况的公正评估[18]。在2013年发表于Cochrane Collaboration的一篇评论文章中，Nagendran等人评估了虚拟现实技术在外科实习生腹腔镜手术操作培训中的作用[19]，结果显示与不接受培训或接受箱式训练器培训相比，虚拟现实培训在一定程度上减少了手术时间，同时提高了腹腔镜经验有限的外科实习生的手术技能。

六、4D图像融合

　　基于VR模型的一个特殊优势是可使用不同技术、不同阶段甚至在不同时间获得的图像，形成患者特定的3D解剖模型。所谓4D图像融合的第四维，是指特定病变随时间的推移而演变的图像。具体地说，在胰腺肿瘤的病例中，基于VR的模型将基于CT图像同时显示肿瘤和血管结构（图2-6a），而胆道系统和胰腺组织将从MR采集开始重建（图2-6b）。最终结果是形成一个完整的3D虚拟解剖模型，它将在一张图片中描绘所有重要的解剖和病理结构，也可以显示肿瘤随时间的演变情况[20]。

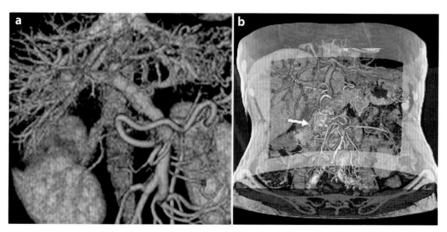

图2-6　4D图像融合

a. CT扫描的虚拟现实血管解剖；b. CT扫描和MRI图像融合的虚拟现实。

七、增强现实技术

　　增强现实（augmented reality，AR）是指将术中的活体图像与术前获取的特定患者的3D重建图像利用计算机技术叠加整合的过程。

　　AR代表了一种增强的导航工具，它通过将模块化的虚拟器官透明化，进而突出目标结构和解剖学变异[21]。AR将从术前影像解剖中获得的3D虚拟模型精确地叠加到术中患者身上的过程称为"配准"。精确的配准对于向外科医生提供正确且有用的信息至关重要。配准是AR

中难度很大的步骤，也是当前正在研究的一个领域。AR和图像引导手术最初应用于脑外科和颌面部外科，其中骨骼等固定的、高对比度的结构，使得虚拟模型与患者真实高度一致（图2-7a）。在腹部手术中，特别是在腹腔镜手术中，由于呼吸运动和手术操作过程中软组织的变形，AR面临一些挑战[22-23]（图2-7b）。

专用软件的应用以及为个体患者量身定制的训练，可能会大大改善临床结果，保障患者的安全。实际上，就目前来看，在外科领域推广基于AR培训和AR技术的主要障碍是外科医生自身的知识限制[24]。

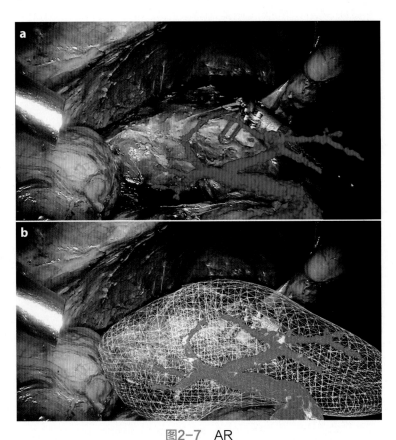

图2-7　AR

a. 增强现实刚性配准；b. 具有可变形解剖结构的增强现实。

八、小结

显而易见，技术正在不同领域改变着我们的生活。近年来，通信、旅游、能源生产及生命科学等都因技术创新而发生了翻天覆地的变化。

外科手术，特别是胰腺手术也不例外。自从1994年Gagner和Pomp[6]报告第一例LPD以来，技术的改进使我们能够进行更复杂的胰腺微创手术。在PubMed上搜索"腹腔镜"或"微创"和"胰腺手术"，可以发现在过去的10年里有600多篇文献报道。胰腺微创手术的普及与更清晰精准的视野、更好的组织器官切割闭合设备以及其他几种工具的开发密切相关，也使越来越多的外科医生能够掌握该技术。

需要特别指出的是，从Giulianotti等人在2003年首次报告后，机器人外科的革命促进了微创手术的发展[25]。在过去的10年里，腹腔镜手术的发展趋缓，但由于HD-3D视觉系统、Endowrist技术、新的达·芬奇机械臂、IOUS机器人设备的优化和荧光集成技术，机器人手术得以逐步开展。技术和机器人的改进可能会缩短学习曲线，使得一些中型、小型中心也有可能涉足这一颇具挑战性的领域。

虚拟和增强现实技术的引入可能会使胰腺微创手术更安全有效，进而促进该技术的进一步推广。

参考文献

［1］SØRENSEN SM, SAVRAN MM, KONGE L, et al. Three-dimensional versus two-dimensional vision in laparoscopy：a systematic review［J］. Surg Endosc, 2016, 30（1）：11-23.

［2］SPILLE J, WENNERS A, VON HEHN U, et al. 2D versus 3D in laparoscopic surgery by beginners and experts：a randomized controlled trial on a pelvitrainer in objectively graded surgical steps［J］. J Surg Educ, 2017, 74（5）：867-877.

［3］VELAYUTHAM V, FUKS D, NOMI T, et al. 3D visualization reduces operating time when compared to high-definition 2D in laparoscopic liver resection：a case-matched study［J］. Surg Endosc, 2016, 30（1）：147-153.

［4］SUBAR D, PIETRASZ D, FUKS D, et al. A novel technique for reducing pancreatic fistulas after pancreaticojejunostomy［J/OL］. J Surg Case Rep, 2015（7）：rjv074. DOI：10.1093/jscr/rjv074.

［5］KAWAGUCHI Y, VELAYUTHAM V, FUKS D, et al. Usefulness of indocyanine green fluorescence imaging for visualization of the bile duct during laparoscopic liver resection［J］. J Am Coll Surg, 2015, 221（6）：e113-e117.

［6］GAGNER M, POMP A. Laparoscopic pylorus-preserving pancreatoduodenectomy［J］. Surg Endosc, 1994, 8（5）：408-410.

［7］YUH B, YU X, RAYTIS J, et al. Use of a mobile tower-based robot—The initial Xi robot experience in surgical oncology［J］. J Surg Oncol, 2016, 113（1）：5-7.

［8］YUH B. Response to letter to the editor on "Use of a mobile tower based-robot—The initial Xi robot experience in surgical oncology"［J］. J Surg Oncol, 2016, 114（8）：1031.

［9］MEMEO R, SANGIUOLO F, DE BLASI V, et al. Robotic pancreaticoduodenectomy and distal pancreatectomy：state of the art［J］. J Visc Surg, 2016, 153（5）：353-359.

［10］SUN MR, BRENNAN DD, KRUSKAL JB, et al. Intraoperative ultrasonography of the pancreas［J］. Radiographics, 2010, 30（7）：1935-1953.

［11］PICCOLBONI D, CICCONE F, SETTEMBRE A, et al. The role of echo-laparoscopy in abdominal surgery：five years' experience in a dedicated center［J］. Surg Endosc, 2008, 22（1）：112-117.

［12］DOUCAS H, SUTTON CD, ZIMMERMAN A, et al. Assessment of pancreatic malignancy with laparoscopy and intraoperative ultrasound [J]. Surg Endosc, 2007, 21 (7): 1147-1152.

[13] PIETRABISSA A, CARAMELLA D, DI CANDIO G, et al. Laparoscopy and laparoscopic ultrasonography for staging pancreatic cancer: critical appraisal [J]. World J Surg, 1999, 23 (10): 998-1002.

[14] ZHAO ZW, HE JY, TAN G, et al. Laparoscopy and laparoscopic ultrasonography in judging the resectability of pancreatic head cancer [J]. Hepatobiliary Pancreat Dis Int, 2003, 2 (4): 609-611.

[15] MARESCAUX J, CLÉMENT JM, TASSETTI V, et al. Virtual reality applied to hepatic surgery simulation: the next revolution [J]. Ann Surg, 1998, 228 (5): 627-634.

[16] AGGARWAL R, WARD J, BALASUNDARAM I, et al. Proving the effectiveness of virtual reality simulation for training in laparoscopic surgery [J]. Ann Surg, 2007, 246 (5): 771-779.

[17] Duran C, Estrada S, O'Malley M, et al. The model for Fundamentals of Endovascular Surgery (FEVS) successfully defines the competent endovascular surgeon [J]. J Vasc Surg, 2015, 62 (6): 1660-1666.

[18] Araujo SE, Delaney CP, Seid VE, et al. Short-duration virtual reality simulation training positively impacts performance during laparoscopic colectomy in animal model: results of a single-blinded randomized trial: VR warm-up for laparoscopic colectomy [J]. Surg Endosc, 2014, 28 (9): 2547-2554.

[19] Nagendran M, Gurusamy KS, Aggarwal R, et al. Virtual reality training for surgical trainees in laparoscopic surgery [J]. Cochrane Database Syst Rev, 2013 (8): CD006575.

[20] Uchida M. Recent advances in 3D computed tomography techniques for simulation and navigation in hepatobiliary pancreatic surgery [J]. J Hepatobiliary Pancreat Sci, 2014, 21 (4): 239-245.

[21] Marescaux J, Rubino F, Arenas M, et al. Augmented-reality-assisted laparoscopic adrenalectomy [J]. JAMA, 2004, 292 (18): 2214-2215.

[22] Hostettler A, Nicolau SA, Rémond Y, et al. A real-time predictive simulation of abdominal viscera positions during quiet free breathing [J]. Prog Biophys Mol Biol, 2010, 103 (2-3): 169-184.

[23] Pessaux P, Diana M, Soler L, et al. Robotic duodenopancreatectomy assisted with augmented reality and real-time fluorescence guidance [J]. Surg Endosc, 2014, 28 (8): 2493-2498.

[24] Forgione A, Guraya SY. The cutting-edge training modalities and educational platforms for accredited surgical training: a systematic review [J]. J Res Med Sci, 2017, 22 (1): 51.

[25] Giulianotti PC, Coratti A, Angelini M, et al. Robotics in general surgery: personal experience in a large community hospital [J]. Arch Surg, 2003, 138 (7): 777-784.

Graziano Ceccarelli, Antonello Forgione, Enrico Andolfi, Aldo Rocca,

Antonio Giuliani, Fulvio Calise

译者：胡宝光　校对：王天宝

第三章
腹腔镜及机器人胰腺手术模拟训练

一、引言

一个多世纪以来，外科培训一直沿用由约翰·霍普金斯医院William Halsted提出的"See one，Do one，Teach one"金字塔递进式教学模式，可以理解为掌握医学知识和技术需要包括三个层次：观察、实战、教学[1]。无论是最初的以手工操作为主的腹腔镜技术，还是后来发展的机器人辅助腹腔镜技术，外科医生为安全、有效地完成手术，必须学习并掌握这些新技术，而这一学习过程颇具挑战性。这些技术与传统的开放手术不同，它们需要感性认识、视觉空间和心理运动（手眼）的协调统一。为了评估感性认识和视觉空间技能，专家们分别设计了图形表面定向（pictorial surface orientation，PicSOr）和立方体比较测试[2]。对于心理运动技能的客观评估，VR模拟器是有效的工具[3]。VR模拟器通过一个特别的控制界面，实现了手术器械的客观现实与计算机生成影像的完美匹配，使用户能够训练自己的技术、技能。它与物理模拟器不同，后者允许用户使用真实的手术工具并在屏幕上查看腹腔镜图像，从而在干实验室（合成配件）和湿实验室（动物组织）中进行训练。混合型手术模拟器将虚拟信息与腹腔镜采集的图像进行叠加，并投影在箱式训练器的屏幕之上。

基于模拟的训练并不能完全替代真实的手术操作，而仅仅替代最初的学习曲线。此外，考虑到住院医师的每周工作时间限制（美国为80 h，欧洲为48 h），模拟器使我们能够以有效和安全的方式对其进行培训教育。

二、虚拟现实手术模拟器的问世

基于飞行模拟器的成功，Richard Satava于20世纪90年代初在美国国防高级研究计划局（Defense Advanced Research Projects Agency，DARPA）支持的项目中率先开发了VR手术模拟器[4]。

与传统的训练方法相比，VR模拟器具有以下优势：对用户的表现进行实时客观评估（汇总反馈）以及通过学习曲线自动跟踪进度；基于几个指标参数进行学习技能评估；良好的指标可有效区分优秀及良好的受训者；评估手眼协调的指标包括完成时间和仪器所达到的范围。

由于缺乏强有力的科学证据证明通过VR模拟器训练获得的手术技能可以很好地应用于手术之中，VR模拟器被用于手术技能训练一直备受争议[5]。另外，缺乏市场以及功能强大且价廉的计算机也阻碍着VR被进一步应用[1]。然而，一旦有科学证据证实腹腔镜VR模拟器对手术技能的获取具有积极作用，VR必将被进一步推广和应用，这是将模拟训练与外科课程整合的基础。

三、用于腹腔镜的虚拟现实模拟器

Anthony Gallagher提出的"VR to OR"一词用于表达从VR模拟器到手术室（operating room，OR）的技能转移[6]。许多研究都强调只有在投入大量的时间、反复训练并达到足够的熟练度时才能完成VR到OR的转变[6]。在VR模拟器中完成两次连续熟练操作，是完成VR到OR转变的最低标准。一种达到熟练操作程度的途径是传统的强化训练，或者在达到初始熟练程度之后的额外训练，很多研究结果表明采用这种方法可使外科医生的手术熟练程度突飞猛进。

在耶鲁大学进行的一项随机对照实验首次证实，能够在瑞典哥德堡Mentice公司的MIST-VR模拟器上连续熟练地完成两次基本任务操作的住院医师组，与进行传统训练的对照组相比，腹腔镜胆囊切除术的速度提高了29%，而术中失误反而减少了5倍[7]。尽管仅有16位住院医师参与，但这项来自耶鲁中心的研究证明了VR训练在缩短手术时间和减少术中失误方面均具有优势。由于这些原因，它成为评估从VR到OR技能转移的范例。一项纳入22位住院医师的研究报告了相似的结果，该研究采取了同耶鲁大学研究类似的设计，使用了与耶鲁大学研究相同的VR模拟器，用于评估体内缝合和打结[8]。另一个使用MIST-VR模拟器的VR to OR随机对照实验中，有16位住院医师参与，尽管是基于重复而非熟练程度的评估，它亦证实了此训练可缩短手术时间并减少技术错误[9]。最近的这项实验和耶鲁大学的研究对在美国的培训产生了较大的影响。美国外科医生学院（American College of Surgeons，ACS）发布了支持VR模拟器的白皮书，接着创建了一个经过认证的培训中心网络，用于通过模拟器进行外科教学[10]。

由于MIST-VR已经停产，当前可用于腹腔镜的VR模拟器包括：瑞典哥德堡Surgical Science公司的LapSim、美国俄亥俄州克利夫兰市的3D Systems、LAP Simbionix Products公司的Mentor和加拿大魁北克省魁北克市CAE Healthcare公司的LapVR。一项采用了类似耶鲁实验设计的研究纳入13位住院医师，结果显示使用LapSim模拟器进行基于熟练程度的基本任务训练，提高了住院医师的手眼协调能力，同时减少了10台胆囊切除术中的失误[11]。在一项随机对照实验中，实验者比较了经过LapSim或物理模拟器（箱式训练器）培训外科医生施行Nissen胃底折叠术，结果显示，两组间在手术时间、客观的结构化技术技能评分以及检查表分数上均没有统计学上的显著差异[12]。

尽管VR to OR的学习模式可改善手术技能，但尚无关于评估胰腺手术模拟器的研究报道[13]。

腹腔镜VR模拟器的成本效益是通过使用转化有效率（transfer effectiveness ratio，TER）进行评估的，该参数长期用于航空业。TER定义为在实际活动（安全合格飞行）中实验组和对照组达到熟练程度的时间、实验次数或错误次数间的差额与在模拟器操作中上述数据之间的比率[14]。一项通过计算TER比较不同训练方式的随机对照实验表明，LapSim和箱式训练器的训练比传统训练更具有成本效益，因为在训练所需时间方面，它们分别比传统训练节省了2.31 h和1.13 h[12]。

四、用于机器人手术的虚拟现实模拟器

手术室成本和专用手术设备的获得是机器人手术中关键的问题。事实上，据估计，使用达·芬奇机器人的成本约为每小时500美元。因此，购买一台当前商业化的VR模拟器（市场价为8万~15万美元）进行机器人手术似乎是一个负担得起的解决方案。人们对机器人手术兴趣的日益增长以及达·芬奇手术系统的日渐推广，都促使了多家公司去开发VR软件解决方案。如今，有各种各样用于机器人手术的VR模拟器：挪威奥斯陆SimSurgery公司的外科教育平台（Surgical Education Platform，SEP）、美国加利福尼亚州圣何塞市Simulated Surgical Systems公司的机器人外科系统（Robotic Surgical System，RoSS）、美国华盛顿州西雅图市Mimic公司的dV-Trainer、美国加利福尼亚州桑尼维尔市Intuitive Surgical公司的达·芬奇技能模拟器（da Vinci Skills Simulator）、美国俄亥俄州克利夫兰市3D Systems以及LAP Simbionix Products公司最近推出的RobotiX Mentor。

已有许多相关文献报道，其中大多数是关于有效性（界面、内容、构思、同步性、判别性和预测性）的研究[15]。很少有研究涉及从VR到无生命模型和动物组织的技能转移。并且，暂无高水平的研究，例如随机对照实验，证明VR到OR的技能转移，就像通过高质量的研究证明人工腹腔镜的有效性[15]。这是目前将机器人手术VR模拟器整合到外科课程中的主要障碍。

仅有一项研究评估了机器人手术VR模拟器对于真实患者的有效性，该研究实验组14名受试者和对照组的4名受试者均行筋膜内子宫切除术。除了样本数量少之外，该研究还缺乏随机性[16]。

一项旨在验证机器人外科基础（Fundamentals of Robotic Surgery，FRS）培训效果的随机对照实验正在进行中，该项目共有14所经ACS认证的培训中心参与。FRS是一门基于熟练程度、认知和技术技能培训的多学科课程（http://frsurgery.org），80多位专家达成了共识，包括

国际机器人手术专家、行为心理学家、医学教育家、统计学家和心理计量学家。

为了逐步提高学员操作的熟练程度，匹兹堡大学医学中心针对复杂的肿瘤外科手术（如胰十二指肠切除术）培训制订详细计划，包括VR模拟、无生命模型（生物人工器官）和一个操作课程[17]。一项针对17位学员的第一阶段研究表明，在达·芬奇技能模拟器上进行了基于熟练程度的训练并超过了90%的门槛得分数值（所有字段均带有绿色复选标记）之后，他们在达·芬奇技能模拟器上完成了四项任务，并在干实验室中使用了真正的达·芬奇机器人进行了三项练习，这让受训者的成绩进一步得到了提高[17]。

此外，由于没有对TER进行估计，VR模拟器在机器人辅助手术中的成本效益未知。唯一公开发表的研究评估了在RoSS模拟器上（而非真正的达·芬奇机器人）对105名受试者进行训练所花费的时间，这相当于施行73例机器人辅助的根治性前列腺切除术所需时长，节省了约62.3万美元[18]。由于未使用TER，因此无法准确估算成本效益比。

五、外科模拟器的未来

用于腹腔镜和机器人手术的VR模拟器为用户提供了大量的训练机会，以培训用户的基本技能和打结缝合等高级操作能力，以使其掌握不同外科专业的手术技能。下一代模拟器的功能可能包括针对特定患者的手术预演模拟，使外科医生能够将放射影像数据（例如计算机断层扫描）导入模拟软件，并在对真实患者施行手术前对其进行预演，目前已有用于腔内手术的VR模拟器。此外，虚拟导师将为用户提供及时反馈，在出现错误时提醒受试者。

在选择外科住院医师时，VR模拟器可作为用于客观评估其手术技能的附加工具，这样的潜在应用受到越来越多的关注。意大利比萨大学对医学生的先天动手能力开展了研究，受试者均使用VR模拟器进行机器人手术[19]。这项研究表明，VR模拟器能够很好地区分三个不同的群体：具有良好手术潜质者占6.6%，中等者占81.8%，较差者占11.6%，研究结果具有统计学上的显著差异[19]。

参考文献

[1] GALLAGHER AG, O'SULLIVAN GC. Fundamentals of surgical simulation [M]. London: Springer, 2012.

[2] RITTER EM, MCCLUSKY DA 3RD, GALLAGHER AG, et al. Perceptual, visuospatial, and psychomotor abilities correlate with duration of training required on a virtual-reality flexible endoscopy simulator [J]. Am J Surg, 2006, 192 (3): 379-384.

[3] GALLAGHER AG, SATAVA RM. Virtual reality as a metric for the assessment of laparoscopic psychomotor skills [J]. Surg Endosc, 2002, 16 (12): 1746-1752.

[4] SATAVA RM. Virtual reality surgical simulator: the first steps [J]. Surg Endosc, 1992, 7

（3）：203-205.

［5］GALLAGHER AG, RITTER EM, CHAMPION H, et al. Virtual reality simulation for the operating room: proficiency-based training as a paradigm shift in surgical skills training ［J］. Ann Surg, 2005, 241（2）：364-372.

［6］SEYMOUR NE. VR to OR: a review of the evidence that virtual reality simulation improves operating room performance ［J］. World J Surg, 2008, 32（2）：182-188.

［7］SEYMOUR NE, GALLAGHER AG, ROMAN SA, et al. Virtual reality training improves operating room performance: results of a randomized, double-blinded study ［J］. Ann Surg, 2002, 236（4）：458-464.

［8］VAN SICKLE KR, RITTER EM, BAGHAI M, et al. Prospective, randomized, double-blind trial of curriculum-based training for intracorporeal suturing and knot tying ［J］. J Am Coll Surg, 2008, 207（4）：560-568.

［9］GRANTCHAROV TP, KRISTIANSEN VB, BENDIX J, et al. Randomized clinical trial of virtual reality simulation for laparoscopic skills training ［J］. Br J Surg, 2004, 91（2）：146-150.

［10］HEALY GB. The college should be instrumental in adapting simulators to education ［J］. Bull Am Coll Surg, 2002, 87（11）：10-11.

［11］AHLBERG G, ENOCHSSON L, GALLAGHER AG, et al. Proficiency-based virtual reality training significantly reduces the error rate for residents during their first 10 laparoscopic cholecystectomies ［J］. Am J Surg, 2007, 193（6）：797-804.

［12］ORZECH N, PALTER VN, REZNICK RK, et al. A comparison of 2 ex vivo training curricula for advanced laparoscopic skills: a randomized controlled trial ［J］. Ann Surg, 2012, 255（5）：833-839.

［13］BEYER-BERJOT L, PALTER V, GRANTCHAROV T, et al. Advanced training in laparoscopic abdominal surgery: a systematic review ［J］. Surgery, 2014, 156（3）：676-688.

［14］ROSCOE SN. Incremental training effectiveness ［J］. Human Factors, 1971, 13：561-567.

［15］MOGLIA A, FERRARI V, MORELLI L, et al. A systematic review of virtual reality simulators for robot-assisted surgery ［J］. Eur Urol, 2016, 69（6）：1065-1080.

［16］CULLIGAN P, GURSHUMOV E, LEWIS C, et al. Predictive validity of a training protocol using a robotic surgery simulator ［J］. Female Pelvic Med Reconstr Surg, 2014, 20（1）：48-51.

［17］HOGG ME, TAM V, ZENATI M, et al. Mastery-based virtual reality robotic simulation curriculum: the first step toward operative robotic proficiency ［J］. J Surg Educ, 2016, 74（3）：477-485.

［18］REHMAN S, RAZA SJ, STEGEMANN AP, et al. Simulation-based robot-assisted surgical training: a health economic evaluation ［J］. Int J Surg, 2013, 11（9）：841-846.

［19］MOGLIA A, FERRARI V, MORELLI L, et al. Distribution of innate ability for surgery amongst medical students assessed by an advanced virtual reality surgical simulator ［J］. Surg Endosc, 2014, 28（6）：1830-1837.

Andrea Moglia

译者：蔡旭浩　校对：王天宝

第四章
微创胰腺外科手术安全的系统培训

一、引言

手术技巧是决定腹部手术患者预后的重要因素[1-4]。在整个外科职业生涯中获得外科手术技巧的过程称为学习曲线。这是一个众所周知的概念[5]，同样适用于微创胰腺外科手术（minimally invasive pancreatic surgery，MIPS），包括腹腔镜手术[6-7]和机器人辅助手术[8]。

在对早期采用微创胰十二指肠切除术（minimally invasive pancreatoduodenectomy，MIPD）和微创胰体尾切除术（minimally invasive distal pancreatectomy，MIDP）的研究中，国家注册[9-10]和单中心研究均证实了学习曲线的存在[11-15]。另外有几项研究报道手术案例的增加和胰腺手术集中化可降低死亡率和并发症发生率，且可获得更优越的肿瘤学临床结局[10, 19-23]，这是由于外科医生、手术和护理团队在实践中获得了更丰富的临床经验。开展创新手术之初，较少病例数和经验的缺乏必然会对患者安全造成影响，医护人员面临的挑战即为如何降低安全风险。在评估外科手术时，也应该考虑学习曲线的存在。例如在随机临床实验中，外科医生和医疗机构的经验水平都会严重影响治疗效果[1, 24]。

二、荷兰全国性培训计划和实施

现有可靠的证据证实集中性治疗对手术预后有一定的影响，因此，荷兰外科协会（Dutch Society of Surgery，DSS）要求胰腺癌治疗中心每年最少完成20例胰十二指肠切除术。基于此，荷兰（2017年人口：1 700万）的94家医院中，有17家医院获准进行胰腺手术。所有这些中心都隶属于荷兰胰腺癌学组（Dutch Pancreatic Cancer Group，DPCG），该学组是一个专注于胰腺癌协作研究和治疗改进的多学科组织。

2014 年，DPCG启动了全国性的"微创胰腺手术纵向评估和实施"（longitudinal assessment and realization of minimally invasive pancreatic surgery，LAELAPS）计划，其目的为

在荷兰安全实施MIPS。从2014年1月至2015年7月，32名荷兰胰腺外科医生参加了LAELAPS-1计划，接受了MIDP培训。所有参与的外科医生都有多年的开放和微创腹部手术经验，但是有50%的医生没有MIDP经验。总体来看，在17个中心中，有14个中心在培训之前行MIDP的次数少于5次[25]。

LAELAPS-1计划包含详细的技术说明、视频培训课程以及MIDP经验丰富的外科医生的现场指导。在第一阶段，外科医生要学会微创技术的重要细节、必要的器械操作流程、程序步骤以及预防和解决术中紧急情况的关键点和技巧。在第一阶段完成以后，就可以观看手术视频，视频包括主要手术步骤及可能出现的并发症。第三阶段就是MIDP现场督导，可以在医生服务的机构进行，也可以在荷兰指定的培训医院进行。每次现场督导结束后，考官都会评估接受培训的外科医生是否已经具备了独立完成MIDP的能力。必要时，可以重复进行现场督导[25]。

LAELAPS-1计划的成果就是在荷兰每年完成的MIDP手术量增加了7倍，占所有胰腺手术的9%～47%。培训结束后采用MIDP进行胰腺癌切除的患者比例增加了12%（$P=0.03$），中转开腹率从38%下降至8%（$P<0.001$）。手术的R0切除率和胰瘘率无差别，严重胰瘘（Clavien-Dindo grade≥3）发生率有所降低但没有统计学意义（21% vs. 15%，$P=0.24$）。此外，住院时间中位数从9天降至7天（$P<0.001$）。总的来说，LAELAPS认为MIDP可以提高治疗效率[25-26]。LAELAPS-1计划完成后，开始了一项针对开放与MIDP（LEOPARD-1）的多中心随机对照双盲实验，结果已于2017年底公布[27]。[译者注：该研究结果显示患者数MIPD组51例，开放组57例；功能恢复时间4天 vs. 6天（$P<0.001$）；中转开腹率为8%；失血量150 mL vs. 400 mL（$P<0.001$）；手术时间217 min vs. 179 min（$P=0.005$）；并发症（Clavien-Dindo grade≥3）发生率25% vs. 38%（$P=0.21$）；B/C级胃排空障碍发生率6% vs. 20%（$P=0.04$）；B/C级术后胰瘘率39% vs. 23%（$P=0.07$）；经皮穿刺置管引流率22% vs. 20%（$P=0.77$）；术后3～30天生活质量前者优于后者；总费用无差别；术后90天死亡率0 vs. 2%。参见：DE ROOIJ T，VAN HILST J，VAN SANTVOORT H，et al. Minimally invasive versus open distal pancreatectomy（LEOPARD）：a multicenter patient-blinded randomized controlled trial [J]. Ann Surg，2019，269（1）：2-9.]

2015年DPCG启动了LAELAPS-2计划，主要是培训荷兰胰腺外科医生进行MIPD。课程主要建立在LAELAPS-1计划的基础上，对外科医生进行现场和场外多次考试，外科医生通过后，方可允许外科医生单独进行MIPD。截至2017年4月，来自6个中心的14名外科医生成功完成了培训计划的三个阶段，总共进行了150台MIPD。如果术者中心能够完成至少20台MIPD，便会被邀请参加开腹与MIPD的多中心随机对照双盲实验（LEOPARD-2）。

三、基于仿真课程的熟练化培训

尽管结合了虚拟现实和逐步模拟的培训计划已广泛应用于航空和军事领域，但在医疗保健行业仍较落后[29]。2013年匹兹堡大学医学中心（University of Pittsburgh Medical Center，UPMC）的一组肝胆胰外科医师实施精准仿真模拟教学，以培训外科肿瘤学同事进行机器人辅助胰腺手术。通过模仿和练习关键的操作步骤，最大限度地降低了外科医生学习过程中导致患者不良预后的风险。UPMC的模式是在微创外科手术的培训期间，采用重复和量身定制的技能进行教学。课程包括三个阶段：虚拟现实训练阶段、用人工生物组织的训练阶段（图4-1）及手术阶段。在这一过程中，会用改良的客观结构化临床技能评估（Objective Structured Assessment of Technical Skills，OSATS）对新手进行评分[2-3]。OSATS评分与术后结果相关[1-4]，共5个等级（1是最低等级，5是最高等级），包括操作轻柔度、手术效率、器械操作、操作流畅度、组织暴露和总评分六个方面[1-2]。一项研究对17名培训者培训前、培训后的总评分进行对比，结果表明培训后较培训前总评分有明显提高，且94%的参与人员认为机器人手术水平有所提高[30]。在另一项研究中，研究小组已证实，技术操作评分是判断患者预后的独立因素[3]。

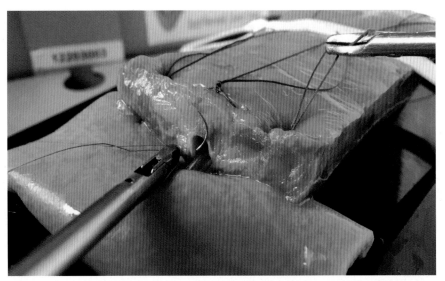

图4-1　荷兰LAELAPS-2计划：使用人工生物组织模拟腹腔镜胰空肠吻合术

四、创建胰腺微创外科中心的建议

理想情况下，技能模拟和全国范围内的培训这两个项目可以并到一个课程之中（图4-2）。这样的话接受不同程度培训的外科医生可以进一步分享实战经验。每个发起计划的国家或地区都需拥有一个协调MIPS的专家中心，以推动培训并保证质量安全。这个中心需要指定一个专门的协调员和一个或多个专家考官。有意开展MIPS的医院的外科医生可以申请这个项目，以

通过所有四个阶段的培训。在这些培训阶段中，外科医生可以使用最近发布的MIPD（图4-3）
和MIDP（图4-4）辅助决策流程图来选择MIPS病例[31]。该项目完成后，有意开展MIPS的医
院获得独立执行MIPS许可证。为了使这种模式发挥作用，协调MIPS的专家中心必须从国家或
地区管理机构那里获得肝胆胰外科手术的授权。如果组织得当，可以大规模地实施MIPS，而
不会影响患者的安全或医疗机构的运转效率。

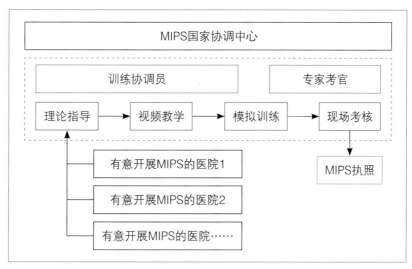

图4-2　全国微创胰腺手术（MIPS）培训的推荐程序结构示意图

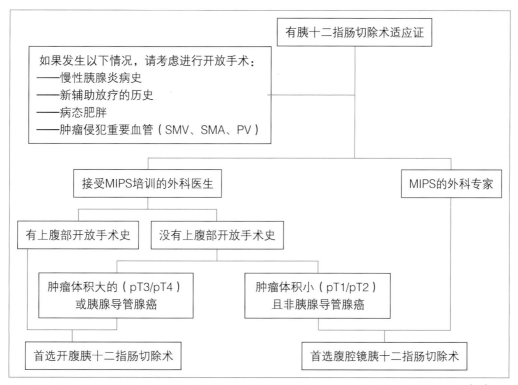

图4-3　基于最近专家综述的微创胰十二指肠切除术（MIPD）的辅助决策流程图[31]

SMV：肠系膜上静脉；SMA：肠系膜上动脉；PV：门静脉。

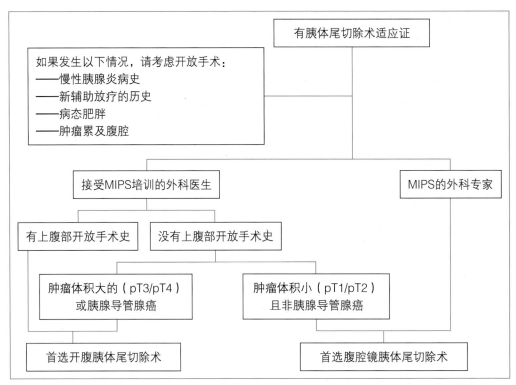

图4-4 基于最近专家综述的微创胰体尾切除术（MIDP）的辅助决策流程图[31]

参考文献

［1］BIRKMEYER JD，FINKS JF，O'REILLY A，et al．Surgical skill and complication rates after bariatric surgery［J］．N Engl J Med，2013，369（15）：1434-1442.

［2］MARTIN JA，REGEHR G，REZNICK R，et al．Objective Structured Assessment of Technical skill（OSATS）for surgical residents［J］．Br J Surg，1997，84（2）：273-278.

［3］HOGG ME，ZENATI M，NOVAK S，et al．Grading of surgeon technical performance predicts postoperative pancreatic fistula for pancreaticoduodenectomy independent of patient-related variables［J］．Ann Surg，2016，264（3）：482-491.

［4］NIITSU H，HIRABAYASHI N，YOSHIMITSU M，et al．Using the Objective Structured Assessment of Technical Skills（OSATS）global rating scale to evaluate the skills of surgical trainees in the operating room［J］．Surg Today，2013，43（3）：271-275.

［5］TSENG JF，PISTERS PW，LEE JE，et al．The learning curve in pancreatic surgery［J］．Surgery，2007，141（5）：694-701.

［6］CUSCHIERI A．Laparoscopic surgery of the pancreas［J］．J R Coll Surg Edinb，1994，39（3）：178-184.

［7］GAGNER M，POMP A．Laparoscopic pylorus-preserving pancreatoduodenectomy［J］．Surg Endosc，1994，8（5）：408-410.

［8］MELVIN WS．Minimally invasive pancreatic surgery［J］．Am J Surg，2003，186（3）：274-278.

［9］SHARPE SM，TALAMONTI MS，WANG CE，et al．Early national experience with laparoscopic pancreaticoduodenectomy for ductal adenocarcinoma: a comparison of laparoscopic pancreaticoduodenectomy and open pancreaticoduodenectomy from the national cancer data base [J]. J Am Coll Surg, 2015, 221 (1): 175-184.

[10] ADAM MA, CHOUDHURY K, DINAN MA, et al. Minimally invasive versus open pancreaticoduodenectomy for cancer: practice patterns and short-term outcomes among 7061 patients [J]. Ann Surg, 2015, 262 (2): 372-377.

[11] BRAGA M, RIDOLFI C, BALZANO G, et al. Learning curve for Laparoscopic distal pancreatectomy in a high-volume hospital [J]. Updates Surg, 2012, 64 (3): 179-183.

[12] SHAKIR M, BOONE BA, POLANCO PM, et al. The learning curve for robotic distal pancreatectomy: an analysis of outcomes of the first 100 consecutive cases at a high-volume pancreatic centre [J]. HPB (Oxford), 2015, 17 (7): 580-586.

[13] NAPOLI N, KAUFFMANN EF, PERRONE VG, et al. The learning curve in robotic distal pancreatectomy [J]. Updates Surg, 2015, 67 (3): 257-264.

[14] LEE SY, ALLEN PJ, SADOT E, et al. Distal pancreatectomy: a single institution's experience in open, laparoscopic, and robotic approaches [J]. J Am Coll Surg, 2015, 220 (1): 18-27.

[15] DE ROOIJ T, CIPRIANI F, RAWASHDEH M, et al. Single-surgeon learning curve in 111 laparoscopic distal pancreatectomies: does operative time tell the whole story? [J] J Am Coll Surg, 2017, 224 (5): 826-832.

[16] SPEICHER PJ, NUSSBAUM DP, WHITE RR, et al. Defining the learning curve for team-based laparoscopic pancreaticoduodenectomy [J]. Ann Surg Oncol, 2014, 21 (12): 4014-4019.

[17] KIM SC, SONG KB, JUNG YS, et al. Short-term clinical outcomes for 100 consecutive cases of laparoscopic pylorus-preserving pancreatoduodenectomy: improvement with surgical experience [J]. Surg Endosc, 2013, 27 (1): 95-103.

[18] BOONE BA, ZENATI M, HOGG ME, et al. Assessment of quality outcomes for robotic pancreatoduodenectomy: identification of the learning curve [J]. JAMA Surg, 2015, 150 (5): 416-422.

[19] TOPAL B, VAN DE SANDE S, FIEUWS S, et al. Effect of centralization of pancreaticoduodenectomy on nationwide hospital mortality and length of stay [J]. Br J Surg, 2007, 94 (11): 1377-1381.

[20] BALZANO G, ZERBI A, CAPRETTI G, et al. Effect of hospital volume on outcome of pancreaticoduodenectomy in Italy [J]. Br J Surg, 2008, 95 (3): 357-362.

[21] DE WILDE RF, BESSELINK MG, VAN DER TWEEL I, et al. Impact of nationwide centralization of pancreaticoduodenectomy on hospital mortality [J]. Br J Surg, 2012, 99 (3): 404-410.

[22] ONETE VG, BESSELINK MG, SALSBACH CM, et al. Impact of centralization of pancreatoduodenectomy on reported radical resections rates in a nationwide pathology database [J]. HPB (Oxford), 2015, 17 (8): 736-742.

[23] VAN DER GEEST LG, VAN RIJSSEN LB, MOLENAAR IQ, et al. Volume-outcome relationships in pancreatoduodenectomy for cancer [J]. HPB (Oxford), 2016, 18 (4): 317-324.

[24] ERGINA PL, COOK JA, BLAZEBY JM, et al. Challenges in evaluating surgical innovation [J]. Lancet, 2009, 374 (9695): 1097-1104.

[25] DE ROOIJ T, VAN HILST J, BOERMA D, et al. Impact of a nationwide training program in

minimally invasive distal pancreatectomy（LAELAPS）［J］. Ann Surg, 2016, 264（5）: 754-762.

［26］HOGG ME, BESSELINK MG, CLAVIEN PA, et al. Training in minimally invasive pancreatic resections: a paradigm shift away from "See one, Do one, Teach one"［J］. HPB（Oxford）, 2017, 19（3）: 234-245.

［27］DE ROOIJ T, VAN HILST J, VOGEL JA, et al. Minimally invasive versus open distal pancreatectomy（LEOPARD）: study protocol for a randomized controlled trial［J］. Trials, 2017, 18（1）: 166.

［28］LEOPARD-2 Trial-Minimally invasive versus open pancreatoduodenectomy: a multicenter randomized controlled phase 2 trial［J/OL］. Nederlands Trial Register, number: NTR5689. http://www.trialregister.nl/trialreg/admin/rctview.asp?TC＝5689.

［29］KOHN KT, CORRIGAN JM, DONALDSON MS. To err is human: building a safer health system［M］. Washington DC: National Academy Press, 2000.

［30］HOGG ME, TAM V, ZENATI M, et al. Mastery-based virtual reality robotic simulation curriculum: the first step toward operative robotic proficiency［J］. J Surg Educ, 2016, 74（3）: 477-485.

［31］DE ROOIJ T, KLOMPMAKER S, ABU HILAL M, et al. Laparoscopic pancreatic surgery for benign and malignant disease［J］. Nat Rev Gastroenterol Hepatol, 2016, 13（4）: 227-238.

Sjors Klompmaker, Thijs de Rooij, Jony van Hilst, Marc G. Besselink

译者：任培德　校对：王天宝

第五章
现代胰腺外科术后结局评价体系

一、引言

能够进行大量复杂手术尤其是胰腺手术的诊治中心在改善患者治疗效果方面起主导作用。先进的微创技术、快速康复外科（fast-track surgery，FTS）的理念和临床治疗路径的制定拓展了胰腺外科的内涵，因为这些新的概念可以改善患者的临床结局。

结直肠外科治疗质量的评价指标已经明确，但对更具挑战性的胰腺外科而言评价指标则有待进一步完善[1]。大多数的研究主要调查总指标，如肿瘤负荷、死亡率、长期无病生存率和总生存率。然而，针对治疗质量和有效性的评价指标至关重要，因为人们借此可衡量胰腺微创手术的临床效益。

二、胰腺手术的治疗质量

每位接受胰腺大部分切除手术的患者均是以手术风险来换取疾病的改善。在以暂不考虑治疗效果为最终目的的前提下，应当明确每次手术时需实现的一些目标。首先，手术应当不危及患者生命，且延长肿瘤患者的生存期。其次，要避免长时间的复杂手术，因其可导致多种并发症，从而使疾病的治疗更具挑战性。多种并发症同时发生时，其产生的结果不再是简单的累加，而是呈指数级别地危及患者的生命，从而产生不良的临床后果。对于恶性疾病，手术在一定程度上可以达到根治肿瘤的效果。选择正确的适应证，手术可以将局部病灶全部切除。同时，合理的适应证可以降低术后发生并发症的风险，并发症可影响后续辅助治疗的实施。最后，应考虑治疗费用，事实上，胰腺手术费用极高[2]，因此应该尽可能地控制与医疗相关的费用，使每位患者都能平等地接受最佳的治疗。

胰腺外科是胃肠外科中难度较高的领域。通过开展其他胃肠道疾病的腹腔镜和机器人手术获得的专业知识，于胰腺外科而言，不一定能为微创胰腺手术的良好结果提供足够的保证。在实践中，只有完成高标准的系统化培训、多学科体系的学习、终身探究以及达到一定的手术量之后，才能很好地开展腹腔镜和机器人胰腺手术[3-5]。

三、胰腺手术效果评价指标

围手术期死亡率是外科手术疗效的一个粗略评价指标，其同样可以评价胰腺手术的效果。无论采用何种手术，都必须将术后死亡率降至最低。一项探讨胰腺手术量与手术效果关系的meta分析证实医院手术量与术后死亡率之间呈现明显的负相关[6]。2003年，在大约200家意大利医疗机构中进行了1 500台以上的胰十二指肠切除术，其总死亡率为8.1%[7]。与那些手术量很大的医院相比，在每年胰十二指肠切除术的台数低于5台的机构中，死亡率将上升5倍。此外，另一项调查显示进行姑息/探查手术的可能性与医院的手术量成反比[8]。

术后并发症的定义必须根据最新的胰腺特异性指标，基于胰腺特殊的评价工具而予以评定[9-11]。每一个单发事件都会影响术后康复过程中并发症的发生和发展。住院时间不再是可靠的预后指标，因为它与国家和地区的医疗政策有关，而不是由外科医生决定的。无论是否使用微创技术，均可通过快速康复外科来缩短无并发症患者的住院时间[12]。术后是否转入重症监护病房（intensive care unit，ICU）则取决于机构政策，而ICU入住时间长短是衡量术后并发症严重程度的可行指标。因此，入住ICU的时间与总住院时间可作为评估术后是否康复的标志，可替代定量测量工具，如术后并发症指数（postoperative morbidity index，PMI）[13]。

对于胰十二指肠切除术，较多的术中出血量与术后胰瘘的发生存在一定的相关性，因此应该准确估计术中出血量[14]。不管手术技术如何，胰腺质地和主胰管直径大小的评估对于判断预后同样重要[14-15]。胰瘘的风险评估是预防术后胰瘘发生的唯一方法。目标导向或严格的液体管理以及限制红细胞的输入，这二者应贯穿整个围手术期，因为大量的水合作用和过量输血会导致不良后果[16-18]。

根治性切除术的质量评价指标包括淋巴结清扫和癌旁组织切除。只有在准确的术前分期和术后病理检查后，才能有效评估这些指标。彻底的淋巴结清扫术可获得较高的淋巴结清扫率，从而准确分期并改善预后[19]。得到一个阴性切缘同样重要，因为切缘阳性是一个预后不良指标，目前多以距切缘1 mm组织是否可见癌细胞来确定切缘是否为阳性[20]。

总的来说，因为复杂的术后康复过程所需的医疗费用不容忽视，甚至非常高昂[2]，所以医疗保健费用是评估资源合理分配与否和机构后勤管理水平高低的有效指标。围绕"胰腺中心"这一概念形成的具有胰腺疾病专业知识的服务网络，可以及时处理不良事件，同时可保持较低的成本。开放和微创胰腺手术均必须完成所有质量指标，而且只有在患者预后明显改善的情况下，才能证明微创费用的增加具有合理性。

四、创建胰腺外科中心的要求

只有系统地构建能够处理这种复杂疾病的科室，才能取得良好的临床效果。胰腺手术应在能够保证核心服务的治疗中心开展，这样的中心组成应包括：ICU、内镜诊疗组、介入和核医学放射科、专业的医学放射肿瘤科、内分泌科、急性疼痛和慢性疼痛科、胜任冰冻切片或术中会诊的病理科。另外，对于罕见的胰腺疾病，还需有专业的心理诊疗科。中心应探索并确定适合所有患者的特殊临床路径，特殊临床路径必须具有可重复性，且与患者就诊的医疗机构无关。这一特殊治疗方案的制订必须以规律地召开多学科讨论为基础，以便对那些最具挑战性的案例予以研判并制定相应的诊疗决策。

每个临床服务中心都应配备一名临床主管，负责召集所有相关专业的人员，以便及时讨论患者病情，确保所需检查适当、候诊时间短、诊断和分期快速，能对严重症状，如阻塞性黄疸或上消化道梗阻，予以迅速诊治。放射科医生应具备胰腺影像技术的专业知识，包括增强超声、计算机断层扫描、磁共振成像、介入血管造影和经皮介入。胃肠镜检查应能明确诊断，同时能够辅助手术。医院应配备足够的医护人员，能完成上述各种诊疗措施，以确保对患者予以及时诊治。

手术等待时间最长应为30天，当然短一些则更好。根据手术指征合理安排患者的手术时间。每位患者均应在术前接受选择性的多学科评估，以发现并降低手术风险，进而改善临床结局。为优化围手术期的管理，每位可以接受手术治疗的患者均应接受ERAS方案的评估及术前的营养咨询和干预。所有患者均应接受包括护士、营养师和理疗师在内的专业人士实施的ERAS措施，直至术后病情平稳。

五、前景展望

随着时间的推移，将有更多的外科医生熟练掌握腹腔镜技术，因此，胰体尾切除术和胰十二指肠切除术都将可能通过微创手段常规且安全地实施。但是，如果不能在那些条件优越的胰腺中心实施手术，即便手术技术没有缺陷，患者的受益也可能有限，因为只有在胰腺中心予以高质量的综合治疗，才可确保获得更好的临床结局。尽管每位胰腺外科医生的个人技能至关重要，但是，一个专门的"胰腺团队"在患者预后方面起着重要的作用[21-22]。胰腺手术结局与具体术者的技能关系不大，即使实施微创手术，最适宜的临床环境更为重要。未来的研究应围绕以下几点展开：确保适宜的手术适应证、较低的死亡率、及早发现不良事件并预防可预见的并发症、高标准的肿瘤根治性、加速恢复、尽快获得辅助治疗并降低医疗相关费用。

六、小结

只有将胰腺微创手术与专业团队有效结合，才能更好地让患者获得微创技术所带来的益处，从而促进其术后康复并改善预后。

参考文献

［1］GOOIKER GA，KOLFSCHOTEN NE，BASTIAANNET E，et al．Evaluating the validity of quality indicators for colorectal cancer care［J］．J Surg Oncol，2013，108（7）：465-471．

［2］VOLLMER CM．The economics of pancreas surgery［J］．Surg Clin North Am，2013，93（3）：711-728．

［3］NATHAN H，CAMERON JL，CHOTI MA，et al．The volume-outcomes effect in hepato-pancreato-biliary surgery：hospital versus surgeon contributions and specificity of the relationship［J］．J Am Coll Surg，2009，208（4）：528-538．

［4］BILIMORIA KY，BENTREM DJ，LILLEMOE KD，et al．Assessment of pancreatic cancer care in the United States based on formally developed quality indicators［J］．J Natl Cancer Inst，2009，101（12）：848-859．

［5］SABATER L，GARCÍA-GRANERO A，ESCRIG-SOS J，et al．Outcome quality standards in pancreatic oncologic surgery［J］．Ann Surg Oncol，2014，21（4）：1138-1146．

［6］GOOIKER GA，VAN GIJN W，WOUTERS MW，et al．Systematic review and meta-analysis of the volume-outcome relationship in pancreatic surgery［J］．Br J Surg，2011，98（4）：485-494．

［7］BALZANO G，ZERBI A，CAPRETTI G，et al．Effect of hospital volume on outcome of pancreaticoduodenectomy in Italy［J］．Br J Surg，2008，95（3）：357-362．

［8］BALZANO G，CAPRETTI G，CALLEA G，et al．Overuse of surgery in patients with pancreatic cancer：A nationwide analysis in Italy［J］．HPB（Oxford），2016，18（5）：470-478．

［9］BASSI C，DERVENIS C，BUTTURINI G，et al．Postoperative pancreatic fistula：an international study group（ISGPF）definition［J］．Surgery，2005，138（1）：8-13．

［10］WENTE MN，BASSI C，DERVENIS C，et al．Delayed gastric emptying（DGE）after pancreatic surgery：a suggested definition by the International Study Group of Pancreatic Surgery（ISGPS）［J］．Surgery，2007，142（5）：761-768．

［11］WENTE MN，VEIT JA，BASSI C，et al．Postpancreatectomy hemorrhage（PPH）：an International Study Group of Pancreatic Surgery（ISGPS）definition［J］．Surgery，2007，142（1）：20-25．

［12］XIONG J，SZATMARY P，HUANG W，et al．Enhanced recovery after surgery program in patients undergoing pancreaticoduodenectomy：a PRISMA-compliant systematic review and meta-analysis［J］．Medicine（Baltimore），2016，95（18）：e3497．

［13］MILLER BC，CHRISTEIN JD，BEHRMAN SW，et al．Assessing the impact of a fistula after a pancreaticoduodenectomy using the Post-operative Morbidity Index［J］．HPB（Oxford），2013，15（10）：781-788．

[14] CALLERY MP, PRATT WB, KENT TS, et al. A prospectively validated clinical risk score accurately predicts pancreatic fistula after pancreatoduodenectomy [J] . J Am Coll Surg, 2013, 216 (1) : 1-14.

[15] SHUBERT CR, WAGIE AE, FARNELL MB, et al. Clinical risk score to predict pancreatic fistula after pancreatoduodenectomy: independent external validation for open and laparoscopic approaches [J] . J Am Coll Surg, 2015, 221 (3) : 689-698.

[16] MAVROS MN, XU L, MAQSOOD H, et al. Perioperative blood transfusion and the prognosis of pancreatic cancer surgery: systematic review and meta-analysis [J] . Ann Surg Oncol, 2015, 22 (13) : 4382-4391.

[17] ENG OS, GOSWAMI J, MOORE D, et al. Intraoperative fluid administration is associated with perioperative outcomes in pancreaticoduodenectomy: a single center retrospective analysis [J] . J Surg Oncol, 2003, 108 (4) : 242-247.

[18] GRANT F, BRENNAN MF, ALLEN PJ, et al. Prospective randomized controlled trial of liberal vs restricted perioperative fluid management in patients undergoing pancreatectomy [J] . Ann Surg, 2016, 264 (4) : 591-598.

[19] SHOWALTER TN, WINTER KA, BERGER AC, et al. The influence of total nodes examined, number of postitive nodes, and lymph node ratio on survival after surgical resection and adjuvant chemoradiation for pancreatic cancer: a secondary analysis of RTOG 9704 [J] . Int J Radiat Oncol Biol Phys, 2011, 81 (5) : 1328-1335.

[20] KONSTANTINIDIS IT, WARSHAW AL, ALLEN JN, et al. Pancreatic ductal adenocarcinoma: is there a survival difference for R1 resections versus locally advanced unresectable tumors? What is a "true" R0 resection? [J] . Ann Surg, 2013, 257 (4) : 731-736.

[21] GHAFERI AA, BIRKMEYER JD, DIMICK JB. Complications, failure to rescue, and mortality with major inpatient surgery in Medicare patients [J] . Ann Surg, 2009, 250 (6) : 1029-1034.

[22] GHAFERI AA, BIRKMEYER JD, DIMICK JB. Variation in hospital mortality associated with inpatient surgery [J] . N Engl J Med, 2009, 361 (14) : 1368-1375.

Stefano Andrianello, Alessandro Esposito, Luca Casetti, Luca Landoni,

Roberto Salvia, Claudio Bassi

译者：周胜男 校对：王天宝

第六章
微创胰腺外科术前评估和麻醉

一、引言

长期以来，胰腺外科一直以开放手术为主，因为它需要全面考虑技术、解剖和肿瘤学临床结局等因素。另一个限制性问题是大多数胰腺外科医生的培训不包括先进的腹腔镜技术，这种困境目前依然未能突破。将胰腺手术集中于高容量中心更加放大了上述不足，进一步减缓了微创胰腺手术的普及[2]。缺乏经验丰富的外科医生的热情和支持，可能会阻碍年轻医生开展MIPR研究，尤其是微创胰十二指肠切除术[3]。最终被选定的患者接受MIPR以替代开放手术[4-5]。因此，需要一种标准化的麻醉方法以保证MIPR的安全性，进而促进该手术的推广应用。

与外科医生相比，麻醉师可能更容易接受MIPR的挑战，因为他们通常不需要关注组织或器官的切除和重建，而且他们有机会在其他专科开展微创手术麻醉。另外，现代胰腺手术麻醉，特别是胰十二指肠切除术麻醉，需要扎实的专业知识和文化奉献。新的数据表明，调整术前、术中及术后早期的处理策略，可明显降低几个严重的术后并发症的发生率[6-10]。这些新的革命性概念的出现，使得麻醉师务必更深入地参与胰腺外科患者的治疗，无论是开放手术还是微创手术。然而MIPR不同于开放手术，其需要不同的视野、特殊体位与操作，因此麻醉师也不得不经历一个学习曲线，例如，尽管手术时间漫长、操作复杂且存在固有出血的风险，但仍需要在由气腹及头高脚低位引起的心排血量减少和限制补液之间找到平衡，这就是麻醉师需要解决的新问题[11-13]。

二、术前评估

切除胰腺肿瘤的决定需要复杂的多学科讨论，要在手术风险与切除获益之间获得平衡。

面对的患者基本上有两种情况：有症状的良、恶性肿瘤；无症状的癌前或恶性肿瘤。在任何一种情况下，麻醉师在多学科评估中的职责包括：排除手术障碍、优化术前条件、确定麻醉方式、加强术后处置措施及完善术后镇痛。在极少数情况下，麻醉师会基于手术禁忌证而建议非手术治疗。对于有症状的、不能手术的患者，需要一种替代治疗策略，通常是采取侵入性较小或介入的方法，显而易见，这两种情况都需要麻醉。对于胰腺恶性肿瘤患者，麻醉评估禁忌切除对患者的预后影响巨大。目前，缺乏治愈胰腺肿瘤的替代疗法，因此，不应该仅基于患者年龄和并发症而禁忌手术[14]。

对拟行MIPR的患者进行初步评估的路径同开放胰腺手术（表6-1）。根据美国麻醉医师协会（American Society of Anesthesiologists，ASA）的身体健康分类标准最终确定手术风险分级（译者注：Ⅰ级为体格健全，发育营养良好，各器官功能正常，围手术期死亡率0.06%～0.08%；Ⅱ级为除外科疾病外，有轻度并存病，功能代偿健全，围手术期死亡率0.27%～0.40%；Ⅲ级为并存病情严重，体力活动受限，但尚能应付日常活动，围手术期死亡率1.82%～4.30%；Ⅳ级为并存病情严重，丧失日常活动能力，经常面临生命危险，围手术期死亡率7.80%～23.0%；Ⅴ级为无论手术与否，生命难以维持24 h的濒死患者，围手术期死亡率9.40%～50.7%；Ⅵ级为确证为脑死亡）。ASA分级被认为是评估手术风险的一个不完美的工具，主要因为ASA分级是对患者整体健康的主观评估[15]。虽然其他评估系统取得了长足发展，通常比ASA分级更为可靠，但因过于复杂而难以推广应用[16-20]。因此，在接受一定程度变异的前提下，ASA分级评估为Ⅰ级或Ⅱ级的大多数患者手术安全可行，因为ASA评分与术后康复之间的相关性仅明显见于Ⅲ级和Ⅳ级患者[15, 20]。因此，对于ASA Ⅰ级和Ⅱ级患者可以进行所有类型的胰腺切除术，在有适应证的情况下，也可实施MIPR。客观现实是大部分需要实施胰腺切除术的患者均为ASA Ⅲ级和Ⅳ级，有些Ⅲ级患者并不比Ⅱ级患者病得更重，在考虑MIPR时也不会造成额外的问题。相反，其他患者的手术风险可能较高，因此，术前多学科评估肿瘤的可切除性也包括手术入路，即开放或腹腔镜手术。一般来说，与开放手术相比，MIPR术中操作复杂，但术后恢复较平稳。从实际的角度来看，患者病得越严重，微创方法的获益就越大，然而麻醉师需面对的挑战也更大。表6-1和图6-1提出了一种决策流程来帮助麻醉师在开放手术和MIPR之间进行选择。

表6-1　胰腺切除术患者术前评估

	·家族史
	·既往药物史
	·既往麻醉史
	·既往手术史
1. 病史	·吸烟习惯
	·每日酒精摄入量
	·药物的使用情况
	·药理史/过敏
	·当前内科/手术史

2. 体格检查	·一般体格检查 ·心率和节律评估（桡动脉触诊） ·动脉血压测量 ·气管插管相对容易度评估 ·身高和体重测量
3. 基本检查/会诊	·心电图，心脏专家的书面诊断 ·胸部X线片 ·血型（Rh群） ·全血细胞计数、凝血实验和生化检查 ·传染病血清学标志物（经患者书面知情同意）
4. 补充检查/会诊	·心内科会诊 ·呼吸内科会诊 ·神经内科会诊 ·血液科会诊 ·传染病科会诊 ·其他科会诊（如上所述）

在补充检查会诊中，根据不同情况选择不同科室会议。

伴有以下情况需心内科会诊：①有心脏病史、症状或体征；②心电图异常；③有糖尿病史；④有严重高血压；⑤肥胖；⑥非心脏症状（如不明原因的呼吸困难）或体征（如下肢水肿）可能导致心脏问题；⑦有晕厥史或突然丧失意识；⑧酗酒或有吸毒史；⑨有慢性呼吸系统疾病；⑩有先天性疾病和异常；⑪结缔组织/精神障碍患者；⑫严重感染患者；⑬用心脏毒性药物治疗的患者；⑭器官移植受者。

伴有以下情况需呼吸内科会诊：①有呼吸系统疾病的病史、症状或体征；②年龄＞80岁；③每日吸烟≥20支；④肥胖；⑤有睡眠呼吸暂停综合征；⑥胸部X线检查异常；⑦职业性接触潜在有毒物质。

伴有以下情况需神经内科会诊：①有急性或慢性神经系统疾病的病史、症状或体征；②使用神经科药物治疗；③有严重和长期的头痛病史；④CT、MRI或脑电图异常。

伴有以下情况需血液科会诊：①有血液病的病史、症状或体征；②有血栓栓塞病史；③自发性出血；④血细胞计数异常或凝血功能异常。

伴有以下情况需传染病科会诊：①有传染病的病史、症状或体征；②术前胆道引流。

对于ASA分级评估为Ⅲ级以上的患者，应给予个体化治疗。这种治疗方法使麻醉师更多地参与到胰腺肿瘤患者的临床决策中，而不仅仅作为一名会诊医生。某些参数需要根据患者的脆弱性和手术过程的复杂性、患者的营养状况，或手术医生的能力水平进行适当调整。相反，有些参数是固定的，比如肿瘤的类型或者患者的年龄。所有这些变量的组合产生了相当复杂的情况，没有绝对的确定性。例如，一个虚弱的ASA Ⅳ级患者患有一个"小而浅表"的胰腺肿瘤，需要行直接摘除术，这种手术安全可行并优于MIPR；一个相对合适的ASA Ⅲ级患者需要行胰十二指肠切除术，因术前评估为可能根治性切除而接受新辅助放疗、化疗，这种患者最好行开放手术。值得注意的是，外科医生的能力在决策中起着重要的作用，外科医生的天赋、经验和操作熟练程度是所有外科手术成功的关键，这一点证据确凿，毋庸置疑[21]。微创技术推广使得外科培训、资格认证和质量评估成为急需解决的问题，因此目前对术者外科能力的评估颇受关注。麻醉师的非技术性和技术性技能越来越重要，但是目前还没有得到同等程度的重视。总的来说，专业因素在胰腺肿瘤的治疗结果中起着重要作用，在拟实施重大外科手术时，如MIPR，务必认真考虑。

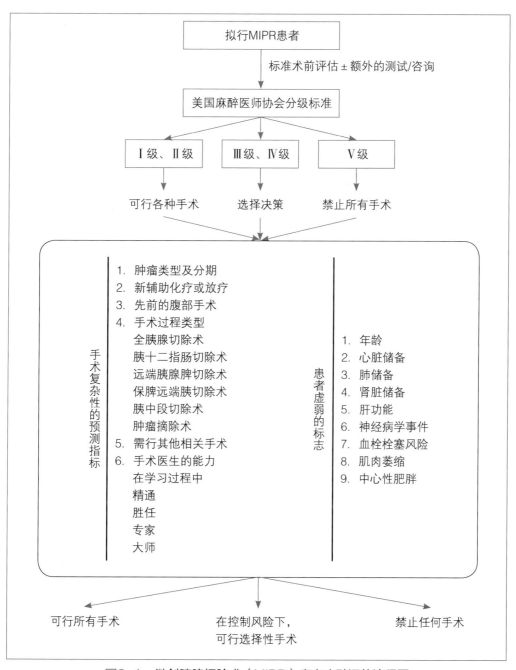

图6-1　微创胰腺切除术（MIPR）患者麻醉评估流程图

最后，临床实践中的一个常见问题是患者是否应该停止口服阿司匹林和/或其他抗血小板聚集治疗，这是术前评估必须解决的问题。这个问题仅涉及为"预防"而接受单一抗凝剂治疗的患者。为确保血管内支架通畅而接受双重抗血小板治疗的患者则另当别论。在这些患者中，根据心脏病专家的评估，可以给予一种个性化的治疗方法，但两种抗血小板治疗中的一种必须保留[25]。对于仅服用阿司匹林的患者，目前尚无特定的证据证实在MIPR之前停用或维持服用阿司匹林对MIPR会有影响，这与开放手术的数据相矛盾[26-27]。在开放手术中，Wolf等人表示阿司匹林是安全的，而Mita等人报告胰腺切除术后出血的发生率较高。其他非胰腺手术的经验表明，抗血小板治疗不应该停止。我们的方法被允许在MIPR中使用，特别是当存在特定的血管血栓形成的危险因素且仅需行胰体尾切除时。对于胰十二指肠切除术，尤其是对于黄疸病患者，应停止使用。

三、机器人手术

在撰写本文时，机器人手术这个术语，至少在腹部手术中，就是指达·芬奇手术。从1998年到2015年，达·芬奇手术系统（da Vinci surgical system，dVss）确实是市场上唯一可用的系统。后来，TELELAPALF-X（SOFAR S.p.A.，ALF-X Surgical Robotics Department，Trezzano Rosa，Milan，Italy）面世[29]，其他系统也在加紧研究之中。

机器人手术是腹腔镜手术的一个变种，它采用了一种复杂的设备dVss，极大地提高了手术的灵活性。"机器人"一词通常被定义为能够进行程序控制或自主行动的机器，与"机器人"一词的通常含义相反，dVss则是将一个远程外科医生的手指运动转化为体内微型器械尖端的精细操作。与传统的腹腔镜手术相比，机器人手术可提供高清、立体、稳定和沉浸式视图（相对于二维视图），使用七个自由度（相对于四个自由度）的外科手术器械，具有最高的工作效率（相对于其他手术的工作姿势是静止不动的且令人尴尬的）。

自1998年以来，4种不同的dVss已经上市：标准dVss、dVss S、dVss Si和dVss Xi。所有系统的基本组件都是类似的：外科医生控制台、患者侧方工作塔（patient side cart，PSC）和视觉推车。从麻醉师的角度来看，与传统腹腔镜手术造成术中处理差异最大的dVss组件即PSC。

PSC是一个体积庞大的塔，根据模型质量在550～820 kg，有3～4个操作臂，持有相机和机器人仪器。由于机器人系统的设计，除了dVss Xi以外所有系统的PSC都必须位于目标解剖的对面。在MIPR中，PSC被置于患者的头部，因此极大地干扰了呼吸道和输液管的通畅维持。目前这个问题已得到了部分解决，因为新设计的PSC可提供环绕患者270°的无障碍环境。在MIPR中，将dVss的PSC置于患者的一侧，使患者的头部和颈部的通路畅通无阻。虽然管理气道和输液管的可操作性有所提高，但是其庞大体积及"难以移动性"仍然给麻醉小组自由管理气管导管和输液管道带来一定的麻烦。此外，传统的腹腔镜手术需要深度的神经肌肉阻滞，以确保最佳的工作空间，减少气腹压力，避免腹腔镜器械意外刺穿内脏，后者在因麻醉阻滞逆转而导致腹部肌肉收缩时更易发生。在机器人手术中，需要一个更小的工作空间，允许使用更低的气腹/压力。尽管如此，深度神经肌肉阻滞仍然是必须的。如果神经肌肉阻滞突然逆转而导致腹肌收缩，那么固定在机器人手臂上的Trocar和手术器械会给内脏和/或血管造成灾难性损伤。

事实上，机器人手术医生坐在远离患者的地方，因此可称为"远程手术"。同样该手术麻醉也可称为"远程麻醉"，因为麻醉师不能自由操作气管导管、输液管道和动脉插管。机器人手术麻醉需要比其他手术有更精确的计划和更好的团队协调[33]。庞大的机器人系统和麻醉所需的保护措施促使标准腹腔镜手术进一步优化。当然与开放手术相比，机器人手术患者的可普及性和所需人力均有所减少。

四、微创胰腺切除术的血流动力和呼吸变化

腹腔镜手术患者的血流动力和呼吸系统改变源自气腹引起的腹内压升高、二氧化碳吸收以及患者的特殊体位。有趣的是，充气抬高腹壁和改变患者的体位具有相同的目的：提供操作空间和改善术野暴露。因此，外科医生可能愿意增加气腹的压力并将患者安置在陡峭的位置。极端的"抬头"姿势导致静脉回流减少，促使低血压的形成并可能导致心肌和脑缺血。特别是老年、低血容量及那些有冠状动脉疾病或脑血管疾病的患者，更容易受到与姿势相关的血流动力学变化的影响。

气腹压增加会抬高膈肌，减少腹腔脏器灌注，增加全身血管阻力和肺血管阻力[34-35]，导致中心静脉压增加及心率加速。ASA Ⅰ级和Ⅱ级及最合适的ASA Ⅲ级患者对上述大部分变化的耐受性良好。较低的心排血量通过增加心率和动脉压力得到补偿，从而呈现稳定的血流动力学状态。然而，需要注意的是这种平衡极不稳定，如果发生急性出血，则很容易出现明显的血流动力学不稳定。

ASA Ⅲ级和Ⅳ级患者，多伴有某些心脏病，在这些患者身上，微创手术气腹导致血管阻力明显增加；如果患者取反Trendelenburg体位，则会进一步加重总外周阻力，其结局是导致心排血量减少。

吸收CO_2会导致高碳酸血症，如果不能通过肺通气而有效清除CO_2，则会出现高碳酸血症，其次是酸中毒。酸中毒会降低心肌功能并容易导致心律不齐和心功能不全。文献报道，CO_2对心脏也有直接的负面影响[38]。

腹内压升高也会影响呼吸系统。相反，头低脚高的姿势减弱了这些变化。如果气腹压维持在15 mmHg以上，气道和胸腔内的压力就会增加，导致大、小血管受压，造成相关的血流动力学后果[39]。

在ASA Ⅰ级和Ⅱ级患者中，二氧化碳记录仪和脉搏血氧仪可监测$PaCO_2$（动脉血二氧化碳分压）和动脉血氧饱和度[40]。在ASA Ⅲ级和Ⅳ级患者中，特别是在CO_2排泄能力受损的患者

中，$PaCO_2$ 和呼气末二氧化碳分压之间良好的相关性将不复存在，因此推荐动脉采血[40-41]。

在进行手术之前，患者躯体所有的受力点均需妥善衬垫，务必将其用宽绷带安全固定在手术台上。

五、麻醉的监测和准备

对于所有接受MIPR的患者必须监测其心电图、动脉压、超声造影、血氧及尿量。呼吸参数的监测也是必不可少的（体积、吸气压力、氧浓度）。病情较重的患者，需要通过桡动脉置管测量其动脉压力。由于预计MIPR手术时间较长，为了更好地评估pH值和电解质平衡状况，建议对于所有患者都使用这种方法。

保持术中热稳态颇为重要，因此还应监测体温，必须配备液体加热装置，使用电热毯给患者保温也很重要。

在麻醉前，必须在患者任一手臂至少放置一个大口径（14 G或16 G）的静脉插管，以确保始终有通畅的输液管道。对于在外周静脉插管可能性受限的患者，可以放置中心静脉导管。给患者的腿部穿上可连续加压的长裤，以减少血液淤积并降低深静脉血栓形成的风险。麻醉诱导后插入鼻胃管。根据手术医生的意愿，可以在手术结束时将其取出。对于ASA Ⅲ级和Ⅳ级患者，有创性地测量动脉压是强制性的，放置中心静脉管可能有助于维持心脏前负荷于生理水平。众所周知，与中心静脉压相比，心搏出量变化更能预测患者对补液的反应[42]，但在第一次大量补液后，中心静脉压可预测后续心搏动量的变化[43]。

六、神经肌肉阻滞和通气策略

深度神经肌肉阻滞是所有腹腔镜手术的关键，可以使外科医生在低气腹压下操作[44]。罗库溴铵可提供最佳的神经肌肉阻滞，但剂量必须减少到0.075～0.1 mg/kg，因为已知其与挥发性麻醉剂的相互作用会增加神经肌肉阻滞的强度[45]。阻滞程度测量可借助TOF-watch监测仪，这是一种对尺神经进行电刺激并测量内收肌收缩的装置。为了判定神经肌肉阻滞是否达到深度，必须给予几次刺激以评估强直后计分并测量收缩次数。强直后计分为1～2分者相当于深度神经肌肉阻滞，但仍不能反映膈肌和腹外侧肌是否完全瘫痪，相反，后者才是神经肌肉阻滞的真正终点[30]。当拇收肌完全瘫痪时，这些肌肉仍然具有张力，因为它们对罗库溴铵更有抵抗力[46-47]。虽然在手术过程中需要良好的深度神经肌肉阻滞，但后者在手术即将结束时往往导致一些问题。在几分钟内即可完全逆转神经肌肉阻滞的舒更葡糖钠可能有助于破解此种困境[48]。

给予6～8 mL/kg理想体重的潮气量可降低应激或张力造成的肺损伤程度，从而减少术后肺部并发症。给予呼气末正压（positive end expiratory pressure，PEEP）可有效改善潮气内动态顺应性（dynamic intratidal compliance），减少肺泡开闭造成的损害，降低肺不张的发生率，恢复部分储备能力并改善呼吸功能，从而对通气压和气体交换产生积极影响[49]。

虽然容量控制和压力控制通气均可以使用，但医生更喜欢压力控制通气，因为有更好的呼吸数据[50]。基于实际情况，我们设定了容量控制通气、恒定流量、潮气量为6~8 mL/kg、每分钟呼吸12次的基线通气参数。我们在创建了气腹之后转而使用压力控制通气。由于压力控制通气不能保证潮气量，因此我们调整压力限制，使潮气量尽可能接近在容量控制通气中设定的潮气量。调整呼吸频率以维持35~40 mmHg的呼气末二氧化碳浓度为度。吸气与呼气比为1：2，吸气末停顿为吸气时间的10%，最低PEEP可达到令人满意的通气参数。Agrò等人提出了一种数学模型，该模型可以快速、安全地从容积控制通气转换为压力控制通气模式[51]。

医生更喜欢切换到压力控制通气，因为这种方式可实现更高的瞬时流量峰值，从而将峰值压力降至最低，同时改善肺泡复张和充氧。此外，使用较低水平的PEEP可以减少肺泡的闭合。然而，增加PEEP必须非常谨慎，因为高的PEEP会增强气腹对心排血量的负面影响。可以用七氟烷维持麻醉，吸氧浓度为50%。

七、麻醉

表6-2提供了MIPR麻醉期间给药方案的概要。选择吸入麻醉或是静脉麻醉均可，但医生更喜欢吸入药物。虽然没有明显的证据支持吸入麻醉或静脉麻醉，但是已知异丙酚会降低心脏副交感神经张力，导致血流动力学稳定性降低[53-54]。在突然出血时，血流动力学的不稳定性可能成为一个问题。另外，由于气腹对心、肺的影响，也可加大维持最佳组织灌注的难度。此外，静脉麻醉可以促进肠道蠕动，因此会使一些手术（如胰十二指肠切除术）的肠道重建变得更加复杂。

由于使用七氟醚会产生支气管扩张反应，无论是在动物体内还是在人体内，都使医生有理由选择吸入麻醉。

表6-2　MIPR麻醉期间给药方案概要

术前用药	咪达唑仑 0.07~0.1 mg/kg静脉滴注* 阿托品 0.1~0.2 mg/kg静脉滴注
诱导和神经阻滞	芬太尼1 μg/kg 静脉滴注 丙泊酚1% 1.5~2.5 mg/kg 静脉滴注 罗库溴铵 0.6 mg/kg 静脉滴注
维持	芬太尼0.35~1.4 μg/kg（25~100 μg）静脉滴注 七氟烷（根据患者年龄确定的最低肺泡浓度） 罗库溴铵0.15 mg/kg静脉滴注
补液	（4~6 mL/kg/h），乳酸林格（占40%），4%琥珀酰明胶（占60%）

* 根据患者的反应，以小剂量（每剂1~2 mg）调整最后剂量。

八、实际考量

术中输血增加术后严重感染的风险，导致术后30天再入院率提高，恶化肿瘤预后。然而，当血红蛋白浓度<7.0 mg/dL[60]时，术后并发症发生率和死亡率随着每克血红蛋白浓度的降低而增加，心血管疾病患者更容易受到贫血的影响[61-62]。虽然输入新鲜血液（即储存<35天）可以降低术后并发症的发生率，但在胰腺切除术中，合理的输血是麻醉的主要治疗目标之一。

在现代胰腺外科手术中，特别是MIPR，术中出血量通常有限。然而，9%~78%的胰十二指肠切除术患者仍需术中输血[64-65]。文献报道，因为手术失误而致大出血的患者越来越少[13]。

尽管血红蛋白水平很低（<7.0 mg/dL）的患者可能受益于输注浓缩红细胞，但我们更倾向于依据血红蛋白水平（delta hemoglobin，ΔHb）来决定何时需要输血。ΔHb被定义为首次术中Hb水平与麻醉诱导后立即达到最低水平的Hb水平之差，虽然个性化的决定是必要的，但对于ASA Ⅰ级和Ⅱ级患者，如果ΔHb≤50%，Hb>7.0 mg/dL，倾向于避免输血。对于ASA Ⅲ级和Ⅳ级患者，接受ΔHb≤30%，但即使在Hb>7.0 mg/dL时也可以输血，这是因为患者如有较高的心血管风险和/或手术过程复杂，预计需要进一步出血。

数据表明，胰瘘高危患者可能受益于静脉注射氢化可的松治疗。第一次给药是在麻醉诱导时。建议在术后每8 h给药1次，共计8次[67]。

尽管经常使用生长抑素类似物可以降低胰腺相关术后并发症的发生率，但不能减少术后感染。一项多机构研究表明，围手术期使用奥曲肽可使术后胰瘘风险增加3倍[69]。因此，预防性使用生长抑素类似物的合理性值得怀疑。

气腹引起的腹内压升高，增加了胸内和颅内压。较高的胸腹压减少了脑静脉回流。由于CO_2对血管的扩张作用，颅内压升高会增加脑血容量。颅内压和脑部血液供应的改变可能会影响脑灌注和最终的脑氧合，导致恢复延缓和认知受损。为了预防或减少这些现象，推荐术中输注甘露醇与白蛋白[70]。联合应用甘露醇和多巴胺也有助于保护患者的肾功能[71]。如果需要的话，血管升压药也可以用来维持最佳的血压。注意保持电解质平衡。术后疼痛的最佳处理也是复杂腹部手术成功的关键，如MIPR。应尽可能减少使用阿片类药物，以防止其对肠道运动产生负面影响[52]。疼痛管理是目前加速康复外科的主要组成部分[72]。

九、小结

无论是开放胰腺手术，还是MIPR，现代麻醉管理均需要无私的敬业和奉献精神。虽然在许多情况下麻醉师的作用仅限于提供安全麻醉以确保手术顺利进行，但对于MIPR而言，麻醉师是多学科团队不可或缺的组成部分，对确保患者顺利康复至关重要。

参考文献

［1］VAN HILST J，DE ROOIJ T，ABU HILAL M，et al. Worldwide survey on opinions and use of minimally invasive pancreatic resection［J］. HPB（Oxford），2017，19（3）：190-204.

［2］GOOIKER GA，VAN GIJN W，WOUTERS MW，et al. Systematic review and meta-analysis of the volume-outcome relatio nship in pancreatic surgery［J］. Br J Surg，2011，98（4）：485-494.

［3］KENDRICK ML，VAN HILST J，BOGGI U，et al. Minimally invasive pancreatoduodenectomy［J］. HPB（Oxford），2017，19（3）：215-224.

［4］VOLLMER CM，ASBUN HJ，BARKUN J，et al. Proceedings of the first international state-of-the-art conference on minimally-invasive pancreatic resection（MIPR）［J］. HPB（Oxford），2017，19（3）：171-177.

［5］HUANG Y，CHUA TC，GILL AJ，et al. Impact of perioperative fluid administration on early outcomes after pancreatoduoden ectomy：a meta-analysis［J］. Pancreatology，2017，17（3）：334-341.

［6］BRUNS H，KORTENDIECK V，ROAB HR，et al. Intraoperative fluid excess is a risk factor for pancreatic fistula after partial pancreaticoduodenectomy［J/OL］. HPB Surg，2016，1601340 DOI:10.1155/2016/1601340.

［7］GRANT F，BRENNAN MF，ALLEN PJ，et al. Prospective randomized controlled trial of liberal vs restricted perioperative fluid management in patients undergoing pancreatectomy［J］. Ann Surg，2016，264（4）：591-598.

［8］XIONG J，SZATMARY P，HUANG W，et al. Enhanced recovery after surgery program in patients undergoing pancreaticoduodenectomy：a PRISMA-compliant systematic review and meta-analysis［J］. Medicine（Baltimore），2016，95（18）：e3497.

［9］JOLIAT GR，LABGAA I，PETERMANN D，et al. Cost-benefit analysis of an enhanced recovery protocol for pancreaticoduodenectomy［J］. Br J Surg，2015，102（13）：1676-1683.

［10］HAMZA N，DARWISH A，O'REILLY DA，et al. Perioperative enteral immunonutrition modulates systemic and mucosal immunity and the inflammatory response in patients with periampullary cancer scheduled for pancreaticoduodenectomy：a randomized clinical trial［J］. Pancreas，2015，44（1）：41-52.

［11］ROSS A，MOHAMMED S，VANBUREN G，et al. An assessment of the necessity of transfusion during pancreatoduodenectomy［J］. Surgery，2013，154（3）：504-511.

［12］BOGGI U，NAPOLI N，COSTA F，et al. Robotic-assisted pancreatic resections［J］. World J Surg，2016，40（10）：2497-2506.

［13］CHALIKONDA S，AGUILAR-SAAVEDRA JR，WALSH RM. Laparoscopic robotic-assisted pancreaticoduodenectomy：a case-matched comparison with open resection［J］. Surg Endosc，2012，26（9）：2397-2402.

［14］PETROWSKY H，CLAVIEN PA. Should we deny surgery for malignant hepato-pancreatico-biliary tumors to elderly patients？［J］. World J Surg，2005，29（9）：1093-1100.

［15］MAK PH，CAMPBELL RC，IRWIN MG. The ASA Physical Status Classification：inter-observer consistency［J］. Anaesth Intensive Care，2002，30（5）：633-640.

[16] TAMIJMARANE A，BHATI CS，MIRZA DF，et al. Application of Portsmouth modification of physiological and operative severity scoring system for enumeration of morbidity and mortality（P-POSSUM）in pancreatic surgery [J]. World J Surg Oncol，2008，6：39.

[17] OUELLETTE JR，SMALL DG，TERMUHLEN PM. Evaluation of Charlson-Age Comorbidity Index as predictor of morbidity and mortality in patients with colorectal carcinoma [J]. J Gastrointest Surg，2004，8（8）：1061-1067.

[18] DE CASTRO SM，BIERE SS，LAGARDE SM，et al. Validation of a nomogram for predicting survival after resection for adenocarcinoma of the pancreas [J]. Br J Surg，2009，96（4）：417-423.

[19] GULBINAS A，BARAUSKAS G，PUNDZIUS J. Preoperative stratification of pancreas-related morbidity after the Whipple procedure [J]. Int Surg，2004，89（1）：39-45.

[20] MOGAL H，VERMILION SA，DODSON R，et al. Modified frailty index predicts morbidity and mortality after pancreaticoduodenectomy [J]. Ann Surg Oncol，2017，24（6）：1714-1721.

[21] SATAVA RM，GALLAGHER AG，PELLEGRINI CA. Surgical competence and surgical proficiency：definitions，taxonomy，and metrics [J]. J Am Coll Surg，2003，196（6）：933-937.

[22] HOGG ME，BESSELINK MG，CLAVIEN PA，et al. Training in minimally invasive pancreatic resections：a paradigm shift away from "See one，Do one，Teach one" [J]. HPB（Oxford），2017，19（3）：234-245.

[23] JEPSEN RM，DIECKMANN P，SPANAGER L，et al. Evaluating structured assessment of anaesthesiologists' non-technical skills [J]. Acta Anaesthesiol Scand，2016，60（6）：756-766.

[24] GJERAA K，JEPSEN RM，REWERS M，et al. Exploring the relationship between anaesthesiologists' non-technical and technical skills [J]. Acta Anaesthesiol Scand，2016，60（1）：36-47.

[25] SAVONITTO S，CARACCIOLO M，CATTANEO M，et al. Management of patients with recently implanted coronary stents on dual antiplatelet therapy who need to undergo major surgery [J]. J Thromb Haemost，2011，9（11）：2133-2142.

[26] WOLF AM，PUCCI MJ，GABALE SD，et al. Safety of perioperative aspirin therapy in pancreatic operations [J]. Surgery，2014，155（1）：39-46.

[27] MITA K，ITO H，TAKAHASHI K，et al. Postpancreatectomy hemorrhage after pancreatic surgery in patients receiving anticoagulation or antiplatelet agents [J]. Surg Innov，2016，23（3）：284-290.

[28] FUJIKAWA T，TANAKA A，ABE T，et al. Does antiplatelet therapy affect outcomes of patients receiving abdominal laparoscopic surgery? Lessons from more than 1,000 Laparoscopic Operations in a single tertiary referral hospital [J]. J Am Coll Surg，2013，217（6）：1044-1053.

[29] STARK M，POMATI S，D'AMBROSIO A，et al. A new telesurgical platform-preliminary clinical results [J]. Minim Invasive Ther Allied Technol，2015，24（1）：31-36.

[30] ROSENBERG J，FUCHS-BUDER T. Why surgeons need to know about anaesthesia [J]. Surg Endosc，2016，30（9）：3661-3664.

[31] CHRISTENSEN CR，MAATMAN TK，MAATMAN TJ，et al. Examining clinical outcomes utilizing low-pressure pneumoperitoneum during robotic-assisted radical prostatectomy [J]. J Robot Surg，2016，10（3）：215-219.

[32] ANGIOLI R，TERRANOVA C，PLOTTI F，et al. Influence of pneumoperitoneum pressure

on surgical field during robotic and laparoscopic surgery: a comparative study [J]. Arch Gynecol Obstet, 2015, 291（4）: 865–868.

[33] GILL A, RANDELL R. Robotic surgery and its impact on teamwork in the operating theatre [J]. J Perioper Pract, 2016, 26（3）: 42–45.

[34] DEMYTTENAERE SV, TAQI A, POLYHRONOPOULOS GN, et al. Targeting individual hemodynamics to maintain renal perfusion during pneumoperitoneum in a porcine model [J]. Surgery, 2007, 142（3）: 350–356.

[35] YAVUZ Y, RØNNING K, LYNG O, et al. Effect of increased intraabdominal pressure on cardiac output and tissue blood flow assessed by color–labeled microspheres in the pig [J]. Surg Endosc, 2001, 15（2）: 149–155.

[36] GALIZIA G, PRIZIO G, LIETO E, et al. Hemodynamic and pulmonary changes during open, carbon dioxide pneumoperitoneum and abdominal wall–lifting cholecystectomy. A prospective, randomized study [J]. Surg Endosc, 2001, 15（5）: 477–483.

[37] ODEBERG S, LJUNGQVIST O, SVENBERG T, et al. Haemodynamic effects of pneumoperitoneum and the influence of posture during anaesthesia for laparoscopic surgery [J]. Acta Anaesthesiol Scand, 1994, 38（3）: 276–283.

[38] CRYSTAL GJ. Carbon dioxide and the heart: physiology and clinical implications [J]. Anesth Analg, 2015, 121（3）: 610–623.

[39] RAUH R, HEMMERLING TM, RIST M, et al. Influence of pneumoperitoneum and patient positioning on respiratory system compliance [J]. J Clin Anesth, 2001, 13（5）: 361–365.

[40] BURES E, FUSCIARDI J, LANQUETOT H, et al. Ventilatory effects of laparoscopic cholecystectomy [J]. Acta Anaesthesiol Scand, 1996, 40（5）: 566–573.

[41] LEBOWITZ P, YEDLIN A, HAKIMI AA, et al. Respiratory gas exchange during roboticassisted laparoscopic radical prostatectomy [J]. J Clin Anesth, 2015, 27（6）: 470–475.

[42] MARIK PE, CAVALLAZZI R. Does the central venous pressure predict fluid responsiveness? An updated metaanalysis and a plea for some common sense [J]. Crit Care Med, 2013, 41（7）: 1774–1781.

[43] HAHN RG, HE R, LI Y. Central venous pressure as an adjunct to flow–guided volume optimisation after induction of general anaesthesia [J]. Anaesthesiol Intensive Ther, 2016, 48（2）: 110–115.

[44] NEUDECKER J, SAUERLAND S, NEUGEBAUER E, et al. The European Association for Endoscopic Surgery clinical practice guideline on the pneumoperitoneum for laparoscopic surgery [J]. Surg Endosc, 2002, 16（7）: 1121–1143.

[45] WULF H, LEDOWSKI T, LINSTEDT U, et al. Neuromuscular blocking effects of rocuronium during desflurane, isoflurane, and sevoflurane anaesthesia [J]. Can J Anaesth, 1998, 45（6）: 526–532.

[46] CANTINEAU JP, PORTE F, d'HONNEUR G, et al. Neuromuscular effects of rocuronium on the diaphragm and adductor pollicis muscles in anesthetized patients [J]. Anesthesiology, 1994, 81（3）: 585–590.

[47] KIROV K, MOTAMED C, COMBES X, et al. Sensitivity to atracurium in the lateral abdominal muscles [J]. Ann Fr Anesth Reanim, 2000, 19（10）: 734–738 [Article in French].

[48] JONES RK, CALDWELL JE, BRULL SJ, et al. Reversal of profound rocuronium–induced blockade with sugammadex: a randomized comparison with neostigmine [J]. Anesthesiology, 2008, 109（5）: 816–824.

［49］GÜLDNER A，KISS T，SERPA NETO A，et al. Intraoperative protective mechanical ventilation for prevention of postoperative pulmonary complications：a comprehensive review of the role of tidal volume，positive end-expiratory pressure，and lung recruitment maneuvers［J］. Anesthesiology，2015，123（3）：692-713.

［50］WANG JP，WANG HB，LIU YJ，et al. Comparison of pressure- and volume-controlled ventilation in laparoscopic surgery：a meta-analysis of randomized controlled trial［J］. Clin Invest Med，2015，38（3）：E119-E141.

［51］AGRÒ FE，CAPPA P，SCIUTO SA，et al. Linear model and algorithm to automatically estimate the pressure limit of pressure controlled ventilation for delivering a target tidal volume［J］. J Clin Monit Comput，2006，20（1）：1-10.

［52］DE PIETRI L，MONTALTI R，BEGLIOMINI B. Anaesthetic perioperative management of patients with pancreatic cancer［J］. World J Gastroenterol，2014，20（9）：2304-2320.

［53］HUSEDZINOVIĆ I，TONKOVIĆ D，BARISIN S，et al. Hemodynamic differences in sevoflurane versus propofol anesthesia［J］. Coll Antropol，2003，27（1）：205-212.

［54］KANAYA N，HIRATA N，KUROSAWA S，et al. Differential effects of propofol and sevoflurane on heart rate variability［J］. Anesthesiology，2003，98（1）：34-40.

［55］LELE E，PETAK F，FONTAO F，et al. Protective effects of volatile agents against acetylcholine-induced bronchoconstriction in isolated perfused rat lungs［J］. Acta Anaesthesiol Scand，2006，50（9）：1145-1151.

［56］GOFF MJ，ARAIN SR，FICKE DJ，et al. Absence of bronchodilation during desflurane anesthesia：a comparison to sevoflurane and thiopental［J］. Anesthesiology，2000，93（2）：404-408.

［57］ZHANG L，LIAO Q，ZHANG T，et al. Blood transfusion is an independent risk factor for postoperative serious infectious complications after pancreaticoduodenectomy［J］. World J Surg，2016，40（10）：2507-2512.

［58］FISHER AV，FERNANDES-TAYLOR S，CAMPBELL-FLOHR SA，et al. 30-day readmission after pancreatic resection：a systematic review of the literature and meta-analysis［J/OL］. Ann Surg，2017，［Epub ahead of print］DOI：10.1097/SLA.0000000000002230.

［59］SUTTON JM，KOOBY DA，WILSON GC，et al，Perioperative blood transfusion is associated with decreased survival in patients undergoing pancreaticoduodenectomy for pancreatic adenocarcinoma：a multi-institutional study［J］. J Gastrointest Surg，2014，18（9）：1575-1587.

［60］CARSON JL，NOVECK H，BERLIN JA，et al. Mortality and morbidity in patients with very low postoperative HB levels who decline blood transfusion［J］. Transfusion，2002，42（7）：812-818.

［61］CARSON JL，DUFF A，POSES RM，et al. Effect of anaemia and cardiovascular disease on surgical mortality and morbidity［J］. Lancet，1996，348（9034）：1055-1060.

［62］NAIR D，SHLIPAK MG，ANGEJA B，et al. Association of anemia with diastolic dysfunction among patients with coronary artery disease in the Heart and Soul Study［J］. Am J Cardiol，2005，95（3）：332-336.

［63］KIM Y，AMINI N，GANI F，et al. Age of transfused blood impacts perioperative outcomes among patients who undergo major gastrointestinal surgery［J］. Ann Surg，2017，265（1）：103-110.

［64］BARRETO SG，SINGH A，PERWAIZ A，et al. Maximum surgical blood order schedule for pancreatoduodenectomy：a long way from uniform applicability!［J］. Future Oncol，2017，13（9）：

799-807.

[65] DI GIORGIO A, ALFIERI S, ROTONDI F, et al. Pancreatoduodenectomy for tumors of Vater's ampulla: report on 94 consecutive patients [J] . World J Surg, 2005, 29 (4): 513-518.

[66] SPOLVERATO G, BAGANTE F, WEISS M, et al. Impact of delta hemoglobin on provider transfusion practices and post-operative morbidity among patients undergoing liver and pancreatic surgery [J] . J Gastrointest Surg, 2016, 20 (12): 2010-2020.

[67] LAANINEN M, SAND J, NORDBACK I, et al. Perioperative hydrocortisone reduces major complications after pancreaticoduodenectomy: a randomized controlled trial [J] . Ann Surg, 2016, 264 (5): 696-702.

[68] GURUSAMY KS, KOTI R, FUSAI G, et al. Somatostatin analogues for pancreatic surgery [J] . Cochrane Database Syst Rev, 2013, 30: CD008370.

[69] MCMILLAN MT, SOI S, ASBUN HJ, et al. Risk-adjusted outcomes of clinically relevant pancreatic fistula following pancreatoduodenectomy: a modal for performance evaluation [J] . Ann Surg, 2016, 264 (2): 344-352.

[70] ZHOU X, WU MC, WANG YL, et al. Mannitol improves cerebral oxygen content and postoperative recovery after prolonged retroperitoneal laparoscopy [J] . Surg Endosc, 2013, 27 (4): 1166-1171.

[71] BOLTE SL. CHIN LT, MOON TD, et al. Maintaining urine production and early allograft function during laparoscopic donor nephrectomy [J] . Urology, 2006, 68 (4): 747-750.

[72] MORGAN KA, LANCASTER WP, WALTERS ML, et al. Enhanced recovery after surgery protocols are valuable in pancreas surgery patients [J] . J Am Coll Surg, 2016, 222 (4): 658-664.

Gabriella Amorese

译者：金贤伟　校对：李泉

第七章

放射诊断在专业化治疗中的作用

一、引言

过去几十年，放射学发生了巨大的变化，诊断方式从旧式的专业影像诊断发展为结合临床信息与影像图像的综合诊断。近年来，放射科医生一直积极参与临床管理，通过不同的设备获得多方位的综合影像图像信息。目前，放射学已与核医学有机融合，而且影像图像生物标记的应用也促进了定量图像的发展[1-2]。

所有这些发展越来越多地应用于胰腺癌手术患者的治疗，如动态对比增强磁共振成像（dynamic contrast-enhanced magnetic resonance imaging，DCE-MRI）及弥散加权成像（diffuse weighted imaging，DWI），可预测术后并发症的风险。DCE-MRI已应用于胰腺癌患者的治疗，其药代动力学参数，如$Ktrans$值及Kep值[3]，可作为临床预后指标（如肿瘤反应和患者生存率的预测）。脂肪定量及体素内不相干运动成像（intravoxel incoherent motion，IVIM）可评估胰腺质地、脂肪变性、有无纤维化、小胰管尺寸等因素[4]，这些因素与胰腺术后并发症发生率增加有关[5-6]。最后，三维重建技术[7]可帮助外科医师更好地理解复杂的解剖结构，因此在胰腺外科的决策中具有至关重要的作用[8-9]。

此外，一系列的颠覆性创新正为新的高科技应用铺平道路，旨在帮助外科医生进行腹腔镜手术或机器人手术[10-11]。

这种指数级增长的多层次技术发展使得数字信息量高速增长，医院必须对每个患者的信息进行处理和存储，以管理新出现的健康问题，进而监测慢性病的后续演变。我们步入了一个新时代，放射学不再是单纯的影像图像及影像诊断，而是已经演变成技术和临床医疗数据的集合体，虽然影像诊断仍是其最主要的部分。

二、放射学是一门专业诊断医学学科

过去的影像时代，主要是收集诊断图像、编入索引并存储在医院的影像放映室。传送员奔波于影像放映室与需查看影像图像的各个部门及科室之间。整个医院装配简单或复杂的影像图像显示灯箱系统。当所有医学图像数字化时，就需要使用程序技术来管理这些数据了。正是出于这种需要，图像存档与通信系统（picture archiving and communications system，PACS）应运而生。这些系统主要是由医疗技术供应商、影像胶片制造商和新兴技术公司提供。

然而，PACS系统只是满足放射科的需要，其他科室极少使用。PACS系统能很好地存储放射影像数据，以及检索和显示这些数据。如其他临床医生需查看这些图像，则需要到放射科，在非常昂贵的PACS系统工作站上查看，也可到其他已配备PASC系统工作站的地方查看。如院外转诊的患者需要这些影像数据，这些图像数据将被打印于影像胶片上，交于患者随身携带。

21世纪头十年随着PACS系统的发展，该系统每三年更新一次是很常见的事情。系统更换时，原系统的所有数据都被导入新系统。早期，系统更新并将数据导入新系统并不困难。然而，随着数据越来越多，数据的迁移变得更为耗时和困难。通常，部分数据迁移存在问题，要么由于存储技术问题（如磁带损坏）而无法检索，要么因为储存格式不兼容而无法使用。尽管建立了标准以促进医学图像的传输和存储，如数字图像和医学数字成像与通信标准（digital image and communication in medicine，DICOM）格式，但PACS系统制造商往往没有完全执行这些标准。一些PACS制造商在其系统数据库中保留了文本覆盖、注释和其他必要的数据，以便在自己的工作站正确显示。然而，如数据迁移或以其他方式发送到另一个品牌的工作站，通常丢失这些数据，因为它们嵌在原始系统的数据库中，而不是与图像一起迁移。

即使同一供应商的PACS系统更新时，也需数据迁移。新技术将取代旧技术，这些新技术或是公司内部开发的，或是由新收购公司开发的。如医院需更新系统，从PACS1.0升级到PACS2.0，储存系统也需更新升级。

所有数据的迁移都存在困难并会增加成本。当更换供应商时，数据的迁移变得更加复杂和困难，医院需付出更高的成本，因被更换的供应商无心帮助医院将数据从他们的系统中迁出。

20世纪90年代及21世纪初，PACS系统更新升级时，供应商普遍转售存储硬件技术（大储量磁盘）。医院被迫购买这些存储技术，并随着PACS系统继续更新需购买更多存储硬件的技术。然而这些存储技术是PACS系统供应商从EMC、惠普、IBM、戴尔等存储供应商处获得，并以更高的价格转售给医院的。根据PACS系统供应商的相关规定，这些存储技术仅限于PACS系统，禁作他用。医院信息技术人员对此常有微词，因他们知道可以更低的成本从存储技术供应商处购买存储技术，并可他用，而不仅限于影像图像。

因此于1998年及2001年，两家初创公司采取不同的方法管理影像图像。Emageon有限公司成立于1998年，起初是阿拉巴马大学伯明翰分校的一个研究项目，后得到风投公司的支持。TeraMedica有限公司成立于2001年底，源于梅奥诊所管理影像图像的一个想法。这两家公司均基于同一种构思而成立，即将医学图像档案数据的管理与不断变化的工作站和工作流程技术分离开来，且它们的新技术服务不仅限于PACS系统专业领域的影像图像。TeraMedica只提供软件，医院可根据需要自行购买服务器和存储技术。Emageon随后收购了一家放射工作站公司，作为PACS系统供应商，后与其他几家公司合并，最终被IBM旗下的Merge Healthcare收购。TeraMedica仍专注于图像档案与开拓市场，现是富士胶片的一个部门。

这两家公司开创了新的医疗信息技术产品类别，2008年，这类产品被称为供应商中立档案（vendor-neutral archives，VNA）。随后其他初创公司也开发了自己的VNA，同时大型的全球医疗信息技术供应商也推出了自己的VNA。其作为一个新产品类别，很难阐述其功能与作用。所有这些系统都由供应商提供，那"供应商中立"的确切含义为何？它们提供的不仅是信息存档，还包括存储、检索及共享患者所有的临床信息（图像或其他）。

之所以将这些系统称为"供应商中立"，是因为它们是独立的，且可连接任何系统。VNA虽由供应商生产，但客户可用于连接不同供应商的PACS系统、模式、3D工作站或其他技术。基于这种独立性，VNA能够专注于解决方案的交互操作性，而不仅是与同一公司生产的其他产品紧密集成。真正的VNA应是非PACS系统供应商提供的。后来，PACS系统供应商开始以VNA的形式销售它们的PACS变体或PACS归档产品。然而，这些被优化或变体的系统常与该供应商的PACS系统共用，而并非与其他供应商的产品一起使用。

VNA通常将图像放在放射学工作流程中的最后一站。影像图像于工作流程中生成，随即发送到PACS系统进行质检和调整，后由放射科医生读取，并存储于VNA，无需在PACS系统上附加大量的存储。当PACS系统需进行影像图像研究对比时，可将其从VNA检索到PACS系统。目前VNA的存储基础设施越来越多。

PACS系统供应商已在世界各地医院开始实施VNA，带PACS系统的存储硬件销量急剧下降。同时，PACS系统供应商对医院系统的管控得以放松，医院系统升级更新及更换PACS供应商变得更加容易。医院不再担心为迁移患者的相关数据而花费大量的金钱与时间。现在这些数据驻留于VNA中，即使周围信息技术世界发生变化，VNA仍保持不变。此外，VNA通常包含软件功能，以便于数据在各种基础存储设施之间进行迁移，从而使医院系统技术升级变得更加容易。"供应商中立"有利于医院更为便捷地更新或更换系统，而不必担心数据发生什么变化。

同时，VNA开始关注DICOM格式影像图像。这些图像是经由各种放射学方法产生，同时以DICOM标准格式存储的。通常，特别是在2010年左右，一家医院可能有多个PACS系统，如一个普通放射PACS系统，一个心脏病学PACS系统，一个内窥镜检查PACS系统，一个放射治疗计划PACS系统等。为了看到患者完整的影像信息，临床医生需调动多个PACS系统及不同的工作站，因此难以并列显示不同的PACS系统图像。每个系统与用户交互均具有自己的特征，因此查看患者的完整影像信息具有一定困难。

随着VNA的流行，所有PACS系统的数据都集中存储。同期，美国医疗信息技术开始关注电子病历（electronic medical record，EMR）系统。EMR与VNA不同，EMR是大量患者临床数据的集中存储库。患者的病史、体格检查结果、实验室实验结果、临床记录、肿瘤治疗计划等都存储于电子病历系统中。VNA擅长存储和管理临床图像，而EMR擅长存储和管理临床文本档案，将VNA与EMR集成是VNA供应商合理的追求。由此，产生了另一种新的医疗信息技术产品，即企业图像查看器，有时其也被称为通用图像查看器。

包括VNA制造商在内的许多公司均制造企业图像查看器。VNA与EMR集成，在VNA中显示图像内容（不管其原始来源），并向大众提供标准桌面技术的简易查看工具。影像图像获取不仅限于使用昂贵PACS系统工作站的放射科医生，任何被授权的医生均可获得图像。因产品提供了简易查看工具，故几乎不需对用户培训这些系统的安装与使用方法。

VNA为医院信息技术人员提供了一种管理VNA数据的方法。TeraMedica公司对查看DICOM格式图像的方法及各种归类存储技术均申请了专利。病理图像不能储存于一个缓慢而廉价的存储系统中，因其难以再次检索。然而，癌症患者的病理图像应存储于快速和昂贵的存储系统中，以便快速和频繁地检索。此外，按照大多数法律等相关规定，乳房钼靶图像或儿科研究需储存更长时间。最终VNA将在法定保留期结束后删除图像。

早期VNA对于信息存储或周期管理是可行的。因PACS系统无区分存储图像的功能，不能删除超过保留期的图像，故医院的存储成本呈指数级增长。然而在实践中，VNA供应商发现每TB存储成本正迅速下降，不同层次的诸多存储对于医院过于复杂，且难以管理。随着企业图像查看器的出现和用户期望的演变，慢技术存储图像的方法逐渐退出市场，因其需花费长时间才能检索出想要的图像。如EMR用户检索6年前的图像研究，他们希望立即能查看到图像，就如在家使用互联网或视频流媒体那样方便快捷。对于放射科医师而言，他们仅希望通过PACS系统方便地从VNA中检索图像。然而EMR用户则奢求颇多，他们期望可快速检索患者所有的信息资料。

VNA供应商发现，在数字化时代，绝大多数医院对于删除过期资料无法接受。在电影放映的旧时代，影院会定期挑选旧胶片，送至回收商予以回收。但一切被数字化后，人们的期望随之改变。医生要求永久保留图像，因其可能具有临床价值。医院管理人员无法确定正确的保留政策。PACS系统无法删除数据库中用于图像研究的相关资料，而后者在VNA中可能已被清除。因各种原因，VNA删除图像的能力并非像最初设想的那样得到充分利用。

VNA最初关注的医学图像，是由放射学和心脏病学检查设备创建并以DICOM格式存储的。随后VNA成为所有类型临床信息数据的集中式存储库，包括DICOM格式和非DICOM格式。如内窥镜检查、麻醉学、遗传和其他特殊情况的影像数据。此外，外科手术视频也很快存储于VNA。从医院各地方输出的数字化数据，如扫描文件、心电图、脑电图、麻醉监护和其他类型的资料，通过企业查看解决方案发送到VNA进行永久保存和分发。即使是专有文件，如放疗计划，只能在放疗设备上查看或使用，也可存储于VNA中。通常，这样做是为了促进不同医院之间共享文件，或确保数据得到专业存储、备份，即使在灾难期间数据仍可使用并得到保护。

有趣的是，欧洲的医院并非用相同方法管理所有的临床信息数据。PACS系统在放射学数据管理中仍占有重要地位。PACS2这个独特的概念在欧洲方兴未艾，其主要作用是管理所有非DICOM临床信息数据的系统。医院同时拥有PACS和PACS2。因医院没有将所有PACS数据转移到单独的系统（如VNA），故无法控制成本。如更换PACS系统，医院会因需付出昂贵的成本而倍感痛苦。只是在过去几年，欧洲的医院才开始将PACS的数据管理与PACS2解决方案结合到VNA系统中。因此，欧洲比世界其他地区更快地采用了跨文档共享（Cross-Document Sharing，XDS）框架，以便在不同医院之间共享资料信息。

现VNA具有以下功能：DICOM和非DICOM格式临床资料的存储功能；通过嵌入式或第三方企业查看解决方案的连接性；对医疗和法律规定生命周期内的数据进行周期管理，包括保留周期结束后删除数据；与其他医院和诊所分享临床资料；推进模式、工作站和信息之间的集成和交互操作。

三、放射学的专业作用

VNA的使用日趋普及，用户要求也越来越高。随着医院各个专业数据的不断加入，VNA内容不断增多，使医生在患者诊疗过程中能够查看更多的临床数据，从而得到更有用的数据，做出更准确的诊断，实现更广泛的合作。如放疗科医生有了放疗计划，可做出更精准的诊断和更具意义的报告。在不久的将来，也可将基因组和蛋白质组数据存储于VNA并可随时关联查看。

大量的数据，如VNA中的资料，与EMR完美的关联，可使医生获得患者完整的信息。通过结合患者的病史、查体、药物信息、诊断、治疗路径及结局，医生可获得新的线索并调整诊治方案，从而以更低的成本为患者提供更好的服务。

然而，随着信息量的增长，人类处理大量数据的难度也在增加。此外，当医院普遍存在资源和时间成本限制时，将没有时间进行搜索、查看和关联这些资料。虽然VNA和EMR已提供了许多便利，但使用这些信息依然存在困难，尤其是在数据无过滤、内嵌及非正确显示之时。这些就是下一代信息技术将要改变VNA和EMR的地方。借助大数据、分析、机器学习和人工智能等技术，可筛选数据并向临床医生提供相关信息。

此外，随着这些技术的发展及患者隐私问题的解决，许多医院的VNA和EMR数据可合并加入不同国家和地区的队列研究。通过人工智能，这些系统能够实时处理和关联大量数据并提供患者诊治方案。随着时间的推移，机器学习和深度学习将变得更加智能。

所有这些发展改变着放射学，从单纯的放射诊断到为临床科室提供日益复杂且丰富的图像数据，整合检验和病理结果，定量图像生物标记及麻醉手术信息，创建形成多学科共享的数据平台，通过人工智能的筛选及比对，可为患者提供个性化的诊疗策略[12]。

参考文献

［1］HOFFMAN JM，GAMBHIR SS．Molecular imaging：the vision and opportunity for radiology in the future［J］．Radiology，2007，244（1）：39-47．

［2］SORENSEN AG．Magnetic resonance as a cancer imaging biomarker［J］．J Clin Oncol，2006，24（20）：3274-3281．

［3］KIM H，ARNOLETTI PJ，MARTIN JC，et al．Pancreatic adenocarcinoma：a pilot study of quantitative perfusion and diffusion-weighted breath-hold magnetic resonance imaging［J］．Abdom Imaging，2014，39（4）：744-752．

［4］YOON JH，LEE JM，LEE KB，et al．Pancreatic steatosis and fibrosis：quantitative assessment with preoperative multiparametric MR imaging［J］．Radiology，2016，279（1）：140-150．

［5］KIRIHARA Y，TAKAHASHI N，HASHIMOTO Y，et al．Prediction of pancreatic anastomotic failure after pancreatoduodenectomy：the use of preoperative，quantitative computed tomography to measure remnant pancreatic volume and body composition［J］．Ann Surg，2013，257（3）：512-519．

［6］MATHUR A，PITT HA，MARINE M，et al．Fatty pancreas：a factor in postoperative pancreatic fistula［J］．Ann Surg，2007，246（6），1058-1064．

［7］YANG J，FANG CH，FAN YF，et al．To assess the benefits of medical image three dimensional visualization system assisted pancreaticoduodenctomy for patients with hepatic artery variance［J］．Int J Med Robot，2014，10（4）：410-417．

［8］BUTTURINI G，DAMOLI I，CREPAZ L，et al．A prospective non-randomised single center study comparing laparoscopic and robotic distal pancreatectomy［J］．Surg Endosc，2015，29（11）：3163-3170．

［9］JOYCE D，MORRIS-STIFF G，FALK GA，et al．Robotic surgery of the pancreas［J］．World J Gastroenterol，2014，20（40）：14726-14732．

［10］VOLONTÉ F，PUGIN F，BUCHER P，et al．Augmented reality and image overlay navigation with OsiriX in laparoscopic and robotic surgery：not only a matter of fashion［J］．J Hepatobiliary Pancreat Sci，2011，18（4）：506-509．

［11］VOLONTÉ F，BUCHS NC，PUGIN F，et al．Augmented reality to the rescue of the minimally invasive surgeon．The usefulness of the interposition of stereoscopic images in the Da Vinci robotic console［J］．Int J Med Robot，2013，9（3）：e34-e38．

［12］BRINK JA，ARENSON RL，GRIST TM，et al．Bits and bytes：the future of radiology lies in informatics and information technology［J/OL］．Eur Radiol，2016，［Epub ahead of print］DOI：10.1007/s00330-016-4688-5．

Davide Caramella，Carla Cappelli，Rosa Cervelli，Greg Strowig

译者：康文焱　校对：王天宝

第八章

腹腔镜胰腺癌分期

一、引言

胰腺癌是发达国家癌症相关死亡的主要原因之一。胰腺导管腺癌（pancreatic ductal carcinoma，PDC）是胰腺癌中最常见的病理类型，约占85%。目前在全球范围内PDC发病率呈增长趋势，但不同地区、种族之间的发病率存在较大差异。在西欧和北美地区，PDC发病率为7.3/10万～7.4/10万；55.5%的新发病例见于发达地区。PDC的发病率在男女患者中分别排到了第7位和第14位；在欧洲和北美地区，PDC位居癌症相关死亡的第5名。PDC已知的高危因素包括：吸烟、家族遗传病史、糖尿病、肥胖、饮食因素、饮酒和缺乏运动[1-2]。

对于大多数患者而言，PDC是一种恶性程度高、预后极差的疾病。PDC患者生存率低的主要原因是其侵袭性高，对常规和靶向治疗耐药，缺乏早期诊断的生物标志物，以及大多数患者就诊时已处于晚期。目前资料显示，患者就诊时50%～55%存在远处转移病灶，20%～25%处于局部进展期，只有20%可能实施根治性切除术[3-4]。根治性切除术后患者的5年生存率仅为10%，中位生存期为12～24个月[5-6]。导致肿瘤无法切除的最常见原因是肿瘤侵犯周围血管，以及肿瘤较早即发生远处转移，而后者最常见的是肝转移。影像学对于有无转移性病灶和血管侵犯的判断并不十分准确。而准确的分期对于制订治疗计划，避免不必要的剖腹探查术具有重要意义[3]。胰腺癌腹腔镜分期（laparoscopic staging，LS）结合腹腔镜超声（laparoscopic ultrasonography，LUS）对于发现小的腹膜转移灶和评价局部血管侵犯具有重要价值；传统影像学评估为可切除的肿瘤患者，如果补充进行腹腔镜分期检查，将有大约20%的患者肿瘤分期会升高[7]。然而，大部分地区并没有常规使用腹腔镜进行分期，尤其是在这个非侵入性影像技术日益拓展的时代，腹腔镜分期的使用率可能更低。目前，常用美国癌症联合会（American Joint Committee on Cancer，AJCC）的TNM分期系统对PDC进行分期（表 8-1）和预后评价（表 8-2）[8]。

现已证实，有一些危险因素可能会增加开腹手术时肿瘤无法切除的风险，这些危险因素可用于更准确地筛选出能从腹腔镜分期中获益的患者。

　　肿瘤大小是影响PDC患者肿瘤分期和预后的最重要指标之一，原发肿瘤较大预示着可能存在术前CT检查时无法发现的转移灶。有学者认为，除影像学检查外，肿瘤直径在3～4.8 cm也可以作为腹腔镜分期检查的指征，而且肿瘤直径为3～4.8 cm往往预示着无法切除[9-14]。

　　肿瘤部位不同，其预后也不同。相较于胰头癌，胰体尾PDC预后相对较差，这可能是因为胰体尾癌出现梗阻性黄疸症状的时间较晚，确诊时已处于晚期[15-16]。但是，可切除的胰体尾癌与胰头癌相比，二者预后相似[17]。

表8-1　胰腺导管腺癌TNM分期

T_X	原发肿瘤无法评估
T_0	无原发肿瘤
Tis	原位癌
T_1	肿瘤局限于胰腺内，且最大直径≤2 cm
T_2	肿瘤局限于胰腺内，但最大直径>2 cm
T_3	肿瘤浸润至胰腺外，但未侵犯腹腔干或肠系膜上动脉
T_4	肿瘤不论大小，侵犯腹腔干或肠系膜上动脉（不可手术切除）
N_X	淋巴结转移无法评估
N_0	无区域淋巴结转移
N_1	有区域淋巴结转移
M_0	无远处转移
M_1	有远处转移

表8-2　胰腺导管腺癌预后评价

0期	Tis N_0M_0
ⅠA期	$T_1N_0M_0$
ⅠB期	$T_2N_0M_0$
ⅡA期	$T_3N_0M_0$
ⅡB期	$T_1N_1M_0$ $T_2N_1M_0$ $T_3N_1M_0$
Ⅲ期	T_4、任何N、M_0
Ⅳ期	任何T、任何N、M_1

在PDC患者的就诊过程中，癌胚抗原（carcinoembryonic antigen，CEA）和糖类抗原19-9（carbohydrate antigen 19-9，CA 19-9）是常用的血清肿瘤标志物[18]。但所有肿瘤标志物都缺乏特异性，对于其他癌症或良性疾病患者，这些肿瘤标志物也会升高。有学者证实，CEA和CA 19-9显著增高与肿瘤分期较晚存在相关性，同时认为术前肿瘤标志物含量可作为PDC患者能否行R_0切除的独立预测指标。CA 19-9是目前最常用的PDC诊断标志物[19]。CA 19-9用于胰腺癌可切除性判断的临界值为92.77～353.15 IU/mL[20]。然而，高胆红素血症也会引起CA 19-9升高，这导致高胆红素血症患者CA 19-9升高的具体原因难以明确，既可能是由肿瘤引起，也可能是由高胆红素引起[5]。4%～15%的人Lewis血型阴性（a-b-），此类患者CA 19-9均不升高[21]。对于梗阻性黄疸患者，有的学者将患者血清肿瘤标记物检测值除以该患者的胆红素检测值，然后以所得的商来解释梗阻性黄疸[22]。

可切除的PDC（图8-1）需满足以下条件：肿瘤无远处转移；无证据表明肿瘤累及侵犯肠系膜上动脉（superior mesenteric artery，SMA）或肝总动脉（hepatic artery，HA）；当侵犯静脉时，在侵犯部位以上的门静脉（portal vein，PV）和侵犯部位以下的肠系膜上静脉（superior mesenteric vein，SMV）能找到合适的静脉进行静脉重建，有足够的流入和流出静脉，并且预期能达到R_0/R_1切除[23-24]。

初次影像学评估后，介于可切除和不可切除之间的PDC被称为可能切除性（borderline resectable，BLR）PDC（图8-2），这种类型的PDC由于累及血管，因而难以获得阴性切缘[25-26]。目前并无公认的BLR PDC的标准定义。美国国立综合癌症网络（National Comprehensive Cancer Network，NCCN）采用了美国肝胆胰协会（American Hepato-Pancreato-Biliary Association，AHPBA）、消化道外科学会（Society for Surgery of the Alimentary Tract，SSAT）和美国肿瘤外科协会（Society of Surgical Oncology，SSO）专家共识中对于BLR PDC的定义：SMV/PV受累，提示肿瘤组织包绕血管，侵及管壁，或者由于肿瘤组织包裹或癌栓导致小段静脉闭塞，但在受累静脉的近侧和远侧有合适的血管可进行安全切除及重建；被肿瘤组织包裹的胃十二指肠动脉直达至肝动脉，或肝动脉直接被包裹，但尚未侵及腹腔干；肿瘤围绕SMA未超过180°[27]。然而AJCC指南认为静脉癌栓是局部不可切除的指征[28]。最近，来自国际胰腺外科研究小组（International Study Group on Pancreatic Surgery，ISGPS）的共识则采纳了NCCN的标准[29]。由于目前并无公认的BLR PDC的标准定义，所有被认为可能是BLR PDC的患者均被推荐在"高手术量"的医学中心采用多学科诊疗模式（multidisciplinary treatment，MDT）进行管理。对BLR PDC患者先采用5-F U/吉西他滨联合放疗方案予以新辅助治疗，然后再予以分期并切除，可使患者获益[26-27, 30-31]。新辅助治疗的目的在于降期、增加R_0切除的机会，改善总生存期[32]。鉴于BLR PDC发生隐匿性转移的风险较高，许多中心建议在开始新辅助治疗之前进行腹腔镜分期，以提高初始分期的可靠性[26, 30, 33]。

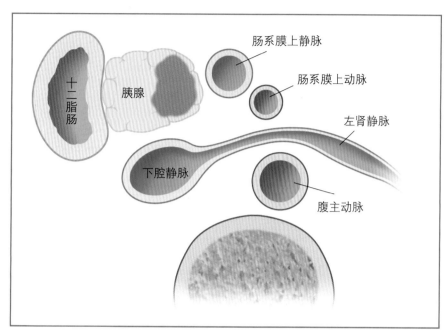

图8-1　可切除的PDC

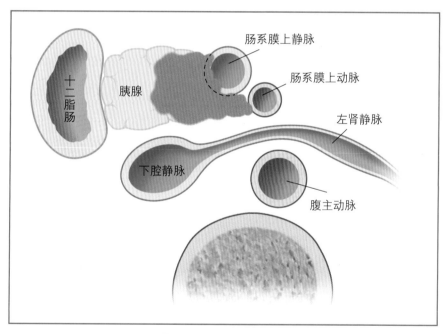

图8-2　可能切除性PDC

不可切除的PDC（图8-3）包括局部晚期或有远处转移的患者。局部晚期的影像学证据包括：肿瘤围绕SMA/腹腔干/近端肝动脉管周大于180°；SMV/PV管腔闭塞达数厘米，无法重建[27，34]。

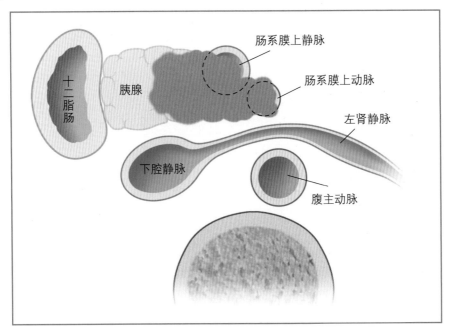

图8-3　不可切除的PDC

二、胰腺癌的分期

要提供最佳的治疗方案必须有准确的分期。所有分期方法都包含计算机断层扫描（computed tomography，CT）。其他检查如磁共振成像（magnetic resonance imaging，MRI）、内镜下超声（endoscopic ultrasound，EUS）、正电子发射计算机断层扫描（positron emission tomography，PET）或者LS，可进一步评估肿瘤的可切除性。

1. CT

常规CT已被可靠性更高的动态薄层CT、螺旋CT、多排CT和三维重建取代（图8-4）。目前，多排CT对PDC可切除性判断的敏感性已达90%，其分期的准确性也达80%～90%[35]。但是，目前CT对于直径<1 cm的肿瘤敏感性较低，因而限制了其发现较小肝转移灶及腹膜转移灶的能力。另外，CT检查常常也无法区分反应性淋巴结病和淋巴结转移[36]。

2. MRI

肝脏磁共振和磁共振胰胆管成像（magnetic resonance cholangiopancreatography，MRCP）技术发展迅速，日益精细，成像质量和诊断准确性也得到了提高。对于PDC患者而言，目前MRI与CT所能提供的信息类似，因而对大部分患者而言，可能并不需要做MRI。然而，MRI在某些特定情况下可能优于CT，如微小肿瘤、胰头肥大、等密度的PDC及胰腺局灶性脂肪浸润等的鉴别诊断[35-37]。

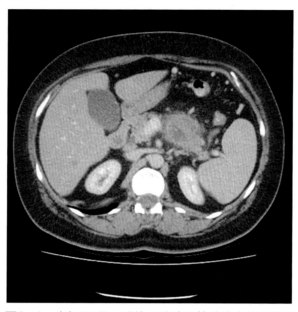

图8-4　腹部CT显示胰体尾胰腺导管腺癌合并肝转移

3. EUS

当高度疑似胰腺癌但CT并未发现肿物时，常使用EUS探查是否存在微小肿物。EUS被认为是检测胰腺局部病灶最准确的方式之一，EUS引导下细针穿刺活检术（endoscopic ultrasonography-guided fine needle aspiration，EUS-FNA）比内镜下逆行胰胆管造影术（endoscopic retrograde cholangiopancreatography，ERCP）和细胞刷检更加高效且并发症更少，EUS-FNA现已取代ERCP和细胞刷检成为内镜下获取病变组织的新方法。EUS-FNA最常见的并发症是出血或胰腺炎，大多程度较轻或为自限性。在肿瘤分期方面，EUS对于门静脉受侵犯的敏感性很高，而且在判断肿瘤大小、范围及淋巴结转移方面优于CT。对有条件的区域，CT检查后应该补充EUS，这可更好地评估T分期和某些类型的血管侵犯。因此，对于初始影像学检查提示肿瘤可能切除的非转移性患者而言，EUS可作为进一步评估的主要手段。但是，EUS受超声检查医师的经验和专业知识限制[35-37]。

4. PET

这是一种相当成熟的成像模式，PET通过检测18氟-氟代脱氧葡萄糖（18F-fluorodeoxyglucose，18F-FDG）的代谢信号获取功能信息，并与螺旋CT获取的解剖信息结合在一起。一方面，PET在PDC与肿块型慢性胰腺炎的鉴别诊断中具有重要作用。另一方面，作为一项全身性的检查，PET/CT在评估M分期方面具有独特优势，此外，PET/CT对于检查CT未显示的转移灶，尤其是对于检查腹膜转移灶具有重要价值。最后，在随访过程中，PET/CT也可能有助于发现早期复发病灶。然而，PET/CT检查结果呈阳性可见于多种炎症性疾病，比如胰腺炎；由于内源性葡萄糖与FDG之间存在相互竞争性，因此在高血糖状态下，如糖尿病患者，可能出现假阴性结果[35, 38-40]。PET并不是进行PDC分期的常规检查方法，但在术后改变、肿瘤复发的鉴别诊断及随访中具有重要作用。

5. LS

考虑对PDC患者进行腹腔镜分期的主要原因是相当一部分患者由于受CT扫描局限性的影响，低估了肿瘤的严重程度，进而接受了不必要的开腹手术[3, 5]。1911年，约翰霍普金斯大学的Bernheim首次描述了PDC的腹腔镜分期[41]；此后，邓迪大学的Cuscheri[42-43]和哈佛医学院的Warshaw[44]分别于1978年和1986年再次介绍了这种方法。然而，腹腔镜探查只能对肝脏和腹腔表面进行二维检查，并且没有触感；这降低了LS对肝实质内部微小转移灶的鉴别诊断价值，也难以对腹膜后肿瘤和血管重要的关系进行评估。皇家医院（The Royal Infirmary）的John等[45]于1995年介绍了LUS。Minnard等人报道了LUS技术的发展和应用使得外科医生可以对肝脏、肝门、门静脉和SMA进行检查评估，将胰腺癌可切除性评估的准确性提高至98%[46]。

LS可能是协助制定最佳治疗方案的安全、经济且高效的方法，无论是PDC患者还是其他得上消化道恶性肿瘤的患者，比如肝胆、食管及胃的恶性肿瘤，LS使这类患者避免了不必要的探查手术[47]。实际上，LS可以降低死亡率、手术成本，缩短住院时间，减轻术后疼痛，而且与剖腹探查手术和外科姑息性治疗相比，LS有助于增加不可切除的胰腺癌患者接受系统性治疗的可能性[5]。腹腔镜可以提供腹腔内部的直观图像，可以观察是否存在腹膜转移癌并对相邻结构进行探查。此外，在腹腔镜探查过程中，可以很方便地进行腹腔冲洗细胞学检查或者对可疑的肝脏及腹膜病变进行活检和组织病理学检查[3]。纪念斯隆-凯特琳癌症中心的Conlon开发了一种多端口技术，并将其作为PDC评估的常规程序。该技术通过模仿开放手术，对胰周恶性肿瘤进行分期和可切除性评估[7]。由于细胞学检查结果无法在术中即刻获取，其结果只能用来指导术后的临床决策[36]。LS既可以单独进行，也可以作为预定的胰腺切除术的一部分，在开腹手术之前进行。在预定的外科切除手术之前进行诊断性腹腔镜检查的主要优点是患者仅需一次住院和全身麻醉即可。但是，如果在腹腔镜探查中发现为不可切除的肿瘤，并取消了随后的开腹手术，那么就意味着浪费了本次手术时间（译者注：作者的意思是最好采用非侵入性手段明确能否手术，而不是LS）[3]。因此，尽管腹腔镜分期有其明显优势，但其价值并未得到广泛认可。有的专家认为在开腹手术前应该进行常规的腹腔镜检查，有的专家认为任何情况下都不需要行腹腔镜检查[27]。最近，一些学者反对在所有PDC患者中常规使用腹腔镜分期，因为如今CT检查的敏感性已得到显著改善，使得腹腔镜检查发现转移性疾病的患者比例下降[5]。反对LS的人认为，在适当地使用当前最高质量的影像检查的前提下，事实上只有少数患者会从LS中获益。为了评估胰腺癌和壶腹癌患者CT分期后再进行LS的准确性，Allen等人开展了一项Cochrane系统评价和Meta分析研究，共被纳入15篇文献，合计1 015例患者[3]。研究表明，在

CT诊断为可切除的肿瘤患者中，有41.4%的患者在开腹手术中被证明肿瘤无法切除；如果CT诊断为可切除的肿瘤患者在术前进行腹腔镜分期检查，则只有20%的患者在开腹手术中被证明肿瘤无法切除。由此，该研究得出结论：每100个CT提示为可切除并准备行根治性手术的患者，如果在开腹手术前进行LS并对可疑的病灶进行活检和病理学检查，那将有21位患者可以避免不必要的开腹手术[3]。

三、腹腔镜超声检查的手术技巧

LS的目的在于确认或排除原发性肿瘤的局部进展和/或远处转移灶。经验丰富医生的手术时间为20～40 min。LS需要取仰卧位并在全身麻醉下进行。如患者一般状态很好，该手术可以作为日间手术或门诊手术进行。

1. 套管穿刺器的放置

最常见的是经脐周置入观察孔Trocar。取脐周切口并采用Hasson法直视下进腹，并放置一个10 mm的Trocar。气腹压力保持在较低水平（8～12 mmHg）。外科医生可根据需要酌情使用5 mm的Trocar来进行暴露、活检、超声检查或治疗。这些观察孔应尽量放置在预期的手术切口内，以便进行开腹手术。

2. 腹腔探查

以脐周Trocar为观察孔，置入30°腹腔镜进行腹腔探查，探查肝脏、胆囊、胃、肠、盆腔脏器表面和可见的腹膜后区域，检查有无腹水形成（图8-5）。如果存在腹腔内粘连，则进行粘连松解。如果存在腹水，则抽取腹水进行细胞学检查。在对肿瘤进行任何处理之前，先在上腹和骨盆中注入200～400 mL生理盐水，然后收集冲洗液并送细胞学检查。系统地检查腹膜，对腹腔内任何可疑的部位进行细针抽吸细胞学检查或组织活检（图8-6）。同时，了解肿瘤的大小和活动度。取头高脚低20°体位，对患者肝脏和膈肌表面进行系统检查。打开肝胃韧带，显露尾状叶、腹腔干和下腔静脉。显露肝动脉，如果门静脉、胃周或腹腔有肿大淋巴结，可进行活检。将腹腔镜镜头探入小网膜囊对肿瘤进行评估（图8-7）。取头低脚高10°体位，将大网膜提起放置于左上腹。提起横结肠以观察Treitz韧带、横结肠、中结肠静脉及周围淋巴结。

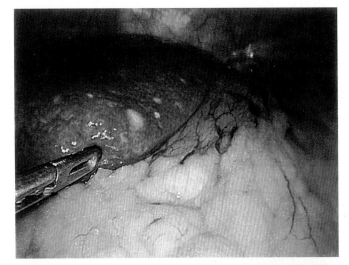

图8-5　在进行腹腔镜分期时肝脏表面发现可疑恶性病变

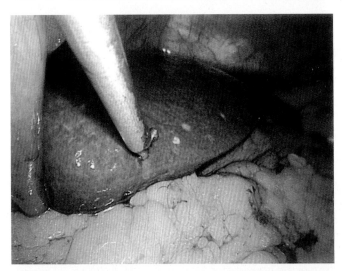

图8-6　使用腹腔镜活检钳进行活检以确认是否出现肝转移

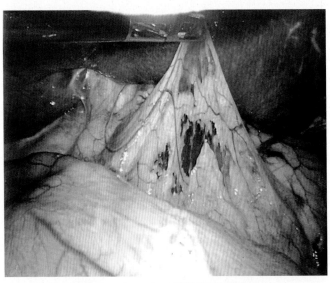

图8-7　打开小网膜囊以显露肿瘤

3. LUS

LUS用以评估潜在的肝实质内微小病变、PV、SMA或SMV的浸润情况，肿瘤在胰周的侵犯情况；有无局部淋巴结肿大。可使用6～10 MHz的T型线阵或凸阵超声探头进行探查。另外，多普勒超声还可对血管进行识别并评估肿瘤对血管的侵犯情况。LUS还可以使可疑病灶的活检取样或穿刺活检工作变得更为容易。

不可切除的情况包括：肝脏、浆膜、腹膜或网膜转移；肿瘤侵犯胰腺周围组织，腹腔干或门静脉周围阳性淋巴结；肿瘤严重侵犯门静脉，或肿瘤侵犯/包绕腹腔干、肝动脉或肠系膜上动脉[50-53]。

四、诊治流程

总之，对于常规影像学检查认定为初始可切除的PDC患者来说，选择性使用LS可能有助于避免非治愈性的开腹手术。将LS与LUS结合起来可提高腹腔探查对可切除判断的准确性。为了筛选适合行LS的患者，根据目前已有的数据，对于CT认定为可切除的PDC患者来说，进一步预测肿瘤是否不可切除的最可靠参考指标是CA 19-9和肿瘤的大小。因此，LS和LUS可能适用于以下情况（图8-8）：

（1）肿瘤大小超过3 cm或CA 19-9显著升高。

（2）高质量的影像学检查怀疑存在转移灶（可疑腹膜/肝转移，少量腹水）。

（3）在术前评估为可能切除的PDC患者中，更准确地挑选出适宜行新辅助治疗的患者。

以上论述还需要进一步的前瞻性研究予以验证。尽管有一些研究表明，肿瘤位置（胰体和胰尾）、CEA水平、体重减轻或黄疸也有助于筛选需行LS的患者，但目前并没有足够的证据支持将这些因素作为筛选的参考指标[5, 27, 33, 36]。

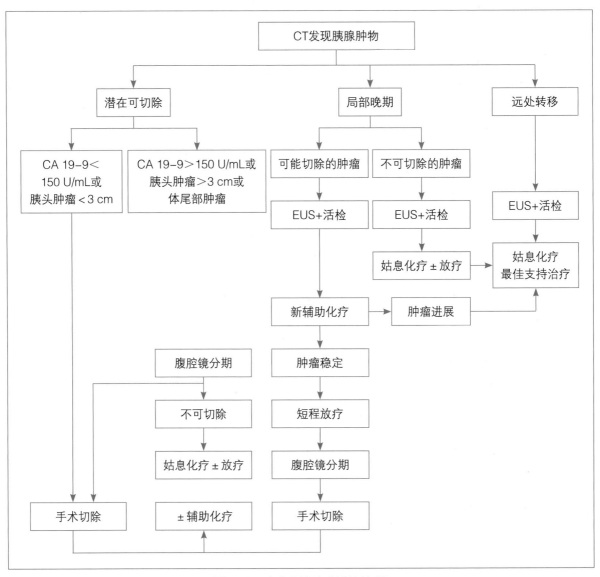

图8-8　胰腺导管腺癌诊治流程

CT：计算机断层扫描；CA 19-9：糖类抗原 19-9；EUS：内镜下超声。

参考文献

[1] ILIC M，ILIC I. Epidemiology of pancreatic cancer [J]. World J Gastroenterol，2016，22 （44）：9694-9705.

[2] ZHANG Q，ZENG L，CHEN Y，et al. Pancreatic cancer epidemiology，detection，and management [J]. Gastroenterol Res Pract，2016：8962321.

[3] ALLEN VB，GURUSAMY KS，TAKWOINGI Y，et al. Diagnostic accuracy of laparoscopy following computed tomography（CT）scanning for assessing the resectability with curative intent in pancreatic and periampullary cancer [J]. Cochrane Database Syst Rev，2013，11（11）：CD009323.

[4] HARIHARAN D，SAIED A，KOCHER HM. Analysis of mortality rates for pancreatic cancer across the world [J]. HPB（Oxford），2008，10（1）：58-62.

［5］DE ROSA A，CAMERON IC，GOMEZ D．Indications for staging laparoscopy in pancreatic cancer［J］．HPB（Oxford），2016，18（1）：13-20.

［6］WOLFGANG CL，HERMAN JM，LAHERU DA，et al．Recent progress in pancreatic cancer［J］．CA Cancer J Clin，2013，63（5）：318-348.

［7］CONLON KC，DOUGHERTY E，KLIMSTRA DS，et al．The value of minimal access surgery in the staging of patients with potentially resectable peripancreatic malignancy［J］．Ann Surg，1996，223（2）：134-140.

［8］National Comprehensive Cancer Network．NCCN Clinical practice guidelines in oncology（NCCN Guidelines）：Pancreatic adenocarcinoma（Version 1. 2013）．https://www.nccn.org/professionals/physician_gls/f_guidelines.asp.

［9］DE JONG MC，LI F，CAMERON JL，et al．Re-evaluating the impact of tumor size on survival following pancreaticoduodenectomy for pancreatic adenocarcinoma［J］．J Surg Oncol，2011，103（7）：656-662.

［10］AGARWAL B，CORREA AM，HO L．Survival in pancreatic carcinoma based on tumor size［J］．Pancreas，2008，36（1）：e15-e20.

［11］SHIMADA K，SAKAMOTO Y，SANO T，et al．Reappraisal of the clinical significance of tumor size in patients with pancreatic ductal carcinoma［J］．Pancreas，2006，33（3）：233-239.

［12］CHIANG KC，YEH CN，LEE WC，et al．Prognostic analysis of patients with pancreatic head adenocarcinoma less than 2cm undergoing resection［J］．World J Gastroenterol，2009，15（34）：4305-4310.

［13］FORTNER JG，KLIMSTRA DS，SENIE RT，et al．Tumor size is the primary prognosticator for pancreatic cancer after regional pancreatectomy［J］．Ann Surg，1996，223（2）：147-153.

［14］CHIANG KC，LEE CH，YEH CN，et al．A novel role of the tumor size in pancreatic cancer as an ancillary factor for predicting resectability［J］．J Cancer Res Ther，2014，10（1）：142-146.

［15］FUJIOKA S，MISAWA T，OKAMOTO T，et al．Preoperative serum carcinoembryonic antigen and carbohydrate antigen 19-9 levels for the evaluation of curability and resectability in patients with pancreatic adenocarcinoma［J］．J Hepatobiliary Pancreat Surg，2007，14（6）：539-544.

［16］CONTRERAS CM，STANELLE EJ，MANSOUR J，et al．Staging laparoscopy enhances the detection of occult metastases in patients with pancreatic adenocarcinoma［J］．J Surg Oncol，2009，100（8）：663-669.

［17］RUESS DA，MAKOWIEC F，CHIKHLADZE S，et al．The prognostic influence of intrapancreatic tumor location on survival after resection of pancreatic ductal adenocarcinoma［J］．BMC Surg，2015，15：123.

［18］ONG SL，GARCEA G，THOMASSET SC，et al．Surrogate markers of resectability in patients undergoing exploration of potentially resectable pancreatic adenocarcinoma［J］．J Gastrointest Surg，2008，12（6）：1068-1073.

［19］KILIC M，GOCMEN E，TEZ M，et al．Value of preoperative serum CA 19-9 levels in predicting resectability for pancreatic cancer［J］．Can J Surg，2006，49（4）：241-244.

［20］MEHTA J，PRABHU R，ESHPUNIYANI P．Evaluating the efficacy of tumor markers CA 19-9 and CEA to predict operability and survival in pancreatic malignancies［J］．Frop Gastroenterol，2010，31（3）：190-194.

［21］KARACHRISTOS A，SCARMEAS N，HOFFMAN JP．CA 19-9 levels predict results of staging laparoscopy in pancreatic cancer [J] . J Gastrointest Surg, 2005, 9（9）: 1286–1292.

[22] KIM YC, KIM HJ, PARK JH, et al. Can preoperative CA 19–9 and CEA levels predict the resectability of patients with pancreatic adenocarcinoma? [J] J Gastroenterol Hepatol, 2009, 24（12）: 1869–1875.

[23] EVANS DB, FARNELL MB, LILLEMOE KD, et al. Surgical treatment of resectable and borderline resectable pancreas cancer: expert consensus statement [J] . Ann Surg Oncol, 2009, 16（7）: 1736–1744.

[24] WONG JC, RAMAN S. Surgical resectability of pancreatic adenocarcinoma: CTA [J] . Abdom Imaging, 2010, 35（4）: 471–480.

[25] OKADA K, KAWAI M, TANI M, et al. Predicting factors for unresectability in patients with pancreatic ductal adenocarcinoma [J] . J Hepatobiliary Pancreat Sci, 2014, 21（9）: 648–653.

[26] MAHIPAL A, FRAKES J, HOFFE S, et al. Management of borderline resectable pancreatic cancer [J] . World J Gastrointest Oncol, 2015, 7（10）: 241–249.

[27] CALLERY MP, CHANG KJ, FISHMAN EK, et al. Pretreatment assessment of resectable and borderline resectable pancreatic cancer: expert consensus statement [J] . Ann Surg Oncol, 2009, 16（7）: 1727–1733.

[28] EDGE SB, COMPTON CC. The American Joint Committee on Cancer: the 7th edition of the AJCC cancer staging manual and the future of TNM [J] . Ann Surg Oncol, 2010, 17（6）: 1471–1474.

[29] BOCKHORN M, UZUNOGLU FG, ADHAM M, et al. Borderline resectable pancreatic cancer: A consensus statement by the International Study Group of Pancreatic Surgery（ISGPS）[J] . Surgery, 2014, 155（6）: 977–988.

[30] VARADHACHARY GR, TAMM EP, ABBRUZZESE JL, et al. Borderline resectable pancreatic cancer: definitions, management, and role of preoperative therapy [J] . Ann Surg Oncol, 2006, 13（8）: 1035–1046.

[31] LOPEZ NE, PRENDERGAST C, LOWY AM. Borderline resectable pancreatic cancer: definitions and management [J] . World J Gastroenterol, 2014, 20（31）: 10740–10751.

[32] LAURENCE JM, TRAN PD, MORARJI K, et al. A systematic review and meta–analysis of survival and surgical outcomes following neoadjuvant chemoradiotherapy for pancreatic cancer [J] . J Gastrointest Surg, 2011, 15（11）: 2059–2069.

[33] O'CONNOR DB, TA R, SULISTIJO A, et al. The utility of staging laparoscopy for potentially resectable pancreatic cancer: a systematic review [J] . Pancreatology, 2016, 16（3）: S104.

[34] FATHI A, CHRISTIANS KK, GEORGE B, et al. Neoadjuvant therapy for localized pancreatic cancer: guiding principles [J] . J Gastrointest Oncol, 2015, 6（4）: 418–429.

[35] LEE ES, LEE JM. Imaging diagnosis of pancreatic cancer: a state–of–the–art review [J] . World J Gastroenterol, 2014, 20（24）: 7864–7877.

[36] CAMACHO D, REICHENBACH D, DUERR GD. Value of laparoscopy in the staging of pancreatic cancer [J] . JOP, 2005, 6（6）: 552–561.

[37] TAPPER E, KALB B, MARTIN DR, et al. Staging laparoscopy for proximal pancreatic cancer in a magnetic resonance imaging–driven practice: what's it worth? [J] . HPB（Oxford）, 2011, 13（10）: 732–737.

[38] IGLESIAS GARCÍA J, LARIÑO NOIA J, DOMÍNGUEZ MUÑOZ JE. Endoscopic ultrasound

in the diagnosis and staging of pancreatic cancer [J] . Rev Esp Enferm Dig, 2009, 101（9）: 631–638.

[39] WANG XY, YANG F, JIN C, et al. Utility of PET/CT in diagnosis, staging, assessment of resectability and metabolic response of pancreatic cancer [J] . World J Gastroenterol, 2014, 20（42）: 15580–15589.

[40] MICHL P, PAULS S, GRESS TM. Evidence-based diagnosis and staging of pancreatic cancer [J] . Best Pract Res Clin Gastroenterol, 2006, 20（2）: 227–251.

[41] BERNHEIM BM . Ⅳ Organoscopy: cystoscopy of the abdominal cavity [J] . Ann Surg, 1911, 53（6）: 764–767.

[42] CUSCHIERI A . Laparoscopy for pancreatic cancer: does it benefit the patient? [J] . Eur J Surg Oncol, 1988, 14（1）: 41–44.

[43] CUSCHIERI A, HALL AW, CLARK J. Value of laparoscopy in the diagnosis and management of pancreatic carcinoma [J] . Gut, 1978, 19（7）: 672–677.

[44] WARSHAW AL, TEPPER JE, SHIPLEY WU . Laparoscopy in the staging and planning therapy for pancreatic cancer [J] . Am J Surg, 1986, 151（1）: 76–80.

[45] JOHN TG, GREIG JD, CARTER DC, et al. Carcinoma of the pancreatic head and periampullary region. Tumor staging with laparoscopy and laparoscopic ultrasonography [J] . Ann Surg, 1995, 221（2）: 156–164.

[46] MINNARD EA, CONLON KC, HOOS A, et al. Laparoscopic ultrasound enhances standard laparoscopy in the staging of pancreatic cancer [J] . Ann Surg, 1998, 228（2）: 182–187.

[47] CONLON KC, MINNARD EA. The value of laparoscopic staging in upper gastrointestinal malignancy [J] . Oncologist, 1997, 2（1）: 10–17.

[48] HANN LE, CONLON KC, DOUGHERTY EC, et al. Laparoscopic sonography of peripancreatic tumors: preliminary experience [J] . AJR Am J Roentgenol, 1997, 169（5）: 1257–1262.

[49] dE WERRA C, QUARTO G, ALOIA S, et al. The use of intraoperative ultrasound for diagnosis and stadiation in pancreatic head neoformations [J] . Int J Surg, 2015, 21（Suppl 1）: S55–S58.

[50] DOYLE MBM, PRATT WB. Intraoperative diagnostic techniques. In: Jarnagin WR（ed）Blumgart's surgery of the liver, biliary tract and pancreas [M] . 5th ed. Elsevier, Philadelphia, PA, 2012, vol 1: 369–375.

[51] CONLON KC, GALLAGHER TK. Laparoscopic staging and approaches to cancer. In: Zinner MJ, Ashley SW（eds）Maingot's abdominal operations [M] . 12th ed. New York: McGraw-Hill, 2013: 75–95.

[52] GANTA SV, CONLON KC. Laparoscopic Staging for Pancreatic Carcinoma. In: Greene FL, Heniford BT（eds）Minimally invasive cancer management [M] . New York: Springer, 2001: 123–130.

[53] CONLON KC, JOHNSTON SM . Laparoscopic staging of periampullary neoplasms. In Clavien P-A, Sarr MG, Fong Y, Georgiev P（eds）. Atlas of upper gastrointestinal and hepato pancreato biliary surgery [M] . Springer Berlin Heidelberg, 2007: 917–927.

Robert Memba, Donal B. O'Connor, Kevin C. Conlon

译者：余永刚 郎月红 校对：王春冰

第九章

胸腔镜内脏神经切断术治疗胰腺病变相关剧烈腹痛

一、引言

不可切除的胰腺导管腺癌（pancreatic ductal adenocarcinoma，PDA）及慢性胰腺炎患者通常伴有剧烈的慢性疼痛[1-2]。首选的标准镇痛方法通常难以奏效，且麻醉药物的成瘾性和副作用也限制了其长期使用[3]。因此有学者提出了侵入性治疗方案，旨在阻断腹腔内沿内脏神经传导的痛觉刺激。既往常采用经皮穿刺腹腔神经丛乙醇注射的方式以达到镇痛的效果，而今多在超声内镜引导下给药[4]。尽管给药后能有效缓解疼痛，但由于作用时长有限，与阿片类药物相比无明显优势，且可能引起严重的并发症，因此，这种方法备受争议[4-6]。相比开腹或开胸手术，胸腔镜内脏神经切断术（thoracoscopic splanchnicectomy，TS）创伤小且并发症发生率低，已被广泛应用于临床实践[3]。事实证明，TS能安全有效地缓解顽固性疼痛并能较好地改善患者的生活质量[4]。与神经化学毁损术相比，TS神经阻滞精确度更高，并能防止在腹腔内注射乙醇出现的药物腐蚀性并发症[7]。

二、解剖学概述

胸交感神经链的末八个神经节发出三支内脏神经，分别是：发自T5～T9的内脏大神经，发自T10～T11的内脏小神经，以及发自T12的内脏最小神经[8-9]。它们均包含内脏传出和传入神经，后者传导发自椎前神经节（如腹腔丛）的疼痛刺激。内脏小神经和内脏最小神经走行不固定，内脏大神经穿过膈肌后在后纵隔走行，沿着奇静脉左侧、胸主动脉右侧往头侧上行。尸体解剖发现，在内脏大神经与内脏小神经（当后者存在时）之间，以及内脏神经干与交感神经链之间都存在着多个并行的交通支[8-9]。

三、技术考量

从外科解剖学的角度看，目前TS有两种术式：一种是在膈肌正上方切断神经主干；另一种是沿着交感神经链切断其发出的形成内脏大神经的各支神经根[10]。由于有并行交通支的存在，也有人提出行内脏大神经节段切断术以改善手术效果[8]。这些交通支可能提供了疼痛传导的替代通路，从而导致TS术后疼痛复发[9]。但是迄今为止，这个理论尚未在活体上得到证实。

据文献报道，TS的开展需考虑多个因素：患者的体位（侧卧位或俯卧位）、手术部位（左侧或右侧）、手术范围（单侧或双侧）及手术时机（疼痛发作早期或晚期）。有学者提出了俯卧位双侧同期TS的手术策略，这种后入路术式使得胸部解剖时术野清晰，无须单肺通气及术中改变体位[11]。但当前仍没有足够的证据支持双侧TS可作为首选术式。事实上，一些已发表的文章已证实单侧TS在大部分病例中能立即缓解疼痛且持续数月有效，因而其仍然被广泛推荐[3]。

对侧TS的适应证是TS术后治疗无效或复发性疼痛[3, 7]。PDA患者预期寿命短，大多不可能有二次手术机会[7]。而多种非神经干传导因素亦可导致TS术后数周到数月疼痛复发，包括肿瘤扩散至腹腔神经节传入神经之外、腹膜转移引起躯体痛及骨转移等。上述情况下，双侧TS可能无效[8, 12]。

慢性胰腺炎患者经常需要再次行对侧TS以达到彻底止痛的效果，因此有学者提出一开始即行双侧TS的观点[13]。导致慢性胰腺炎疼痛的病因多样且机制复杂，这与PDA疼痛不同[2]。此外，双侧TS术后可出现短暂性体位性低血压和腹泻，而在单侧TS的相关研究中则未见上述并发症的报道[7-8]。

由于施行低压（8 mmHg）的胸腔CO_2通气即可保证足够的手术空间，医生偏爱的侧方入路同样无须选择性肺通气。胸腔内的这种正压能迫使膈肌向下位移，使术者能够在最远端神经根合并水平以下横断内脏大神经主干，以保证足够的神经切除范围从而控制疼痛。在之前的报道中，医生对部分患者施行了双孔的腔镜手术（图9-1），术中肺组织充分塌陷，能有效避免牵拉肺组织[12]，由此也证实了低压CO_2气胸的安全性。这种方法能缩短中位手术时间和住院时间[12]。

目前，学者们对从哪一侧入路可以最大限度地缓解疼痛尚未达成明确的共识[9]。根据现有经验，左侧TS适用于左侧疼痛、中央疼痛及双侧疼痛，而对于右侧为主的疼痛，建议采用右侧入路[4, 8-9, 12]。

一系列研究结果表明，大剂量药物治疗无效的顽固性疼痛可以实施TS作为挽救性手术。

肿瘤的远处播散、腹膜后炎症，以及阿片类药物的严重副作用所致的一般情况变差都可能影响镇痛效果。因此，对于药物治疗无明显效果的终末期PDA或慢性胰腺炎疼痛患者，提倡在疼痛发作后早期甚至疼痛前进行干预性TS[12, 14-15]。尽管肿瘤或慢性炎症持续进展，但早期手术仍可避免药物副作用，亦可能达到更好、更持久的镇痛效果，进而改善患者生活质量[14-15]。

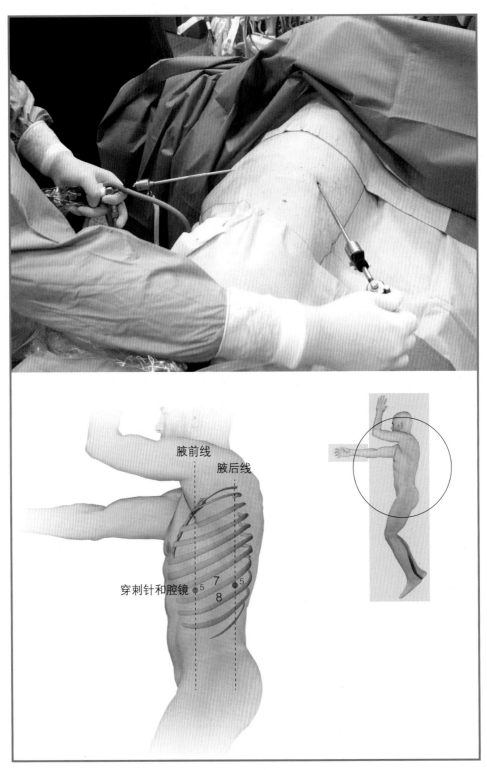

图9-1　左侧双孔的腔镜手术

广泛胸膜粘连是TS的唯一禁忌证，术前可根据既往胸部疾病或手术史，以及胸片而予以评估[12]。

不良反应方面，术后几天或数周内可出现短暂性肋间神经痛[8, 12]。肋间血管出血罕见，与多个穿刺孔和穿刺器过粗（>5 mm）有关[13]；理论上存在大血管损伤的可能，尤其是计划行内脏大神经根扩大切除术时，应考虑到这种风险[8]。手术后可能发生一过性胸腔积液或气胸，可留置胸管引流[7-8, 12]。单侧或双侧TS术后偶可并发乳糜胸，术中应仔细操作，尤其是在处理左侧高位内脏大神经时，要避免损伤胸导管及两侧的小淋巴管分支[8, 16]。

四、手术技巧

下面将介绍目前常用的无助手单侧TS的相关技巧。患者取侧卧位，健侧向下，操作侧向上。常规气管插管双肺通气。在腋前线第7肋间用Veress穿刺针进胸，注入CO_2，同时气管插管内暂不通气，从而建立一个8 mmHg低压的气胸环境。拔出Veress穿刺针，放置5 mm穿刺器并插入30°腔镜，同时在腋后线第8肋间隙放置另一个5 mm穿刺器。如果可以，也可用3 mm的Trocar、腔镜和器械代替5 mm装置。在膈肌正上方后纵隔胸膜返折处取2～3 cm水平切口打开胸膜，左侧TS切口选于降主动脉外侧，右侧TS选于奇静脉外侧。术中找到内脏大神经、内脏小神经和/或内脏最小神经，钝性分离后用冷剪刀尽可能远地将其切断（图9-2）。由于神经切断几乎不会出血，切断前无须放置止血夹。充分排空CO_2，鼓肺后结束手术。除非有脏层胸膜受损可能，否则无须留置胸管。

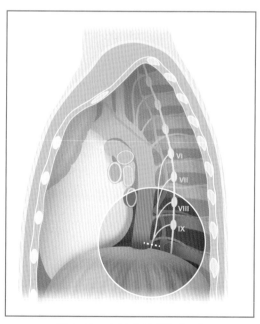

图9-2　内脏大神经切断术

在膈肌正上方最远端神经根合并水平以下切断内脏大神经主干。

参考文献

［1］SIEGEL R，MA J，ZOU Z，et al. Cancer statistics，2014［J］. CA Cancer Clin，2014，64（1）：9-29.

［2］MALEC-MILEWSKA MB，TARNOWSKI W，CIESIELSKI AE，et al. Prospective evaluation of pain control and quality of life in patients with chronic pancreatitis following bilateral thoracoscopic splanchnicectomy［J］. Endosc，2013，27（10）：3639-3645.

［3］MASUDA T，KURAMOTO M，SHIMADA S，et al. Splanchnicectomy for pancreatic cancer pain［J］. Biomed Res Int，2014：941726.

［4］NAGELS W，PEASE N，BEKKERING G，et al. Celiac plexus neurolysis for abdominal cancer pain：a systematic review［J］. Pain Med，2013，14（8）：1140-1163.

［5］LUZ LP，AL-HADDAD MA，DEWITT JA. EUS-guided celiac plexus interventions in pancreatic cancer pain：an update and controversies for the endosonographer［J］. Endosc Ultrasound，2014，3（4）：213-220.

［6］YASUDA I，WANG HP. Endoscopic ultrasound-guided celiac plexus block and neurolysis［J］. Dig Endosc，2017，29（4）：455-462.

［7］KATRI KM，RAMADAN BA，MOHAMED FS. Thoracoscopic splanchnicectomy for pain control in Irresectable Pancreatic Cancer［J］. J Laparoendosc Adv Surg Tech A，2008，18（2）：199-203.

［8］KANG CM，LEE HY，YANG HJ，et al. Bilateral thoracoscopic splanchnicectomy with sympathectomy for managing abdominal pain in cancer patients［J］. Ami J Surg，2007，194（1）：23-29.

［9］NAIDOO N，PARTAB P，PATHER N，et al. Thoracic splanchnic nerves：implications for splanchnic denervation［J］. J Anat，2001，199（Pt 5）：585-590.

［10］WORSEY J，FERSON PF，KEENAN RJ，et al. Thoracoscopic pancreatic denervation for pain control in irresectable pancreatic cancer［J］. Br J Surg，1993，80（8）：1051-1052.

［11］CUSCHIERI A，SHIMI SM，CROSTHWAITE G，et al. Bilateral endoscopic splanchnicectomy through a posterior thoracoscopic approach［J］. J R Coll Surg Edinb，1994，39（1）：44-47.

［12］PIETRABISSA A，VISTOLI F，CAROBBI A，et al. Thoracoscopic splanchnicectomy for pain relief in unresectable pancreatic cancer［J］. Arch Surg，2000，135（3）：332-335.

［13］IHSE I，ZOUCAS E，GYLLSTEDT E，et al. Bilateral thoracoscopic splanchnicectomy：effects on pancreatic pain and function［J］. Ann Surg，1999，230（6）：785-790.

［14］DOBOSZ L，STEFANIAK T，DOBRZYCKA M，et al. Invasive treatment of pain associated with pancreatic cancer on different levels of WHO analgesic ladder［J］. BMC Surg，2016，16（1）：20.

［15］ISSA Y，AHMED ALI U，BOUWENSE SA，et al. Preoperative opioid use and the outcome of thoracoscopic splanchnicectomy in chronic pancreatitis：a systematic review［J］. Surg Endosc，2014，28（2）：405-412.

［16］SELZER DJ，HOWARD TJ，KESLER KA. Management of chylothorax after thoracoscopic splanchnicectomy［J］. J Laparoendosc Adv Surg Tech A，1999，9（3）：273-276.

Luigi Pugliese，Andrea Peri，Emma Cavazzi，Andrea Pietrabissa

译者：马锴　校对：王天宝

第十章

微创胆汁转流术

一、引言

高达85%的胰腺癌患者失去手术切除的机会，其5年生存率低于5%。因此，大部分胰腺癌患者只得接受姑息治疗。梗阻性黄疸是胰头癌最常见的表现，见于70%的患者；其他需要缓解的症状还包括严重的持续性腹痛和全身瘙痒[1]。

对于无法切除的癌症导致的胆道梗阻，理想的姑息治疗方法必须具备较低的治疗相关死亡率、对黄疸的长期缓解极少再需要进一步的干预措施，以最小的身体创伤、快速康复和高成功率的症状缓解来达到最有效地保留和恢复患者生活质量的最终目的[2]。胆道减压可通过介入手术（内镜下支架置入术和经皮穿刺置管引流）或旁路手术来完成，它们均可减少早期和晚期并发症。决定行胆道支架或旁路手术取决于几个因素，包括预期寿命、安全性和患者的意愿。由多学科组建的团队综合分析患者的临床资料对于确定每位患者的最佳治疗方式至关重要，也有助于深入了解梗阻部位、风险因素。

旁路手术或支架置入术的适用范围由如下情况决定：体力状态差或疾病晚期的患者接受"最后的"胆管内支架置入术比较合适，这可最大限度地减少住院时间和费用；相反地，那些手术风险低、体力状况良好和无转移癌的预期存活率较高的患者，经仔细筛选出来后应考虑旁路手术[3-4]。

如果能及早实施胆汁转流手术，不管是拟行保守治疗还是行手术治疗的患者，后续都可能最大限度地避免有创治疗，从而降低整体成本并减少住院时间。由于开放手术中采用的原则在微创手术中同样适用，微创胆汁转流手术结合了手术和保守治疗的优点：较低的并发症发生率、较短的恢复时间及较低的黄疸复发风险。已有学者提议，当腹腔镜下分期认为肿瘤不可切除并且获得冰冻切片确认（如果必要的话）的情况下，胆汁转流手术可在腹腔镜下同期进行。此外，腹腔镜下缓解远端胆道恶性梗阻的手术也可以在内镜或经皮治疗失败的患者中进行[2, 4]。

无论是通过开放还是微创的方式，在姑息性胆汁转流手术中增加预防性胃旁路术似乎不会增加并发症发生率或死亡率[5]。

二、微创胆汁转流术

1. 总则

无论采用何种手术路径，如果计划行微创胆汁转流术，充分暴露是安全解剖肝门必不可少的步骤。因此，要牵拉好肝脏，打开小网膜囊，往下推压十二指肠胰腺区域。肝十二指肠韧带的结构通常可以通过视诊和触诊来识别，特别是胆道支架置入后就更加容易判断。然而，若有疑惑，术中超声可提供帮助。游离胆管时应注意避免过度剥离周围组织，以保留胆管的血液供应。

实施有效而通畅的胆道吻合应遵循的基本原则包括保留足够的血供、避免张力过高、黏膜与黏膜对合良好、宽而通畅的吻合口及精确的对位缝合[6-7]。应使用单股细纤维可吸收材料进行单层缝合，正常胆管使用4-0/5-0缝线，较粗的胆管选择3-0/4-0缝线，以避免与不可吸收缝线相关的胆总管结石的形成。应避免大面积缝合以保持血液供应。根据暴露情况和胆管口径，间断或双层连续缝合都可安全使用。

2. 患者术前准备

在麻醉期间常规预防性静脉使用广谱抗生素，抗生素的使用可能需要持续到术后数天。低分子肝素在术后阶段需要常规给药。术中还应采用间歇式充气设备压迫下肢。

3. 患者体位与穿刺孔定位

（1）常规腹腔镜手术。

患者取头高仰卧位，使用可塑型软沙袋，将四肢分开。术者站在患者双腿之间，手术入路可采用4或5个穿刺孔的方法（图10-1a）。建立平均压力为12 mmHg的气腹。

（2）单切口腹腔镜手术。

很少有文献报道单切口腹腔镜下行胆道旁路手术，这是由技术上的困难造成的[8]。患者体位和术者站位与上述多孔的腹腔镜手术相同。脐部切口可用于套管的置入（图10-1b）。

（3）机器人手术。

患者取20°头高脚低位（反Trendelenburg体位）。术者在操控台，腹腔镜手术医生站在患者双腿之间。通常采用5个穿刺点的入路方式（图10-1c）。

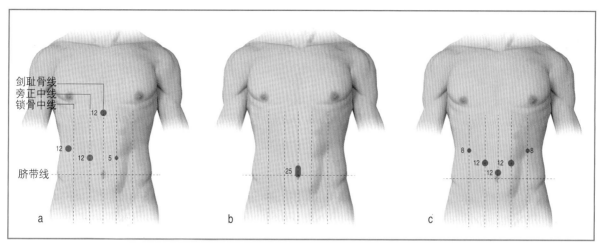

图10-1　根据所采取的术式进行定位

a. 常规腹腔镜手术：第一个12 mm的穿刺孔在右侧旁正中线、脐上3～4 cm的位置；在同一横线上、左侧旁正中线取5 mm穿刺孔，在右缘肋下取12 mm穿刺孔；另一个12 mm穿刺孔定位于上腹部剑突下；b. 单切口腹腔镜手术：通过一个长2.5 cm、脐上或脐中的纵切口，可以相互独立放置3个穿刺套管（10 mm、5 mm和12 mm），此外，单孔术式亦可采用这个切口；c. 机器人手术：第一个12 mm穿刺孔定位在脐上，两个12 mm穿刺孔定位在脐上方5 cm水平线与左、右旁正中线的交点处；另外两个8 mm穿刺孔定位在两侧锁骨中线与肋缘下的交点处。

4. 手术步骤

（1）胆总管十二指肠吻合术。

为进行胆总管十二指肠吻合术，应充分游离十二指肠，可能需要 Kocher 和 Cattell 手法以避免吻合口存在任何张力。行胆总管十二指肠侧侧或端侧吻合因胆管大小而异，但应尽力避免狭窄和胆管炎的发生。

若胆总管扩张，可采用单层双线连续缝合的方法行胆总管十二指肠吻合术。为使术者可以完成最后的打结操作，连续缝合的理想缝线长度为15 cm[9]；然而，也可安全使用带有可吸收夹子的特殊缝线，从而避免了打结并缩短手术时间。我们通常使用PDS Ⅱ Suture Endo-Clip 3.0 with Absolok Plus（Ethicon，Somerville，NJ，USA），以获得满意的效果。

对于较小的胆总管，应选间断缝合。在这种情况下，使用10 cm缝线[9]。胆管断端的后壁缝合可暂不打结收拢，这种权宜之计有助于改善吻合口的牵拉、显露和定位问题。

在连续或间断缝合时，均应从后壁开始做吻合。在间断缝合中，从管腔内进针并独立放置，最后按顺序逐一打结并剪断缝线。后壁吻合完成后，在距离先前缝线约3 mm处纵向切开十二指肠，并使用连续或间断缝合的方法完成前壁吻合。

（2）胆总管空肠吻合术。

胆总管空肠吻合术很可能是施行次数最多的胆道旁路手术，它是由壶腹周围癌或晚期胰头癌所致恶性远端胆管狭窄的理想术式。

如同胆总管十二指肠吻合术，选择行侧侧或端侧胆总管空肠吻合术取决于胆管的大小，并须遵循相同的原则以建立通畅且有效的吻合口。在端侧吻合中，如果胆总管较小，可在其前壁做纵向切口以扩大口径。此外，切开胆总管和胆囊管之间的共同管壁可获得足够大的吻合口径。

空肠袢应在 Treitz 韧带15～20 cm以远处切断，横断可使用内镜下切割闭合器进行。对良性病变，一些学者推荐经结肠后上提空肠袢。对于恶性肿瘤或肥胖患者，则经结肠前进行[2]。如果选择经结肠系膜的途径，需要小心避免肠系膜压迫空肠袢而影响后者血供。同时，结肠系膜的裂口不应做得过大，以免形成 Petersen's疝，发生这种情况将会带来较多并发症且伴随着一定的死亡率。

根据胆管的大小和断端的伸展长度，参照上述基本原则，视情况可选用侧侧或端侧吻合[2]（图10-2）。在胆总管断端后壁与相应空肠袢位点留置缝线暂不打结的吻合策略，是行之有效的方法。

一旦后壁吻合完成，空肠袢相应开口应明显小于胆管开口，因肠管开口易于扩大。若胆总管较细，可在吻合口处置入非固定的硅胶支架防狭窄。留置一根Voelcker引流管向体外分流胆汁以保护吻合口。最后，可将空肠袢固定在肝门板上，以避免吻合口存在任何张力。

若采用双通道吻合法，空肠吻合应在距离胆道旁路处40～60 cm以远处进行[2]。当采用Roux-en-Y重建术时，通常使用内镜切割闭合器进行侧侧顺蠕动机械吻合，使用3-0聚对二氧环己酮缝线双层连续缝合关闭肠管共同开口。

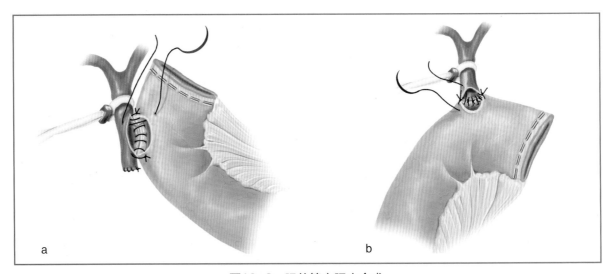

图10-2　胆总管空肠吻合术

a. 侧侧胆管空肠吻合术；b. 端侧胆管空肠吻合术，若胆总管扩张，吻合口后壁可用3-0聚对二氧环己酮缝线行单层半连续缝合。

（3）肝管空肠吻合术。

在进行肝管空肠吻合术之前，术中胆道造影和/或腹腔镜超声检查有助于鉴别胆道解剖变异，因此应考虑应用之。

如果肝管的吻合与肝门距离较远，则该手术与前述的胆总管空肠吻合术并无差异（图10-3a）。相反，对靠近肝门或涉及肝门分支的胆汁转流则需要特定的手术方式，如Hepp-Couinaud方法所述，左、右肝管仍有交通，为了构建足够宽的吻合口，可以松解下拉肝门板以接近左肝管开口，然后在左肝管前壁纵行切开以便行侧侧吻合（图10-3b）[10]。此外，可以方便地斜行切断左、右肝管汇合点，以获得足够的管径来进行适宜的吻合。

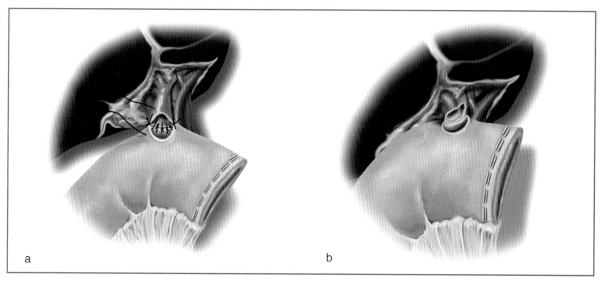

图10-3　肝管空肠吻合术

a. 肝管空肠端侧吻合术可采用3-0聚对二氧环己酮缝线单层双向连续缝合；b. 肝管空肠侧侧吻合术可根据 Hepp-Couinaud 方法纵行切开左肝管。

（4）胆囊空肠吻合术。

胆囊空肠吻合术是一种主要针对预期寿命较短的恶性肿瘤患者的姑息性手术。术前放射学评估胆囊管的通畅性是必不可少的，胆囊管汇入胆总管处应位于梗阻上方至少1 cm处[2]。这类胆肠转流通常在胆囊底部和空肠袢之间进行，经结肠前途径，如前述。空肠袢通常用沿长轴的前后两针缝合固定于胆囊，再行纵向切开。用吻合器或单层缝合，做长为2~3 cm的侧侧吻合口[2]。

5. 手术并发症

如果吻合的胆管较细，在吻合口狭小或癌症复发的情况下，可能发生转流胆道的梗阻。胆管或肠袢的供血不足时，可能发生愈合延迟或胆漏，这可能由吻合口处张力过大所致。复发性黄疸通常与肿瘤增大或复发有关。胆管炎通常与吻合口肠液反流有关。如果发生上述并发症，应考虑选择内镜或放射介入的干预措施以对胆道进行减压。

三、微创介入胆汁转流

1. 一般注意事项

主要的非手术胆汁引流方法是内镜逆行胰胆管造影（endoscopic retrograde cholangiopancreatography，ERCP）支架植入术和经皮经肝胆管引流术（percutaneous transhepatic biliary drainage，PTBD）。通常ERCP用于胆总管的远端梗阻，而PTBD则在近端胆道梗阻，以及由于解剖和/或技术原因无法进行ERCP时使用。两种方法的成功率相当，在死亡率方面二者无显著差异[11-12]。

通常，这两种手术都是在患者清醒、镇静的状态下进行的，因此使用缓解疼痛的镇痛药需要个体评估。由于这类有创性操作在有淤胆的被废用的胆管中进行，因此仍需给予足量的广谱抗生素以防止胆管炎和严重败血症的发生。

2. 操作步骤

（1）ERCP支架植入术。

70% 的胰腺癌患者会发生梗阻性黄疸，在这些病例中胆管梗阻大多位于远端，因此大多数患者可接受 ERCP 支架植入术。该手术的主要优点为没有任何经皮入路或体外引流系统。

手术的绝对禁忌证为出血倾向或出血性疾病，胃肠道梗阻（如咽部、食管）；相对禁忌证为活动性急性胰腺炎、严重心肺合并症和无法接近乳头/壶腹区域（如狭窄/十二指肠浸润伴解剖结构变形、既往上消化道 Roux-en-Y 吻合手术史）。

因ERCP可能采集到样本进行活检和/或行组织学检查，所以有时也可明确梗阻的水平和性质。利用柔软的十二指肠镜到达乳头区，在导丝引导下进入乳头，置入胆管套管，内镜下切开括约肌，荧光镜下逆行胆管造影。一旦发现胆道狭窄的部位并完成一个或多个支架的放置后，可以解决大多数病例的梗阻问题。塑料支架（即聚乙烯内假体）已使用数十年，尽管成本较低，但梗阻常在3~6个月以内复发。因此，自膨式金属支架的使用次数越来越多[5]。对于所有在完整和详尽的肿瘤分期明确之前接受 ERCP 的患者，在明确治疗决策之前，使用短的自膨式金属支架是最佳的临床选择和最经济合理的策略，这样做不会妨碍后续胰十二指肠切除术等外科干预或再次行ERCP支架植入术置入较长的、不同类型支架[13]。

与ERCP支架植入术相关的主要并发症为出血、胆管炎、胰腺炎和胃肠道穿孔。

（2）PTBD。

PTBD主要用于近端胆道狭窄和/或由于技术或解剖无法进行内镜引流的情况，也是一种非侵入性引流手段。

手术的绝对禁忌证之一是无法纠正的出血倾向；相对禁忌证包括：INR>1.5，血小板计数低于50 000/mL，腹水和多发性肝囊肿和/或其他肝脏病变导致无法获得足够的超声窗。

在 PTBD 过程中，为了降低意外损伤血管的风险，在超声引导下用 18 号针头在肝缘进行穿刺，直至到达扩张的胆道分支。随后将亲水性导丝（通常为 0.035 in）插入胆道分支中，到达既定部位可通过导丝插入胆道引流管。在整个手术过程中，通过给予水溶性造影剂和透视检查获得胆管造影图像，可清楚了解胆道树状分支结构，从而评价狭窄的程度、水平以及是否存在解剖异常。

即使采用经皮的方式，也可允许置入一个或多个自膨式金属支架，而塑料支架的适应证有限，后者主要用于淋巴瘤所致的良性狭窄病例。

在单一胆管外引流的情况下，入路位置的选择通常取决于术者的个人判断，因为右侧入路（肋下或肋间）或左侧入路（剑突下）各有利弊。事实上，从左侧进入胆道树在技术上通常更容易，患者耐受良好，因其导管渗漏的发生率较低，也是生存期长或腹水病例的优选。相反，右侧入路在技术上更困难，并发症风险更高，但更高效，因其可使更多肝段胆管得以引流。

为了在解剖上重建胆道树，可以优选 T 形支架植入术，其优势是确保通过单一经皮通路引流左、右两个肝叶。基于同样的目的，也可以实施 Y 形支架植入术，但需要操作有颇多困难的左、右双侧手术入路。

与 PTBD 相关的轻微并发症为疼痛、导管渗漏，严重并发症包括导致败血症的急性胆管炎（可能致命）、胆汁性腹膜炎、出血和胰腺炎。在右侧肋间通路的情况下，也可能发生胸腔积液和/或气胸，而且该入路常发生导管移位[11-12]。

参考文献

［1］GENTILESCHI P，KINI S，GAGNER M．Palliative laparoscopic hepatico-and gastrojejunostomy for advanced pancreatic cancer［J］．JSLS，2002，6（4）：331-338．

［2］TOUMI Z，ALJARABAH M，AMMORI BJ．Role of the laparoscopic approach to biliary bypass for benign and malignant biliary diseases：a systematic review［J］．Surg Endosc，2011，25（7）：2105-2116．

［3］BLISS LA，ESKANDER MF，KENT TS，et al．Early surgical bypass versus endoscopic stent placement in pancreatic cancer［J］．HPB（Oxford），2016，18（8）：671-677．

［4］BERTI S，FERRARESE A，FELEPPA C，et al．Laparoscopic perspectives for distal biliary obstruction［J］．Int J Surg，2015，21（1）：S64-S67．

［5］HÜSER N，MICHALSKI CW，SCHUSTER T，et al．Systematic review and meta-analysis of prophylactic gastroenterostomy for unresectable advanced pancreatic cancer［J］．Br J Surg，2009，96（7）：711-719．

［6］WINSLOW ER，FIALKOWSKI EA，LINEHAN DC，et al．"Sideways"：results of repair of biliary injuries using a policy of side-to-side hepatico-jejunostomy［J］．Ann Surg，2009，249（3）：

426-434.

[7] TAYLOR BR, LANGER B. Procedures for benign and malignant biliary tract disease. In: Souba WW, Fink MP, Jurkovich GJ, et al. (eds) ACS Surgery: principles and practice [M]. New York: WebMD Professional Publishing, 2005.

[8] YU H, WU S, YU X, et al. Single-incision laparoscopic biliary bypass for malignant obstructive jaundice [J]. J Gastrointest Surg, 2015, 19 (6): 1132-1138.

[9] CROCE E, OLMI S. Intracorporeal knot-tying and suturing techniques in laparoscopic surgery: technical details [J]. JSLS, 2000, 4 (1): 17-22.

[10] HEPP J, COUINAUD C. Approach to and use of the left hepatic duct in reparation of the common bile duct [J]. Presse Med, 1956, 64 (41): 947-948.

[11] VAN DELDEN OM, LAMÉRIS JS. Percutaneous drainage and stenting for palliation of malignant bile duct obstruction [J]. Eur Radiol, 2008, 18 (3): 448-456.

[12] CHANDRASHEKHARA SH, GAMANAGATTI S, SINGH A, et al. Current status of percutaneous transhepatic biliary drainage in palliation of malignant obstructive jaundice: a review [J]. Indian J Palliat Care, 2016, 22 (4): 378-387.

[13] CHEN VK, ARGUEDAS MR, BARON TH. Expandable metal biliary stents before pancreaticoduodenectomy for pancreatic cancer: a Monte-Carlo decision analysis [J]. Clin Gastroenterol Hepatol, 2005, 3 (12): 1229-1237.

Stefano Berti, Andrea Gennai, Elisa Francone

译者: 朱恒梁　校对: 王天宝

第十一章
微创胃旁路术

一、引言

胃出口梗阻是进展期上消化道恶性肿瘤患者的常见并发症，发生率在胰腺癌患者中为15%～20%[1]。胃出口梗阻的症状包括反流、恶心、呕吐、腹胀（严重可致梗阻）、脱水和随之而来的营养不良状况，严重影响患者的生活质量，降低患者接受药物治疗的预期效果[2]。

许多胰腺癌患者在诊断时即表现为全身机能受损，伴有严重的体重下降和营养不良，这将导致与疾病或治疗相关的并发症。一些病例研究显示，高达75%～85%的无法切除胰腺癌是由于存在远处转移或有包绕了主要血管的局部晚期表现[3]。即使在肿瘤潜在可切除的病例中，仍有25%～35%的患者术中发现无法切除[4]。因此，大量的胰腺癌患者的预期生活质量很差。实际上，肿瘤不可切除的患者自诊断时起，中位生存期估计仅为4～6个月[5]。在这种情况下，缓解症状和维持可接受的生活质量至关重要。

理想的姑息治疗方法对患者的影响较小，相关的并发症发生率和死亡率均较低，尽早让患者进食从而可缓解他们的不适症状[6]。

二、姑息治疗策略

传统认为，外科胃空肠吻合术是缓解壶腹周围癌患者胃出口梗阻的金标准[7]，但在近10年中，内镜自膨式金属支架（self-expandable metallic stents，SEMS）成了一种有效的且创伤较小的替代方法并逐渐普及[8-11]。

多个病例队列研究证明，SEMS是一种安全有效的缓解疼痛的替代方法。Dormann等报道包含超600例患者的系统评价显示，SEMS技术的成功率达到97%，患者口服进食的临床缓解率亦有87%[12]。然而，一些比较外科胃空肠吻合术与SEMS的随机对照试验却得出了相反的结论，两项研究支持SEMS，而另一项却显示外科胃空肠吻合术更优[14]。此外，内镜下的SEMS虽具有住院时间短、近期缓解症状迅速且有效等优点，但远期的支架堵塞或移位发生率却不容忽视[15]。内镜治疗后在剩余寿命期间，患者还需要反复检查及入院，特别是对预期寿命相对较长的患者而言更是如此，其对医疗费用及患者的总体生活质量的影响仍有待评估。

目前只有很少的文献比较开放手术和腹腔镜胃空肠吻合术，以及腹腔镜胃空肠吻合术和SEMS。多个病例队列研究均证明腹腔镜胃空肠吻合术安全有效[16-17]，并且与开放手术相比，该方法具有术中失血量少、手术相关并发症发生率低、进食时间早及住院时间短等优势[17-20]。尽管Navarra等报道的随机对照试验的每组样本量仅为12例，但其证实了除住院时间短以外的上述所有优势[21]。虽然文献报道腹腔镜手术具有不可忽视的中转开腹率，但相关文献来源均较久远。

总而言之，腹腔镜手术具有微创的一系列优点，这也正是姑息手术所需要的。同样可以推测，与标准的开放手术相比，在可切除的胰腺手术中，腹腔镜手术可能会降低胃空肠吻合的经济成本[22-23]。表11-1比较了主要研究中开放手术和腹腔镜胃空肠吻合术治疗恶性胃出口梗阻的临床结局。

表11-1　比较针对恶性胃出口梗阻行开放和腹腔镜胃空肠吻合术的主要研究

作者		Navarra等[21]	Al-Rashedy等[18]	Mittal等[20]	Choi YB[17]	Bergamaschi 等[19]
发表年份		2006	2005	2004	2002	1998
研究类型		RCT	RCC	RCM	RCM	RCC
样本量	开放组	12	12	16	10	22
	腹腔镜组	12	15	14	10	9
出血量		腹腔镜组优势	腹腔镜组优势	无报道	无报道	腹腔镜组优势
并发症		腹腔镜组优势	腹腔镜组优势	腹腔镜组优势	腹腔镜组优势	无报道
恢复进食时间		腹腔镜组优势	无报道	腹腔镜组优势	腹腔镜组优势	无报道
住院时间		无区别	腹腔镜组优势	腹腔镜组优势	腹腔镜组优势	腹腔镜组优势

RCT：randomized controlled trial，随机对照试验；RCC：retrospective case-control，回顾性病例对照研究；RCM：retrospective case-matched，回顾性病例匹配研究。

Mehta等[13]采用前瞻性随机对照研究的方法比较行腹腔镜胃空肠吻合术与内镜下放置SEMS治疗恶性胃出口梗阻的疗效，发现SEMS更具优势，但该研究纳入的患者人数过少是其最大的缺陷。表11-2比较了主要研究中针对恶性胃出口梗阻给予SEMS治疗与行腹腔镜胃空肠吻合术的临床结局。

表11-2　比较针对恶性胃出口梗阻给予SEMS治疗与行腹腔镜胃空肠吻合术的主要研究（无长期随访数据）

作者		Mehta等[13]	Mittal等[20]
发表年份		2006	2004
研究类型		RCT	RCM
样本量	SEMS组	13	16
	腹腔镜组	14	14
出血量		无报道	无报道
并发症		SEMS组优势	SEMS组优势
恢复进食时间		无报道	SEMS组优势
住院时间		SEMS组优势	SEMS组优势

SEMS：self-expandable metallic stents，自膨式金属支架；RCT：randomized controlled trial，随机对照试验；RCM：retrospective case-matched，回顾性病例匹配研究。

预防性胃空肠吻合术在不可切除的壶腹周围癌患者中的作用仍存在争议。已发表的相关荟萃分析结果显示，在进行计划性根治切除的病例中，探查发现不可切除而行预防性胃空肠吻合术可有效降低远期胃出口梗阻的发生率且不增加手术并发症率[24]。因此，即使无法延长生存期，在原计划根治切除而探查无法切除的壶腹周围癌患者中，仍应行预防性胃空肠吻合术。2016年，Cochrane数据库发表了一项系统性回顾性研究，其旨在评估腹腔镜探查在CT评估胰腺癌和壶腹癌根治性可切除病例中的效用。该系统性回顾纳入了16项研究，共1 146例患者，结果发现诊断性腹腔镜活检及可疑结节病理检查，可避免21%的原计划剖腹根治性手术[25]。因此，在术前评估可切除或临界可切除的壶腹部周围癌患者中，诊断性腹腔镜探查是一项有效的方法。在此种情况下，一旦探查发现肿瘤无法切除，腹腔镜胃空肠吻合术势在必行。

此外，应考虑到局部进展期患者的预期寿命较远处转移患者长，较长的生存时间很可能超过SEMS的通畅时间，从而导致患者反复入院，这将让SEMS住院时间较短的优势消失殆尽。目前在临床实践中引入新的治疗方案，例如FOLFIRINOX，一项随机实验证明，该方案可以将转移性胰腺癌患者的中位生存期延长至11个月[26]，而蛋白结合型紫杉醇可提高接受外科姑息性手术患者的比例[27]。实际上，正如SUSTENT前瞻性随机研究报道的那样，胃空肠吻合术较内镜SEMS可提供更好的长期临床效果[15]。

总而言之，最佳的姑息治疗策略选择必须根据患者个体病情而定：SEMS可能是一般情况较差且理论上预期寿命较短患者的最佳选择；手术，尤其是腹腔镜手术，适用于预期寿命较长，尤其是在手术探查中发现无法切除肿瘤的患者。

三、个人经验和手术技巧

2011年1月至2016年12月，在意大利那不勒斯的洛雷托·努沃医院（Loreto Nuovo Hospital），笔者对14例恶性胃出口梗阻和胰腺癌患者进行了腹腔镜结肠前胃空肠顺蠕动吻合术。手术适应证如下：无全身系统性疾病，腹腔镜探查后评估为无法切除（腹腔镜下超声发现大血管包绕，格林森鞘内的肝转移，早期的腹膜转移）；临界可切除的胰腺癌患者，伴有轻度胃出口梗阻，并计划接受新的辅助治疗。

主要的手术技巧如下：

全身麻醉后放置胃管，如有幽门梗阻并食物潴留的情况应在术前洗胃。取平卧分腿，反Trendelenburg体位（头高脚低位），采用开放进腹法，将钝的操作套管置于脐部后，维持12 mmHg气腹压。腹腔镜观察下放置另外的4～5枚操作套管，套管位置的选择要充分考虑到患者的个体解剖差异和腹部操作需求，以形成三角形操作关系。至少需一枚直径为10～12 mm的套管，以允许使用腹腔镜直线切割缝合器行胃空肠吻合术。

首先进行腹腔镜探查，应明确胃和大网膜具有足够的可移动性，以确保拟吻合的部位没有肿瘤侵犯。然后打开胃结肠韧带，将大网膜牵向头侧，暴露空肠第一个肠祥（该肠祥可轻松拉至胃而无张力）。在结肠前将该肠祥与胃大弯顺蠕动并排放置，并至少缝合2针以固定。拟吻合部位应与肿瘤保持足够的距离，用电动器械在空肠壁和胃壁上各切两个小切口。将45 mm或60 mm的腹腔镜直线切割缝合器的一条臂伸入胃腔，另一条臂伸入空肠腔，闭合并激发切割缝合器。直视下观察吻合口，评估吻合口是否通畅并检查是否有出血。残余的共同开口可以使用可吸收线连续缝合关闭，也可更换切割缝合器钉仓再次激发关闭。吻合完成后，可采用充气法或胃管中注入稀释的亚甲蓝溶液来测试吻合口的通畅性并行测漏实验。胃管可放置在胃空肠吻合口远端起到支架的作用，保持胃空肠吻合口通畅。

所有病例均没有术中并发症，平均住院时间为6天（4～15天），失血量平均为90 mL（40～180 mL），无重大并发症。一名患者术后出现肺炎，经抗生素治疗后痊愈；另一例出现穿刺孔感染，经换药后愈合。两名患者出现胃排空障碍的症状。除上述2名患者外，其余患者症状均得到了缓解。恢复流质饮食的平均时间为4天（3～7天）。

参考文献

[1] LOPERA JE, BRAZZINI A, GONZALES A, et al. Gastroduodenal stent placement: current status [J]. Radiographics, 2004, 24（6）: 1561-1573.

[2] SCHMIDT C, GERDES H, HAWKINS W, et al. A prospective observational study examining quality of life in patients with malignant gastric outlet obstruction [J]. Am J Surg, 2009, 198（1）: 92-99.

［3］BRIMHALL B，ADLER DG. Enteral stents for malignant gastric outlet obstruction［J］. Gastrointest Endosc Clin N Am，2011，21（3）：389-403.

［4］GHANEH P，SMITH R，TUDOR-SMITH C，et al. Neoadjuvant and adjuvant strategies for pancreatic cancer［J］. Eur J Surg Oncol，2008，34（3）：297-305.

［5］SIEGEL RL，MILLER KD，JEMAL A. Cancer statistics［J］. CA Cancer J Clin，2015，65（1）：5-29.

［6］WHO-WORLD HEALTH ORGANIZATION. Cancer pain relief and palliative care. Report of a WHO Expert Committee［J］. World Health Organ Tech Rep Ser，1990，804：1-75.

［7］LILLEMOE KD，CAMERON JL，HARDACRE JM，et al. Is prophylactic gastrojejunostomy indicated for unresectable periampullary cancer? A prospective randomized trial［J］. Ann Surg，1999，230（3）：322-328.

［8］MAETANI I，AKATSUKA S，IKEDA M，et al. Self-expandable metallic stent placement for palliation in gastric outlet obstructions caused by gastric cancer：a comparison with surgical gastrojejunostomy［J］. J Gastroenterol，2005，40（10）：932-937.

［9］MAETANI I，TADA T，UKITA T，et al. Comparison of duodenal stent placement with surgical gastrojejunostomy for palliation in patients with duodenal obstructions caused by pancreaticobiliary malignancies［J］. Endoscopy，2004，36（1）：73-78.

［10］DEL PIANO M，BALLARE M，MONTINO F，et al. Endoscopy or surgery for malignant GI outlet obstruction?［J］Gastrointest Endosc，2005，61（3）：421-426.

［11］ESPINEL J，SANZ O，VIVAS S，et al. Malignant gastrointestinal obstruction：endoscopic stenting versus surgical palliation［J］. Surg Endosc，2006，20（7）：1083-1087.

［12］DORMANN A，MEISNER S，VERIN N，et al. Self-expanding metal stents for gastroduodenal malignancies：systematic review of their clinical effectiveness［J］. Endoscopy，2004，36（6）：543-550.

［13］MEHTA S，HINDMARSH A，CHEONG E，et al. Prospective randomized trial of laparoscopic gastrojejunostomy versus duodenal stenting for malignant gastric eutflow obstruction［J］. Surg Endosc，2006，20（2）：239-242.

［14］FIORI E，LAMAZZA A，VOLPINO P，et al. Palliative management of malignant antro-pyloric strictures. Gastroenterostomy vs. endoscopic stenting. A randomized prospective trial［J］. Anticancer Res，2004，24（1）：269-271.

［15］JEURNINK SM，STEYERBERG EW，VAN HOOFT JE，et al. Dutch SUSTENT Study Group. Surgical gastrojejunostomy or endoscopic stent placement for the palliation of malignant gastric outlet obstruction（SUSTENT study）：a multicenter randomized trial［J］. Gastrointest Endosc，2010，71（3）：490-499.

［16］ZHANG LP，TABRIZIAN P，NGUYEN S，et al. Laparoscopic gastrojejunostomy for the treatment of gastric outlet obstruction［J］. JSLS，2011，15（2）：169-173.

［17］CHOI YB. Laparoscopic gastrojejunostomy for palliation of gastric outlet obstruction in unresectable gastric cancer［J］. Surg Endosc，2002，16（11）：1620-1626.

［18］AL-RASHEDY M，DADIBHAI M，SHAREIF A，et al. Laparoscopic gastric bypass for gastric outlet obstruction is associated with smoother，faster recovery and shorter hospital stay compared with open surgery［J］. J Hepatobiliary Pancreat Surg，2005，12（6）：474-478.

［19］BERGAMASCHI R，MÅRVIK R，THORESEN JE，et al．Open versus laparoscopic gastrojejunostomy for palliation in advanced pancreatic cancer［J］．Surg Laparosc Endosc，1998，8（2）：92-96．

［20］MITTAL A，WINDSOR J，WOODFIELD J，et al．Matched study of three methods for palliation of malignant pyloroduodenalobstruction［J］．Br J Surg，2004，91（2）：205-209．

［21］NAVARRA G，MUSOLINO C，VENNERI A，et al．Palliative antecolic isoperistaltic gastrojejunostomy：a randomized controlled trial comparing open and laparoscopic approaches［J］．Surg Endosc，2006，20（12）：1831-1834．

［22］LIMONGELLI P，BELLI A，RUSSO G，et al．Laparoscopic and open surgical treatment of left-sided pancreatic lesions：clinical outcomes and cost-effectiveness analysis［J］．Surg Endosc，2012，26（7）：1830-1836．

［23］LIMONGELLI P，VITIELLO C，BELLI A，et al．Costs of laparoscopic and open liver and pancreatic resection：a systematic review［J］．World J Gastroenterol，2014，20（46）：17595-17602．

［24］HUSER N，MICHALSKI CW，SCHUSTER T，et al．Systematic review and meta-analysis of prophylactic gastroenterostomy for unresectable advanced pancreatic cancer［J］．Br J Surg，2009，96（7）：711-719．

［25］ALLEN VB，GURUSAMY KS，TAKWOINGI Y，et al．Diagnostic accuracy of laparoscopy following computed tomography（CT）scanning for assessing the resectability with curative intent in pancreatic and periampullary cancer［J］．Cochrane Database Syst Rev，2013，11（11）：CD009323．

［26］CONROY T，DESSEIGNE F，YCHOU M，et al．PRODIGE Intergroup．FOLFIRINOX versus gemcitabine for metastatic pancreatic cancer［J］．N Engl J Med，2011，364（19）：1817-1825．

［27］VON HOFF DD，ERVIN T，ARENA FP，et al．Increased survival in pancreatic cancer with nab-paclitaxel plus gemcitabine［J］．N Engl J Med，2013，369（18）：1691-1703．

Andrea Belli，Giulio Belli

译者：刘剑文　校对：王天宝

第十二章

慢性胰腺炎的微创治疗

一、引言

慢性胰腺炎（chronic pancreatitis，CP）传统外科治疗首选开放手术，因为需要在手术中进行细致的解剖和消化道重建。20世纪80年代腹腔镜技术的出现，为手术带来了变革。1994年，Gagner和Pomp完成首例CP保留幽门的腹腔镜胰十二指肠切除术（laparoscopic pancreatoduodenectomy，LPD），但患者因术后并发胃瘫而留院观察30天[1]。在Cuschieri等人的一项5例CP腹腔镜胰体尾切除术和脾切除术的系列报道中，腹腔镜手术在改善术后患者状况和缩短住院时间方面均具有优越性，且无严重并发症[2]。在初期受阻之后，腹腔镜胰腺手术逐渐成熟。目前在一些大的中心，腹腔镜已常规用于胰腺切除和消化道重建等手术，并发症发生率和死亡率与开放手术相当[3]。与开放手术相比，腹腔镜手术具有一系列优势，包括切口较小、失血少、术后疼痛轻、功能恢复快及住院时间短。

近些年，机器人被应用于腹腔镜手术，增加了双眼三维视觉、调节缩放比例、消除震颤等功能，并在医生控制台界面的人体工程学方面进一步改进，减少了外科医生术中疲劳，进而重新定义了微创外科的内涵。但良性胰腺疾病（如CP）的微创外科治疗资料有限，主要是因为大多数外科医生仍然倾向于通过开放手术来处理此类疾病。已有大量的研究开始比较开放手术和腹腔镜手术在良、恶性胰腺疾病治疗中的疗效，这将有助于深入了解CP微创治疗的应用价值。

CP过去被定义为"胰腺的持续性炎症性疾病，其特征是不可逆的形态学改变，通常引起疼痛和/或永久性功能丧失"[4]。本章将着重介绍传统腹腔镜手术和机器人辅助的腹腔镜手术，并将它们与开放手术进行比较，具体方法包括切除、引流及引流联合切除手术。

二、微创全胰切除术和自体胰岛移植术

微创全胰切除术（total pancreatectomy，TP）和自体胰岛移植（auto islet transplantation，AIT）的主要适应证是CP导致的经药物、内镜及手术治疗失败难治性、顽固性疼痛[5]。由于

这种手术的创伤大且手术相关并发症发生率高，因此很少开展，鲜有微创手术的报道。它仅适用于无糖尿病且胰腺导管细小的患者[6]。机器人辅助技术的加入使得血管解剖和重建更加精准、安全。医学界已发表了一系列的大宗病例的研究报告，其中10例接受了机器人辅助TP，1例同时行AIT，10例中有3例患有CP。本研究证实了TP加或不加AIT均具有可行性和安全性[6]。此外，Galvani等人报道了一组6例CP患者接受机器人辅助TP加AIT，无术中并发症、无中转开放手术、无术后死亡及术后严重并发症[7]。

简而言之，手术方法如下[6]。放置7个腹腔镜Trocar，包括一个12 mm摄像头Trocar，3个8 mm机器人Trocar，一个用于自固定式肝脏牵开器的5 mm Trocar及两个（12 mm和5 mm）辅助Trocar。手术开始时，首先通过内侧和Kocher手法游离右半结肠和十二指肠。然后距Treitz韧带10 cm处切断空肠，在结肠前将远侧50 mm处空肠与胃缝合，以标记未来胃空肠吻合的位置。离断胃结肠韧带，进入小网膜囊，胃后壁从胰腺前表面分离。解剖肝门，使用机器人分离钩暴露肝总动脉（common hepatic artery，CHA）、胰腺上缘、胃十二指肠动脉（gastroduodenal artery，GDA）和胆总管（common bile duct，CBD）。为了减少进行AIT时的热缺血时间，GDA的横断要延迟到取出标本之前。常规TP术中GDA横断是用一个线状血管切割闭合器离断，保留残端，再用一个10 mm的夹子进一步固定。随后，使用线性切割闭合器横断CBD。

在单一TP中，用Endo GIA吻合器（Covidien，Boulder，CO，USA）将胰颈分开。对于TP联合AIT，为了保证胰岛细胞的量，应延迟切开胰颈部。与处理GDA相似，脾静脉（splenic vein，SV）和动脉（splenic artery，SA）暂不切断，直到标本取出时再予以离断，用血管吻合器将其横断。切开腹膜后外侧，暴露胰后间隙，包括SV、SA、胰体和胰尾。解离结肠脾曲，离断脾肾、脾胰韧带，完全游离整个胰脾复合体。然后将胰腺从肠系膜上静脉（superior mesenteric vein，SMV）和门静脉（portal vein，PV）中游离出来，通过分离胰十二指肠上、下血管，暴露肠系膜上动脉（superior mesenteric artery，SMA）。为了进行AIT，将胰腺自腹膜后游离。静脉注射肝素（50 IU/kg）。然后用血管吻合器按顺序切断SA、GDA、SV，以尽量减少热缺血的时间，最大限度地增加胰岛细胞的数量。保留SV残端，用以经14G导管注入胰岛细胞。然后使用内窥镜袋取回标本。之后，以连续缝合的方式行肝空肠端侧吻合术，创建"新十二指肠"。采用手工两层缝合方式，行结肠前胃空肠端侧霍夫迈斯特吻合术。最后，将胰岛细胞注入SV残端并缝合。

三、微创胰空肠端侧吻合术（改良Puestow术）

1954年，Duval发表了一篇论文阐述了复发性CP的胰尾空肠吻合术，以缓解CP患者胰管压力增加导致的顽固性疼痛[8]。这种手术通常适用于胰管阻塞或扩张的患者，机制即为引流可降低胰管压力。

Kurian和Gagner首先报道了5例施行腹腔镜胰空肠侧方吻合术（lateral pancreatojejunostomy，LPJ）的成功经验[9]。Tantia等人和Palanivelu等人发表了印度两个最大宗的腹腔镜LPJ报道，分别包括17例和12例患者。Tantia报道并发症发生率为11.8%，17例患者中1例出现了切口感染，1例出现了内疝并需要手术[10]。但Palanivelu的报道中死亡率和术后严重并发症发生率均为零，在中位随访期为4.4年的随访中，有10例（83.3%）患者疼痛完全缓解[11]。在Khaled等人发表的报道中，5例CP患者接受腹腔镜下LPJ，4例（80%）在为期14个月的随访中自述疼痛完全缓解，且无死亡病例[12-13]。相比之下，传统的开放LPJ并发症发生率高达25%，死亡率低于5%。一篇个案报道中，一名14岁特发性CP儿童行机器人辅助LPJ，无并发症发生，术后随访2年无症状[14]。

简要说明行机器人Puestow术的步骤如下。于脐上12 mm处置腹腔镜观察Trocar，左侧锁骨中线、腋前线及右侧锁骨中线8 mm处置机器人Trocar，三者恰位于肚脐水平偏上一点位置。右上腹腋前线5 mm Trocar用于放置胃牵开器。在右下腹和左下腹各放置一个5 mm和12 mm的腹腔镜Trocar，供站在两腿之间的腹腔镜助手使用。用LigaSure（Covidien，Boulder，CO，USA）广泛地打开小网膜囊，向前上方牵拉胃。用腹腔镜或机器人超声定位扩张的胰管。在其扩张最大的导管部分用机器人剪刀纵向打开，并根据需要用机器人分离钩向远、近侧延伸。创建Roux肠臂，打开结肠系膜，在距Treitz韧带20～30 mm处使用线性腹腔镜切割闭合器离断空肠，需确保Roux肠臂无张力到达胰腺。使用60 mm的线性吻合器，在距Roux肠臂断端约40 mm处行空肠侧侧吻合术，进而用两条4-0薇乔缝合线以连续缝合的方式关闭空肠共同开口。Roux肠臂通过结肠系膜切开处提至胰管切开处，使肠管断端朝向左侧脾脏。然后使用4-0或3-0 v-loc缝合线行Roux肠臂和开放的胰管吻合。然后用3-0丝线将Roux肠臂以间断缝合的方式固定在结肠系膜上，用3-0丝线缝合易于形成内疝的小肠系膜缺损处。引流管通常留置在靠近吻合口的小网膜囊内。

四、微创Frey术

实质上，微创Frey术是一种切除与引流相结合的混合手术。因此，它适用于严重胰头炎和/或肿块导致的胰管梗阻扩张的患者，胰管宽度大于8 mm表明有更高的手术成功率[15]。Tan等人分享了他们的中心经验，对9例患者进行了腹腔镜Frey手术，并与37例开放手术进行了比较。接受腹腔镜手术治疗的9例患者成功了7例，2例由于无法定位胰管而中转开放手术，1例发生术后出血。所有成功进行腹腔镜Frey手术的患者在3个月的随访中疼痛评分都有所降低[15]。

此外，Killburn等人也分享了他们的中心经验，4位接受腹腔镜Frey手术治疗的患者中，仅有1例发生了术后并发症，Clavein-Dindo评分为4a，患者因胰空肠吻合口漏合并出血而再次手术。6个月内，所有4名患者疼痛频率和疼痛评分均显著降低[16]。

与机器人LPJ手术类似，机器人Frey手术使用相同的Trocar布局。除了前述LPJ操作以外，胰管切开需跨胰颈向着胰头的右下方延伸。在这个水平上，必须先用2-0丝线在上、下方缝扎GDA，然后离断之。随后，使用能量设备向Wirsung管的后壁方向切取约1.5 g胰头实质，同时需保留距离十二指肠约0.5 cm的胰腺组织，以防止胆管损伤。小出血点可用4-0或5-0的缝线缝扎止血。然后按照Puestow手术步骤创建LPJ。

五、微创Beger术

微创Beger术是一种类似于微创Frey术的混合手术，但不同之处在于它适用于有胰头炎和/或肿块但不伴有胰管扩张或胰头肿大的患者。

关于腹腔镜Beger术的现有数据仅限于一例报告，该病例是一个胰头炎性肿块导致胰内胆总管狭窄的患者，采用"Berne改良"的腹腔镜Beger术。术后无并发症发生，5天后出院。在16个月的随访中，患者有轻度疼痛，口服阿片类药物用量降为术前三分之一[12]。

Khaled等人描述了"Berne改良"的腹腔镜Beger术[12]。首先用多条3-0薇乔线环行缝扎胰头部，以便在切除肿物时能更好地止血。然后用超声刀切除胰头肿块，直到遇到胰管，将其切开。之后打开胆管，将胆总管切开延伸至胰腺切缘附近。使用腔镜切割闭合器在Treitz韧带远端75 mm处离断空肠，随后在下游60 mm处行空肠侧侧吻合术。进而将Roux肠臂在结肠后经横结肠系膜裂孔提至胰腺处，行端侧LPJ，使用4-0 PDS缝合线进行单层全层连续缝合。

六、小结

在过去的十几年里，由于开放手术的并发症发生率和死亡率均相对较高，各种胰腺手术都有向微创手术转变的趋势。普通腹腔镜手术由于其二维成像技术、有限的器械运动范围和较差的人体工程学设计而具有一定的局限性[17]。相比之下，机器人手术具备各种技术优势，克服了这些限制，可进行细致的解剖和重建。然而，机器人手术需要极高的医疗成本，外科医生也需要跨越较为困难的学习曲线。

综上所述，在高度专业化的中心，传统的腹腔镜手术和机器人辅助的腹腔镜手术治疗CP均安全可行，尽管该结论是从有限和小规模的回顾性研究和病例报告中推断出来的（表12-1）。评价微创手术的疗效需要更大样本的深入研究。

表12-1　匹兹堡大学机器人治疗CP的经验

机器人手术类型	全胰切除术[6]	Frey术	Puestow术
患者数量	11	4	8
平均年龄/岁	42	46	42
性别（男性占比）	45%	100%	50%
平均BMI	25.67	25	20.7
平均LOS/d	10	6.5	8.4
胰瘘：n（%）[ISGPF分级]	0	1（25%）[B级]	1（12.5%）[A级]

BMI：body mass index，体质指数；LOS：length of stay，住院时间；ISGPF：International Study Group of Pancreatic Fistula，国际胰瘘研究小组。

参考文献

［1］GAGNER M, POMP A. Laparoscopic pylorus-preserving pancreatoduodenectomy［J］. Surg Endosc, 1994, 8（5）：408-410.

［2］CUSCHIERI A, JAKIMOWICZ JJ, VAN SPREEUWEL J. Laparoscopic distal 70% pancreatectomy and splenectomy for chronic pancreatitis［J］. Ann Surg, 1996, 223（3）：280-285.

［3］SHARPE SM, TALAMONTI MS, WANG CE, et al. Early national experience with laparoscopic pancreaticoduodenectomy for ductal adenocarcinoma：a comparison of laparoscopic pancreaticoduodenectomy and open pancreaticoduodenectomy from the national cancer data base［J］. J Am Coll Surg, 2015, 221（1）：175-184.

［4］WHITCOMB DC, FRULLONI L, GARG P, et al. Chronic pancreatitis：an international draft consensus proposal for a new mechanistic definition［J］. Pancreatology, 2016, 16（2）：218-224.

［5］KESSELI SJ, SMITH KA, GARDNER TB. Total pancreatectomy with islet autologous transplantation：the cure for chronic pancreatitis？［J］. Clin Transl Gastroenterol, 2015, 6：e73.

［6］ZUREIKAT AH, NGUYEN T, BOONE BA, et al. Robotic total pancreatectomy with or without autologous islet cell transplantation：replication of an open technique through a minimal access approach［J］. Surg Endosc, 2015, 29（1）：176-183.

［7］GALVANI CA, RODRIGUEZ RILO H, SAMAME J, et al. Fully robotic-assisted technique for total pancreatectomy with an autologous islet transplant in chronic pancreatitis patients：results of a first series［J］. J AM Coll Surg, 2014, 218（3）：e73-e78.

［8］DUVAL MK JR. Caudal pancreatico-jejunostomy for chronic relapsing pancreatitis［J］. Ann Surg, 1954, 140（6）：775-785.

［9］KURIAN MS, GAGNER M. Laparoscopic side-to-side pancreaticojejunostomy（Partington-Rochelle）for chronic pancreatitis［J］. J Hepatobiliary Pancreat Surg, 1999, 6（4）：382-386.

［10］TANTIA O, JINDAL MK, KHANNA S, et al. Laparoscopic lateral pancreaticojejunostomy：our experience of 17 cases［J］. Surg Endosc, 2004, 18（7）：1054-1057.

［11］PALANIVELU C, SHETTY R, JANI K, et al. Laparoscopic lateral pancreaticojejunostomy：a new remedy for an old ailment［J］. Surg Endosc, 2006, 20（3）：458-461.

［12］KHALED YS，AMMORI BJ. Laparoscopic lateral pancreaticojejunostomy and laparoscopic Berne modification of Beger procedure for the treatment of chronic pancreatitis：the first UK experience［J］. Surg Laparosc Endosc Percutan Tech，2014，24（5）：e178-e182.

［13］KHALED YS，AMMORI MB，AMMORI BJ. Laparoscopic lateral pancreaticojejunostomy for chronic pancreatitis：a case report and review of the literature［J］. Surg Laparosc Endosc Percutan Tech，2011，21（1）：e36-e40.

［14］MEEHAN JJ，SAWIN R. Robotic lateral pancreaticojejunostomy（Puestow）［J］. J Pediatr Surg，2011，46（6）：e5-e8.

［15］TAN CL，ZHANG H，LI KZ. Single center experience in selecting the laparoscopic Frey procedure for chronic pancreatitis［J］. World J Gastroenterol，2015，21（44）：12644-12652.

［16］KILBURN DJ，CHIOW AK，LEUNG U，et al. Early experience with laparoscopic Frey procedure for chronic pancreatitis：a case series and review of literature［J］. J Gastrointest Surg，2017，21（5）：904-909.

［17］ZEH HJ 3RD，BARTLETT DL，MOSER AJ. Robotic-assisted major pancreatic resection［J］. Adv Surg，2011，45：323-340.

Ahmad Hamad，Amer H. Zureikat，Herbert J. Zeh Ⅲ

译者：宋鹏　校对：王天宝

第十三章

经皮窦道内镜坏死组织清创术治疗感染坏死性胰腺炎

一、引言

急性胰腺炎的发病率每年高达13/10万～45/10万人，通常需要急诊住院治疗[1]。急性胰腺炎最严重的并发症是胰腺坏死，其发生率为40%～70%，而死亡率高达39%[2-4]。

感染坏死性胰腺炎可通过放射介入、内镜或外科手术来清除坏死组织。有创治疗通常在有证据表明坏死感染导致病情恶化的情况下进行；但如果发生腹腔间隔室综合征、急性出血、肠缺血或肠梗阻等并发症并导致器官衰竭，即使无感染性坏死证据，也应进行有创治疗。如病情允许，侵入性手术应该推迟到初始治疗后至少4周，以使坏死物被包裹"封闭"[5]。

第一例坏死性胰腺炎外科手术治疗是由Senn于1886年实施的[6]，这一方法成为坏死性胰腺炎的标准治疗方法。20世纪70年代之前，外科治疗采用胰腺切除的方法创伤巨大，后来手术策略做了调整。因为清除坏死区域可能会防止坏死物质进入循环，进而可避免重度细菌感染。然而，这种激进的方法死亡率较高，同时不能改善患者的预后。此外，胰腺手术中可能会过度估计组织坏死范围，使有活性的胰腺组织被无辜清除[7-8]。

随后，更为保守的手术方法如坏死组织清除术得以发展[9]，其目的就是清除坏死组织并保留剩余胰腺，但其局限性主要表现为对部分坏死区域的清除不彻底。为了避免这一问题，欧洲引入了持续腹膜后和腹膜内灌洗方法。术后连续灌洗借助机械和化学作用，持续引流清除坏死物[7-8, 10]。作为上述方法的一种替代手段，北美的医学中心主要采用定期多次开腹手术（使用拉链技术间断性腹壁闭合）或小网膜囊开放填塞的方法，每隔24～48 h定期更换纱布[11-12]。

二、从开放到微创坏死组织清除术

尽管术后管理方法不同，但开放坏死组织清除术的处理技术多年来没有太大变化，使用最多的是参照Traverso的描述，该方法是打开结肠系膜通路，即大网膜和结肠之间的无血管平面，以避免下腹部受到污染[13]。

尽管手术很精准，但开放手术的死亡率一直很高，开始的一些病例死亡率甚至超过了50%。这些年来其死亡率逐渐降低到了11%或者更低，但某些中心仍高达39%。目前报道多数转诊中心开放手术的围手术期死亡率为14%～20%[7, 12-17]。

随着腹腔镜手术的开展，一些外科医生开始探索微创坏死组织清除术。1996年Gagner首次描述了该术式[18]，共纳入8例感染性胰腺坏死的患者，目标是进行清创和引流，其疗效与开放手术相同甚至更好，且其侵入性和创伤性较小。根据坏死的类型和部位，Gagner描述了三种不同的方法。第一种是胃后/结肠后清创，推荐用于早期感染性积液或严重无菌性胰腺坏死的治疗；第二种是腹膜后清创术，推荐用于晚期感染性胰腺坏死的治疗；第三种是经胃腹腔镜引流和清创术，推荐用于感染性假性囊肿或晚期感染的胰腺坏死的治疗。第一次引流术后成功率在75%左右，尽管死亡率为零，但所有患者均出现了并发症[18]。

在Gagner的报道之后，微创技术逐渐开始应用于坏死组织清除术，在经皮穿刺引流充分，需要手术的情况下，微创腹膜后入路也成为一种可选择的手术方法（表13-1）。

表13-1 不同微创坏死组织清除方式的成功率、并发症发生率及死亡率

作者	术式	病例数	成功病例数（占比）	有并发症的病例数（占比）	死亡病例数（占比）
Gagner 等[18]	腹腔镜坏死组织清除术	8	6（75%）	8（100%）	0（0%）
Van Santvoort等[24]	经皮引流术	43	15（35%）	17（40%）	8（19%）
Raraty等[23]	腹膜后坏死组织清除术	137	120（88%）	75（55%）	26（19%）
Chang 等[8]	腹膜后坏死组织清除术	19	17（89%）	4（21%）	3（16%）
Carter等[19]	腹膜后入路	10	8（80%）	8（80%）	2（20%）
Horvath等[21]	联合方法	40	24（60%）	29（73%）	2（5%）

三、微创经皮坏死组织清除术

微创经皮坏死组织清除术，又称窦道内镜手术，是一种非标准技术。图13-1描述了术中使用的不同工具。无论采用何种技术，窦道内镜治疗前均应进行CT检查，以确定坏死的位置及其与腹部器官的关系。

坏死区的引流管通常可用作放置微创手术平台的引导。最常见的是Carter等人描述的技术[19]，它使用腹腔镜进行窦道内镜检查。首先，根据引流管及周围的情况，做一个4～5 cm的皮肤切口。然后将带有一个或多个Trocar通道的腹腔镜平台固定在切口中（图13-2）。充气后，使用长的卵圆钳或腹腔镜器械完成坏死物的清除，并用大量的生理盐水冲洗（图13-3）。最后，置入引流管引流残余的坏死物。与开放坏死组织清除术一样，手术的目的不是立即切除所有坏死组织，而是促进坏死物质的引流。

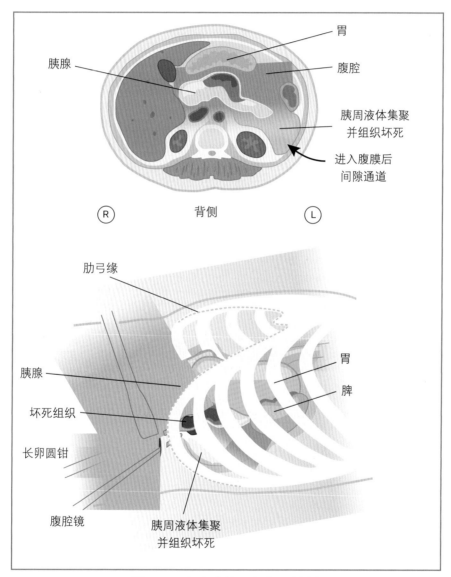

图13-1　视频监控下腹膜后清创术

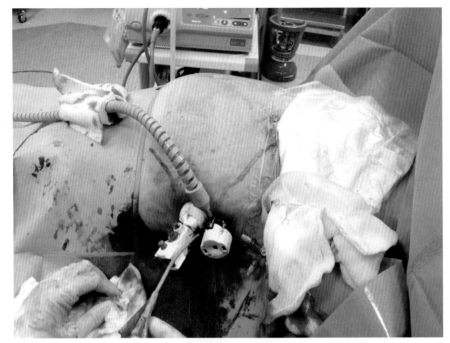

图13-2　以引流管为导向的窦道内镜坏死组织清除术（侧方入路）

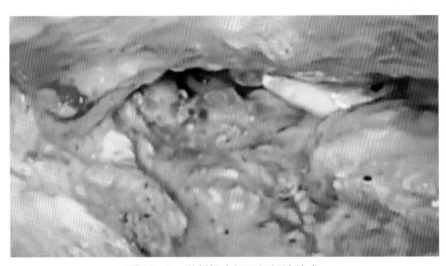

图13-3　微创经皮坏死组织清除术

　　这项技术似乎安全有效，但其总死亡率也高达20%。腹腔镜是最常用的器械，但其他不同技术，如运用可弯曲内镜或肾镜，也可获得类似效果[20-22]。

　　在技术可行的情况下，窦道内镜技术已逐渐取代开放坏死组织清除术。事实上，已证实该方法与传统技术一样有效，且具有侵入性小、并发症少及死亡率低的优势[23]。

　　基于这些有利的结果，2010年在荷兰进行了一项随机多中心研究（PANTER），来对比开放和微创手术（经皮穿刺引流和微创腹膜后坏死清除术）的临床疗效。研究表明，治疗感染坏死性胰腺炎的最佳策略不是行开腹坏死组织清除术，而是循序渐进的处理方法，即先放置经皮引流管，必要时再行微创腹膜后坏死组织清除术[24]。

近年来，内镜技术的发展使窦道内镜坏死组织清除术的作用略有减弱。事实上，已证实内镜下经胃/十二指肠引流技术是安全有效的，它们是经皮途径的一种替代方法[20]。

最新的指南指出，以微创为核心的强化治疗方法，即经皮或内镜引流，必要时再行微创腹膜后坏死清除术，是最佳的治疗策略[25]。

四、小结

感染性胰腺坏死是急性胰腺炎的严重并发症，有时仍需手术治疗。与开放手术相比，窦道内镜坏死组织清除术具有较低的手术并发症发生率和死亡率。迄今，在技术可行的情况下，应将微创手术作为感染性胰腺坏死外科治疗的首选。

参考文献

［1］YADAV D, LOWENFELS AB. The epidemiology of pancreatitis and pancreatic cancer［J］. Gastroenterology, 2013, 144（6）: 1252-1261.

［2］BELLO B, MATTHEWS JB. Minimally invasive treatment of pancreatic necrosis［J］. World J Gastroenterol, 2012, 18（46）: 6829-6835.

［3］TRIKUDANATHAN G, ATTAM R, ARAIN MA, et al. Endoscopic interventions for necrotizing pancreatitis［J］. Am J Gastroenterol, 2014, 109（7）: 969-981.

［4］LUIGIANO C, PELLICANO R, FUSAROLI P, et al. Pancreatic necrosectomy: an evidence-based systematic review of the levels of evidence and a comparison of endoscopic versus nonendoscopic techniques［J］. Minerva Chir, 2016, 71（4）: 262-269.

［5］WORKING GROUP IAP/APA ACUTE PANCREATITIS GUIDELINES. IAP/APA evidence-based guidelines for the management of acute pancreatitis［J］. Pancreatology, 2013, 13（4 Suppl 2）: e1-e15.

［6］SENN N. The surgery of the pancreas, as based upon experiments and clinical researches［J］. Am J Med Sci, 1886, 184: 423-454.

［7］BEGER HG, RAU BM. New advances in pancreatic surgery［J］. Curr Opin Gastroenterol, 2007, 23（5）: 522-534.

［8］CHANG Y-C. Is necrosectomy obsolete for infected necrotizing pancreatitis? Is a paradigm shift needed? ［J］. World J Gastroenterol, 2014, 20（45）: 16925-16934.

［9］SCHRÖDER T, SAINIO V, KIVISAARI L, et al. Pancreatic resection versus peritoneal lavage in acute necrotizing pancreatitis. A prospective randomized trial［J］. Ann Surg, 1991, 214（6）: 663-666.

［10］BECKER V, HUBER W, MEINING A, et al. Infected necrosis in severe pancreatitis—Combined nonsurgical multi-drainage with directed transabdominal high-volume lavage in critically ill patients［J］. Pancreatology, 2009, 9（3）: 280-286.

[11] BRADLEY EL 3RD. A fifteen year experience with open drainage for infected pancreatic necrosis [J] . Surg Gynecol Obstet, 1993, 177（3）: 215-222.

[12] RODRIGUEZ JR, RAZO AO, TARGARONA J, et al. Debridement and closed packing for sterile or infected necrotizing pancreatitis [J] . Ann Surg, 2008, 247（2）: 294-299.

[13] TRAVERSO LW, KOZAREK RA. Pancreatic necrosectomy: definitions and technique [J] . J Gastrointest Surg, 2005, 9（3）: 436-439.

[14] GÖTZINGER P, SAUTNER T, KRIWANEK S, et al. Surgical treatment for severe acute pancreatitis: extent and surgical control of necrosis determine outcome [J] . World J Surg, 2002, 26（4）: 474-478.

[15] BESSELINK MG, DE BRUIJN MT, RUTTEN JP, et al. Surgical intervention in patients with necrotizing pancreatitis [J] . Br J Surg, 2006, 93（5）: 593-599.

[16] MIER J, LEÓN EL, CASTILLO A, et al. Early versus late necrosectomy in severe necrotizing pancreatitis [J] . Am J Surg, 1997, 173（2）: 71-75.

[17] BABU BI, SHEEN AJ, LEE SH, et al. Open pancreatic necrosectomy in the multidisciplinary management of postinflammatory necrosis [J] . Ann Surg, 2010, 251（5）: 783-786.

[18] GAGNER M. Laparoscopic treatment of acute necrotizing pancreatitis [J] . Semin Laparosc Surg, 1996, 3（1）: 21-28.

[19] CARTER CR, MCKAY CJ, IMRIE CW. Percutaneous necrosectomy and sinus tract endoscopy in the management of infected pancreatic necrosis: an initial experience [J] . Ann Surg, 2000, 232（2）: 175-180.

[20] BAKKER OJ, VAN SANTVOORT HC, VAN BRUNSCHOT S, et al. Endoscopic transgastric vs surgical necrosectomy for infected necrotizing pancreatitis: a randomized trial [J] . JAMA, 2012, 307（10）: 1053-1061.

[21] HORVATH KD, KAO LS, WHERRY KL, et al. A technique for laparoscopic-assisted percutaneous drainage of infected pancreatic necrosis and pancreatic abscess [J] . Surg Endosc, 2001, 15（10）: 1221-1225.

[22] MUI LM, WONG SK, NG EK, et al. Combined sinus tract endoscopy and endoscopic retrograde cholangiopancreatography in management of pancreatic necrosis and abscess [J] . Surg Endosc, 2005, 19（3）: 393-397.

[23] RARATY MG, HALLORAN CM, DODD S, et al. Minimal access retroperitoneal pancreatic necrosectomy: improvement in morbidity and mortality with a less invasive approach [J] . Ann Surg, 2010, 251（5）: 787-793.

[24] VAN SANTVOORT HC, BESSELINK MG, BAKKER OJ, et al. A step-up approach or open necrosectomy for necrotizing pancreatitis [J] . N Engl J Med, 2010, 362（16）: 1491-1502.

[25] ITALIAN ASSOCIATION FOR THE STUDY OF THE PANCREAS（AISP）, PEZZILLI R, ZERBI A, et al. Consensus guidelines on severe acute pancreatitis [J] . Dig Liver Dis, 2015, 47（7）: 532-543.

Fara Uccelli, Alessandro Zerbi

译者：宋鹏　校对：王天宝

第十四章
微创经十二指肠壶腹切除术

一、引言

1899年Halsted首次报道壶腹局部切除术，而A. O. Whipple则于1935年首次报道壶腹癌胰十二指肠切除术（pancreatoduodenectomy，PD）[1]。PD是壶腹周围恶性肿瘤的标准治疗方案，而经十二指肠壶腹切除术（transduodenal ampullary resection，TDAR）是治疗高危病变和良性疾病的有效替代方案。近年技术和短期临床疗效研究均提示微创与开放TDAR的肿瘤学结果相当，但前者的并发症发生率较低[2]。

TDAR是一种颇具挑战性的外科手术，归因于主/副乳头与下段胆管和胰管，以及可能临近的十二指肠憩室间的复杂解剖关系[3]。考虑到恶性转化的风险，临床建议对大部分壶腹病变患者行完全切除术[4]。与传统的开放TDAR相比，内窥镜手术是切除具有良好手术适应证和低恶性转化风险的壶腹良性病变的首选方案，而且尚具有良好的短期疗效[5]。

本章回顾性地分析了内镜下TDAR和外科TDAR适应证并对比两者的疗效，同时重点关注微创TDAR的技术特征。

二、诊断和分期

Vater壶腹肿瘤占所有胃肠道肿瘤的比例不到5%[6]，包括壶腹腺瘤、神经内分泌肿瘤、胃肠间质瘤、脂肪瘤、Brunner腺错构瘤、副神经节瘤、平滑肌瘤等类型[3]。Vater壶腹肿瘤多在因不相关的指征行食管胃十二指肠镜（esophagogastroduodenoscopy，EGD）检查时被偶然发现[7]。虽然大多数壶腹病变无症状，但该病变的常见表现可能包括梗阻性黄疸、胰腺炎、非特异性腹痛、胃肠道出血或贫血[3, 8-9]。

EGD是用于评估大体特征和钳夹活检以确认恶性肿瘤或不典型增生的首选措施（图14-1a）。对于内镜下钳取活检所提示的良性病变应谨慎考虑，因其假阴性率高达

19%～60%，并随相关病灶的大小而异[10]。内窥镜特征为最终治疗方案提供充分的证据。对于直径＜1 cm的病变，在无恶性肿瘤征象的情况下可直接行内镜切除术，无须内镜超声[10]。内镜超声（Endoscopic ultrasound，EUS）可有助于提高壶腹病变的局部分期，在浸润性癌T分期中具有较高的灵敏度和准确度，而且尚可判断病变向胆管/胰管内延伸的情况[11]。

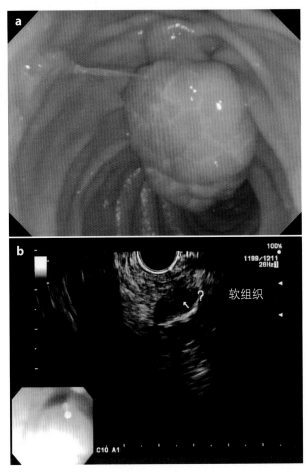

图14-1 EGD

a. EGD显示一直径为3 cm的带蒂壶腹周围腺瘤，具有胆管梗阻表现；b. EUS显示软组织肿瘤浸润胆总管，后者扩张至9 mm。行机器人辅助经十二指肠壶腹切除术，病理结果为高级别上皮内瘤变，而非浸润性癌。

三、经十二指肠壶腹切除术的适应证

从内镜技术到微创、开放TDAR再到PD，可选的外科手术方式在复杂性和潜在的并发症方面各有千秋。迄今，已发表的有关内镜下TDAR和外科TDAR治疗效果对比的文献仅涉及开放手术。有关微创TDAR的评估研究仅局限于较小的回顾性病例对照研究，且均为短期结果[3, 12-16]。

与TDAR相比，PD具有更高的总生存率、淋巴结切除率和边缘阴性率，因此，PD仍然是壶腹部腺癌治疗的金标准[17-20]。对于T_1期壶腹腺癌伴严重并存症的患者实施TDAR的合理性问题，目前仍存争论[2, 7, 21]。

目前，支持选择TDAR而非内镜下切除的患者适应证包括：

（1）壶腹腺瘤伴重度不典型增生或原位癌[22-23]。

（2）大于十二指肠周长1/3的病变[5, 24]。

（3）恶性和并发症风险均较高且直径大于2 cm的病变[2, 25]。

（4）梗阻性黄疸[23, 26]。

（5）大体特征提示病变具有复发风险或内镜下无法切除的病变，例如：

①肿瘤固定、溃疡形成、质脆或出血[27]。

②在黏膜下注射后，壶腹周围部分无法提起或提起不充分，无法为内镜切除提供安全的切除平面[10, 28]。

③浸润深度已突破肌层[27]。

（6）EUS检查提示受肿瘤侵犯的胆总管或胰管长度大于5 mm者（图14-1b）。较小范围的导管内侵犯可以采用套扎法壶腹切除术[29]。

四、微创经十二指肠壶腹切除技术要领

以下关于微创TDAR的技术要领对于腹腔镜或机器人辅助手术均适用。

1. 十二指肠完全游离

十二指肠的游离是通过将其腹膜后附着部分从Winslow孔向下分离至主动脉内侧缘，以保证壶腹部显露并最终将其完全游离。利用能量装置结合钝性解剖，将结肠肝曲向下游离，移出术区。将纱布垫放置于胰头后侧，使十二指肠向前旋转。

2. 确认壶腹

在计划横向修补时，十二指肠切开部位及长度的调整对于后续无张力地成功显露壶腹部至关重要。开放入路依赖于经十二指肠壁直接触诊壶腹，而术中超声通常可以通过沿着胆管壁内段到达与胰管交界处来确认壶腹。根据需要，可在胆囊切除术中通过胆囊管置管，当导管穿过十二指肠内侧壁时，超声很容易确认远端胆管（图14-2）。术中内窥镜亦可确认壶腹部，但由于操作过程中会有空气进入胃肠道（须通过钳夹近端空肠），降低了壶腹的定位效率[13]。

3. 暴露壶腹

在邻近壶腹的十二指肠内侧和外侧表面做固定缝合。用电剪沿十二指肠对系膜缘纵向做一长3～4 cm的切口后，依赖腹腔镜牛头钳重力牵拉十二指肠壁。而后，在壶腹和/或支架上方做贯穿缝合，牵拉缝线，露出壶腹部的下缘（图14-3）。

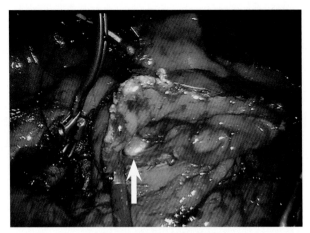

图14-2　确认远端胆管

Fogarty导管用于确认远端胆管精确位置：导管球囊（白色箭头）从十二指肠内侧壁穿出（经许可复制[3]）

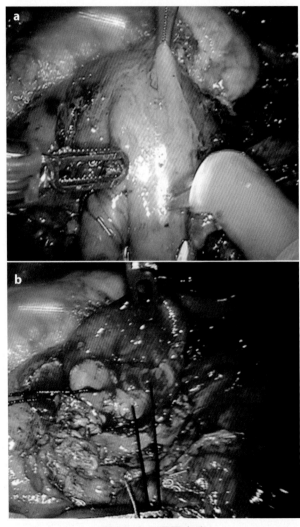

图14-3　暴露壶腹

a. 牵拉固定十二指肠壁，做一长3～4 cm的纵向切口；b. 一旦确定病变，在壶腹的上半部放置一条固定缝合线，并将其牵拉以便于暴露壶腹部。

4. 切除壶腹

使用电剪沿病变周围5～10 mm处切开黏膜至黏膜下层（图14-4）。继续沿黏膜下层平面分离，同时使用电灼凝固血管，最大限度地显露操作区域，避免视野模糊。切开胆管壁后，沿其边缘用可吸收细线缝合（如5-0 Vicryl缝线），以防止管壁回缩。经胆囊管的插管有助于简化胆管的鉴别。同样，仔细探查邻近胰管，在重建前借助5-Fr支架对胰管进行插管。最后，将标本放入标本袋。

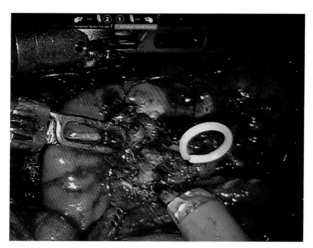

图14-4　切除壶腹

机器臂提起壶腹肿物（左），沿四周用电剪自黏膜下层将其完整切除（允许转载[3]）

5. 胆胰管重建/括约肌成形术

使用5-0 Vicryl缝线将胆、胰管壁重新环形缝合至邻近十二指肠黏膜，采用胆、胰管支架置入，以预防术后胰腺炎或黄疸。沿胆管根部切开胆管，可扩大胆管口，检查胆管受侵情况；取胆管近端缘行冰冻切片检查。若术中胰管显露或插管困难，可在术中注射胰泌素。

6. 缝合关闭十二指肠

推荐以两层横向缝合的方式修补十二指肠。为防止侧角成狗耳状外观，笔者推荐Connell缝合法，使用4-0 v-loc缝线进行缝合，并采用Lembert浆膜肌层缝合法予以浆肌包埋。引流管的位置由外科医生决定。

7. 淋巴结清扫

可以根据文献所述的要求进行淋巴结清扫[13, 21]，淋巴结肿大很可能是恶性肿瘤的迹象，对于此种情况应首选PD。

8. 冰冻切片分析

大体和微观根治是TDAR的基本要求。除已知的高级别异常增生或[13]原位癌的情况，将正常黏膜环周切缘送冰冻病理检查能否使患者获益仍待研究。

五、微创经十二指肠壶腹切除术的疗效

1. 术后监测

腺瘤和其他有复发风险的患者，需要进行内镜随访复查。患者在进行内镜切除后，应在乳头状瘤切除术后3个月和1年分别进行EGD检查。如果两年后无复发，则根据症状进一步随访[29]。与复发风险增加相关的因素包括需要进行两次或两次以上的内镜切除才可使肿瘤彻底切除者（复发风险增加13倍）；家族性腺瘤性息肉病或其他遗传综合征患者[30]。在这种情况下，可能需要更长期的随访监测。

2. 术后并发症

对于无前文所述手术切除指征的壶腹部腺瘤，内镜下壶腹切除术是首选策略[5]。在迄今为止包含115名患者的最大病例队列中，Tsuji等人[31]报道其成功率为80.9%，术后最常见的并发症是出血（18.2%）和胰腺炎（10.4%）。随访1年，5例发生乳突狭窄。预测内窥镜下壶腹切除术成功的因素是病变<25 mm并且没有形成腺瘤的遗传倾向。Ceppa等对68例内镜手术和41例手术切除的患者资料予以回顾性分析，证实在并发症发生率、住院时间和再入院率方面前者优于后者[6]。而对于提倡将内镜下壶腹切除术的适应证扩大到早期癌症的零星报道仅限于回顾性的、有多个混杂因素的单中心研究，并且与开放TDAR相比，内镜下壶腹切除术虽短期疗效较好，但患者复发率更高[29, 32]。

微创壶腹部切除术在改善短期效果方面可能提供了与开腹手术相同的肿瘤获益。腹腔镜TDAR在原位癌或T_1肿瘤中的应用仅限于个案报道[14, 33]。腹腔镜TDAR手术中胆道和胰管重建颇为困难，目前借助机器人技术得到了极大的改善，这得益于灵活的活动关节、放大的三维可视化空间，以及计算机辅助防抖功能。Downs-Canner等人回顾性地分析了26例机器人辅助切除十二指肠良性、癌前病变患者的资料，其中9例为壶腹部切除，Clavien-Dindo Ⅲ级和Ⅳ级并发症发生率为15%，无中转开腹手术[3]。

六、小结

综上所述，微创TDAR在保留内镜治疗短期优势的同时，同样具备开放壶腹切除术在根治彻底和安全重建等方面的优势。机器人辅助技术尤其适合胆管和胰管开口重建所需的精细缝合操作，可获得最接近开放手术的效果，鉴于目前这一术式在各医疗机构的应用较少，未来有必要进一步开展多中心研究，以明确该术式的长期疗效。

参考文献

［1］HALSTED WS. Contributions to the surgery of the bile passages，especially of the common bile-duct［J］. Boston Med Surg J, 1899, 141（26）：645-654.

［2］GAO Y, ZHU Y, HUANG X, et al. Transduodenal ampullectomy provides a less invasive technique to cure early ampullary cancer［J］. BMC Surg, 2016, 16（1）：36.

［3］DOWNS-CANNER S, VAN DER VLIET WJ, THOOLEN SJ, et al. Robotic surgery for benign duodenal tumors［J］. J Gastrointest Surg, 2015, 19（2）：306-312.

［4］MARTIN JA, HABER GB. Ampullary adenoma：clinical manifestations，diagnosis，and treatment［J］. Gastrointest Endosc Clin N Am, 2003, 13（4）：649-669.

［5］PATEL R, VARADARAJULU S, WILCOX CM. Endoscopic ampullectomy：techniques and outcomes［J］. J Clin Gastroenterol, 2012, 46（1）：8-15.

［6］CEPPA EP, BURBRIDGE RA, RIALON KL, et al. Endoscopic versus surgical ampullectomy：an algorithm to treat disease of the ampulla of Vater［J］. Ann Surg, 2013, 257（2）：315-322.

［7］ASKEW J, CONNOR S. Review of the investigation and surgical management of resectable ampullary adenocarcinoma［J］. HPB（Oxford）, 2013, 15（11）：829-838.

［8］ESPINEL J, PINEDO E, OJEDA V, et al. Endoscopic ampullectomy：a technical review［J］. Rev Esp Enferm Dig, 2016, 108（5）：271-278.

［9］MANSUKHANI VM, DESAI GS, MOULI S, et al. Transduodenal ampullectomy for ampullary tumors［J］. Indian J Gastroenterol, 2017, 36（1）：62-65.

［10］STANDARDS OF PRACTICE COMMITTEE, ADLER DG, QURESHI W, et al. The role of endoscopy in ampullary and duodenal adenomas［J］. Gastrointest Endosc, 2006, 64（6）：849-854.

［11］RIDTITID W, SCHMIDT SE, AL-HADDAD MA, et al. Performance characteristics of EUS for locoregional evaluation of ampullary lesions［J］. Gastrointest Endosc, 2015, 81（2）：380-388.

［12］AHN KS, HAN HS, YOON YS, et al. Laparoscopic transduodenal ampullectomy for benign ampullary tumors［J］. J Laparoendosc Adv Surg Tech A, 2010, 20（1）：59-63.

［13］MARZANO E, NTOURAKIS D, ADDEO P, et al. Robotic resection of duodenal adenoma［J］. Int J Med Robot, 2011, 7（1）：66-70.

［14］ROSEN M, ZUCCARO G, BRODY F. Laparoscopic resection of a periampullary villous adenoma［J］. Surg Endosc, 2003, 17（8）：1322-1323.

［15］ZHANG RC, XU XW, WU D, et al. Laparoscopic transduodenal local resection of periampullary neuroendocrine tumor：a case report［J］. World J Gastroenterol, 2013, 19（39）：6693-6698.

［16］BORIE F, ZARZAVADJIAN LE BIAN A. Laparoscopic ampullectomy for an ampullarian adenoma［J］. Surg Endosc, 2013, 27（11）：4385.

［17］BERBERAT PO, KUNZLI BM, GULBINAS A, et al. An audit of outcomes of a series of periampullary carcinomas［J］. Eur J Surg Oncol, 2009, 35（2）：187-191.

［18］DE CASTRO SM, VAN HEEK NT, KUHLMANN KF, et al. Surgical management of neoplasms of the ampulla of Vater：local resection or pancreatoduodenectomy and prognostic factors for survival［J］. Surgery, 2004, 136（5）：994-1002.

［19］ROGGIN KK, YEH JJ, FERRONE CR, et al. Limitations of ampullectomy in the treatment of nonfamilial ampullary neoplasms [J] . Ann Surg Oncol, 2005, 12 (12): 971-980.

[20] MAITHEL SK, FONG Y. Technical aspects of performing transduodenal ampullectomy [J] . J Gastrointest Surg, 2008, 12 (9): 1582-1585.

[21] AMINI A, MIURA JT, JAYAKRISHNAN TT, et al. Is local resection adequate for T1 stage ampullary cancer? [J] . HPB (Oxford), 2015, 17 (1): 66-71.

[22] HAJJ IIE, COTÉ GA. Endoscopic diagnosis and management of ampullary lesions [J] . Gastrointest Endosc Clin N Am, 2013, 23 (1): 95-109.

[23] HEIDECKE CD, ROSENBERG R, BAUER M, et al. Impact of grade of dysplasia in villous adenomas of Vater's papilla [J] . World J Surg, 2002, 26 (6): 709-714.

[24] SCHNEIDER L, CONTIN P, FRITZ S, et al. Surgical ampullectomy: an underestimated operation in the era of endoscopy [J] . HPB (Oxford), 2016, 18 (1): 65-71.

[25] FANNING SB, BOURKE MJ, WILLIAMS SJ, et al. Giant laterally spreading tumors of the duodenum: endoscopic resection outcomes, limitations, and caveats [J] . Gastrointest Endosc, 2012, 75 (4): 805-812.

[26] RIDTITID W, TAN D, SCHMIDT SE, et al. Endoscopic papillectomy: risk factors for incomplete resection and recurrence during long-term follow-up [J] . Gastrointest Endosc, 2014, 79 (2): 289-296.

[27] DUBOIS M, LABGAA I, DORTA G, et al. Endoscopic and surgical ampullectomy for non-invasive ampullary tumors: short-term outcomes [J] . BioSci Trends, 2016, 10 (6): 507-511.

[28] KAHALEH M, SHAMI VM, BROCK A, et al. Factors predictive of malignancy and endoscopic resectability in ampullary neoplasia [J] . Am J Gastroenterol, 2004, 99 (12): 2335-2339.

[29] ONKENDI EO, NAIK ND, ROSEDAHL JK, et al. Adenomas of the ampulla of Vater: a comparison of outcomes of operative and endoscopic resections [J] . J Gastrointest Surg, 2014, 18 (9): 1588-1596.

[30] POSNER S, COLLETTI L, KNOL J, et al. Safety and long-term efficacy of transduodenal excision for tumors of the ampulla of Vater [J] . Surgery, 2000, 128 (4): 694-701.

[31] TSUJI S, ITOI T, SOFUNI A, et al. Tips and tricks in endoscopic papillectomy of ampullary tumors: single-center experience with large case series (with videos) [J] . J Hepatobiliary Pancreat Sci, 2015, 22 (6): E22-E27.

[32] WOO SM, RYU JK, LEE SH, et al. Feasibility of endoscopic papillectomy in early stage ampulla of Vater cancer [J] . J Gastroenterol Hepatol, 2009, 24 (1): 120-124.

[33] HONDA G, KURATA M, MATSUMURA H, et al. Laparoscopy-assisted transduodenal papillectomy [J] . Dig Surg, 2010, 27 (2): 123-126.

Courtney E. Barrows, Ana Sofia Ore, Monica Solis Velasco, A. James Moser

译者：孔庆元　校对：贺德

第十五章

胰腺神经内分泌肿瘤微创外科治疗

一、引言

在胰腺外科中，因为手术本身固有的技术挑战和术后并发症风险，人们普遍认为需谨慎开展腹腔镜手术[1-13]。

大多数研究仅报道了胰体尾切除术的结果，且与病理诊断关系不大。主要病种在开腹胰腺手术组是腺癌，而在腹腔镜手术组则为良性或低度恶性肿瘤。

胰腺神经内分泌肿瘤（pancreatic neuroendocrine tumors，P-NETs）是进行腹腔镜手术的理想适应证。首先，大多数P-NETs是在体积小且易于切除时被偶然发现的[14]；其次，与导管腺癌患者相比，P-NETs患者通常更年轻，预期寿命也更长。

二、胰腺神经内分泌肿瘤

根据P-NETs是否表现出与激素分泌过多相关的临床症状，我们将其分为功能性肿瘤和非功能性肿瘤。非功能性肿瘤是最常见的P-NETs类型。

根据Ki-67增殖指数，目前将P-NETs分为三类，即胰腺神经内分泌肿瘤G1、胰腺神经内分泌肿瘤G2和胰腺神经内分泌癌（pancreatic neuroendocrine carcinomas，P-NECs）G3[15]。与胰腺神经内分泌癌G3相比，胰腺神经内分泌肿瘤G1和G2所表现出的侵袭性通常较弱[16]。对P-NETs可采取从摘除术到全胰切除术等多种手术策略。术前评估应考虑肿瘤的分级、大小、部位、肿瘤与主胰管的关系、是否累及周围组织及有无转移。淋巴结转移的风险水平通常与肿瘤的分级和大小有关[17-18]。P-NETs直径越大（>2 cm），相关淋巴结转移的可能性就越高。

检测原发肿瘤时，应将计算机断层扫描（computed tomography，CT）或磁共振成像（magnetic resonance imaging，MRI）与功能成像相结合，如⁶⁸Ga正电子发射断层扫描（positron emission tomography，PET/CT）。超声内镜（endoscopic ultrasound，EUS）和MRI

能准确判断病变与主胰管的关系，其灵敏度为80%～100%，两种技术结合使用时的灵敏度更高[19]。

三、手术选择

表15-1总结了腹腔镜手术治疗P-NETs的研究成果。这些研究几乎都是关于腹腔镜手术和开放手术的观察性研究、回顾性研究或比较分析[20-30]。

文献涉及不同的微创手术方法，例如胰十二指肠切除术（pancreatoduodenectomy，PD）[31]、保留脾脏或联合脾切除的胰体尾切除术（distal pancreatectomy，DP）及摘除术，但大多数患者接受了DP或摘除术。摘除术是一种广泛应用于P-NETs患者的手术方法。在一项Meta分析中[32]，研究人员将1 101例接受标准切除术或摘除术的患者作为研究对象，比较这些患者的手术结果。与标准切除术相比，摘除术的手术时间明显缩短且失血风险更低。摘除术和切除术的手术死亡率和并发症发生率相似，摘除术组的胰瘘发生率更高。但是，摘除术能显著降低外分泌和内分泌功能不全的发生率。

现已证明摘除术对P-NETs的治疗具有一定价值，特别是对低恶性潜能的小病变。摘除术的一个难点是不能彻底清扫淋巴结。通常情况下，行摘除术时不会进行淋巴结清除术或只进行有限的淋巴结清扫术。然而P-NETs＞2 cm时，有高达56%的淋巴结转移风险[17-18]，因此应避免摘除直径＞2 cm的病灶。摘除术的作用是有限的，大多数直径小于2 cm的P-NETs，可以采取非手术治疗的方法。

表15-1　应用腹腔镜手术治疗胰腺神经内分泌肿瘤的相关研究

作者	年份	研究类型	研究期限	患者数量	腹腔镜手术例数/开放手术例数
España-Gómez 等[20]	2009	回顾性	1995—2007	34	21/13
Gumbs 等[21]	2008	回顾性	1992—2006	31	18/13
Hu 等[22]	2011	回顾性	2000—2009	89	43/46
Karaliotas，Sgourakis[23]	2009	回顾性	1999—2008	12	5/7
Kazanjian 等[24]	2006	回顾性	1990—2005	70	4/66
Liu 等[25]	2007	回顾性	2000—2006	48	7/41
Lo 等[26]	2004	回顾性	1999—2002	10	4/6
Roland 等[27]	2008	回顾性	1998—2007	37	22/15
Sa Cunha 等[28]	2006	回顾性	1999—2005	21	12/9
Zerbi 等[29]	2011	前瞻性	2004—2007	262	21/241
Zhao 等[30]	2011	回顾性	1990—2010	292	46/246

四、技术要领

P-NETs的微创手术包括腹腔镜技术和机器人辅助技术。在过去的10年里，机器人辅助技术也被应用于胰腺肿瘤切除。具体到P-NETs的治疗上，虽然已有少量的文献报道，但基本都是收录在其他领域相关论文中的病例报告或小范围研究[13, 33-34]。机器人辅助胰腺切除在P-NETs治疗中的作用需要进一步评估，以确定这项技术的潜在优势，另外，尚需评估学习曲线的持续时间。

从技术角度看，用于切除P-NETs的腹腔镜手术或机器人辅助的方法与其他胰腺手术相同。在P-NETs的微创手术中，我们可以通过术中超声来发现那些不易识别的结节。对于体积较小且不总是呈外生性生长的胰岛素瘤而言，术中超声的作用更为明显。另外，P-NETs通常都是一种血管过度增生（血管化）的肿瘤，因此，P-NETs更容易出血（图15-1）。为了防止肿瘤表面出血，对肿瘤进行操作时必须小心谨慎。

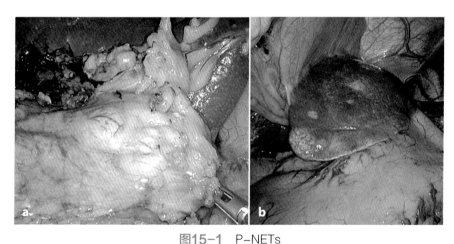

图15-1　P-NETs

a. 胰尾P-NETs患者的术中所见；b. 伴多处肝转移。

五、手术效果

在一项Meta分析中，研究人员比较了开放手术和腹腔镜胰腺手术在P-NETs治疗中的差别，结果显示两组手术在手术时间上无差异，但腹腔镜胰腺手术可以减少术中失血，且具有更低的并发症发生率并显著减少住院时间[14]。

尽管有这些较好的结果，但在采用微创和开放手术切除的P-NETs患者组之间，胰瘘的发生率相似。

另一项Meta分析也证实了上述结果，但仍然缺乏关于长期疗效的数据[35]。

与腹腔镜手术相比，使用机器人辅助胰体尾切除术治疗良性、恶性病变能够增加淋巴结检出数目[36]。同样的结果也见于P-NETs的机器人辅助DP。即使是在这种情况下，能否彻底清除淋巴结仍存争议[37]。

根据Haugvik等人[38]的报告，患者接受P-NETs腹腔镜手术后的5年疾病特异生存率为90%。但遗憾的是，这项研究并没有对微创和开放胰腺手术患者进行比较。

微创手术在1型多发性内分泌肿瘤（type 1 multiple endocrine neoplasia，MEN1）综合征患者的治疗中也取得了令人满意的结果[39]。

由于以下几个原因，MEN1的P-NETs患者是微创手术的理想对象。第一，大多数MEN1患者都很年轻，有很长的预期寿命；第二，大多数人会因为P-NETs复发而需要再次手术。微创手术（包括保留实质和脾脏）似乎是替代全胰腺切除术的好办法。这样有利于改善年轻患者的生活质量，减少糖尿病、肠粘连和切口疝等长期问题[39]。

六、小结

对P-NETs患者而言，微创手术安全可行。尽管腹腔镜手术和开放P-NETs手术的短期预后相似，但该方法在肿瘤学安全性方面尚缺乏足够的支持数据。因此，目前迫切需要开展前瞻性研究，对P-NETs患者接受腹腔镜手术和开放手术后的长期结果予以比较和分析。

参考文献

［1］GAGNER M，POMP A．Laparoscopic pylorus-preserving pancreatoduodenectomy［J］．Surg Endosc，1994，8（5）：408-410．

［2］CUSCHIERI A．Laparoscopic surgery of the pancreas［J］．J R Coll Surg Edinb，1994，39（3）：178-184．

［3］SUSSMAN LA，CHRISTIE R，WHITTLE DE．Laparoscopic excision of distal pancreas including insulinoma［J］．Aust N Z J Surg，1996，66（6）：414-416．

［4］FERNÁNDEZ-CRUZ L，COSA R，BLANCO L，et al．Curative laparoscopic resection for pancreatic neoplasms：a critical analysis from a single institution［J］．J Gastrointest Surg，2007，11（12）：1607-1621．

［5］MABRUT JY，FERNÁNDEZ-CRUZ L，AZAGRA JS，et al．Laparoscopic pancreatic resection：results of a multicenter European study of 127 patients［J］．Surgery，2005，137（6）：597-605．

［6］WEBER SM，CHO CS，MERCHANT N，et al．Laparoscopic left pancreatectomy：complication risk score correlates with morbidity and risk for pancreatic fistula［J］．Ann Surg Oncol，2009，16（10）：2825-2833．

［7］BAKER MS，BENTREM DJ，UJIKI MB，et al．A prospective single institution comparison of peri-operative outcomes for laparoscopic and open distal pancreatectomy［J］．Surgery，2009，146（4）：635-643．

［8］CHO CS，KOOBY DA，SCHMIDT CM，et al. Laparoscopic versus open left pancreatectomy：can preoperative factors indicate the safer technique？［J］. Ann Surg，2011，253（5）：975-980.

［9］KOOBY DA，GILLESPIE T，BENTREM D，et al. Left-sided pancreatectomy：a multicenter comparison of laparoscopic and open approaches［J］. Ann Surg，2008，248（3）：438-446.

［10］VIJAN SS，AHMED KA，HARMSEN WS，et al. Laparoscopic vs open distal pancreatectomy：a single-institution comparative study［J］. Arch Surg，2010，145（7）：616-621.

［11］KLEEFF J，DIENER MK，Z'GRAGGEN K，et al. Distal pancreatectomy：risk factors for surgical failure in 302 consecutive cases［J］. Ann Surg，2007，245（4）：573-582.

［12］WINTER JM，CAMERON JL，CAMPBELL KA，et al. 1423 pancreaticoduodenectomies for pancreatic cancer：a single-institution experience［J］. J Gastrointest Surg，2006，10（9）：1199-1210.

［13］STRIJKER M，VAN SANTVOORT HC，BESSELINK MG，et al. Robot-assisted pancreatic surgery：a systematic review of the literature［J］. HPB（Oxford），2013，15（1）：1-10.

［14］DRYMOUSIS P，RAPTIS DA，SPALDING D，et al. Laparoscopic versus open pancreas resection for pancreatic neuroendocrine tumours：a systematic review and meta-analysis［J］. HPB（Oxford），2013，16（5）：397-406.

［15］BOSMAN FT，CARNEIRO F，HRUBAN RH，et al（eds）. WHO classification of tumors of the digestive system［M］. Lyon：IARC Press，2010.

［16］RINDI G，FALCONI M，KLERSY C，et al. TNM staging of neoplasms of the endocrine pancreas：results from a large international cohort study［J］. J Natl Cancer Inst，2012，104（10）：764-777.

［17］PARTELLI S，GAUJOUX S，BONINSEGNA L，et al. Pattern and clinical predictors of lymph node involvement in nonfunctioning pancreatic neuroendocrine tumors（NF-PanNETs）［J］. JAMA Surg，2013，148（10）：932-939.

［18］HASHIM YM，TRINKAUS KM，LINEHAN DC，et al. Regional lymphadenectomy is indicated in the surgical treatment of pancreatic neuroendocrine tumors（PNETs）［J］. Ann Surg，2014，259（2）：197-203.

［19］OBERG K，KRENNING E，SUNDIN A，et al. A Delphic consensus assessment：imaging and biomarkers in gastroenteropancreatic neuroendocrine tumor disease management［J］. Endocr Connect，2016，5（5）：174-187.

［20］ESPAÑA-GÓMEZ MN，VELÁZQUEZ-FERNÁNDEZ D，BEZAURY P，et al. Pancreatic insulinoma：a surgical experience［J］. World J Surg，2009，33（9）：1966-1970.

［21］GUMBS AA，GRÈS P，MADUREIRA F，et al. Laparoscopic vs open resection of pancreatic endocrine neoplasms：single institution's experience over 14 years［J］. Langenbecks Arch Surg，2008，393（3）：391-395.

［22］HU M，ZHAO G，LUO Y，et al. Laparoscopic versus open treatment for benign pancreatic insulinomas：an analysis of 89 cases［J］. Surg Endosc，2011，25（12）：3831-3837.

［23］KARALIOTAS C，SGOURAKIS G. Laparoscopic versus open enucleation for solitary insulinoma in the body and tail of the pancreas［J］. J Gastrointest Surg，2009，13（10）：1869.

［24］KAZANJIAN KK，REBER HA，HINES OJ. Resection of pancreatic neuroendocrine tumours：results of 70 cases［J］. Arch Surg，2006，141（8）：765-770.

［25］LIU H，PENG C，ZHANG S，et al. Strategy for the surgical management of insulinomas：

analysis of 52 cases [J]. Dig Surg, 2007, 24 (6): 463-470.

[26] LO CY, CHAN WF, LO CM, et al. Surgical treatment of pancreatic insulinomas in the era of laparoscopy [J]. Surg Endosc, 2004, 18 (2): 297-302.

[27] ROLAND CL, LO CY, MILLER BS, et al. Surgical approach and perioperative complications determine short-term outcomes in patients with insulinoma: results of a bi-institutional study [J]. Ann Surg Oncol, 2008, 15 (12): 3532-3537.

[28] SA CUNHA A, BEAU C, RAULT A, et al. Laparoscopic versus open approach for solitary insulinoma [J]. Surg Endosc, 2007, 21 (1): 103-108.

[29] ZERBI A, CAPITANIO V, BONINSEGNA L, et al. Surgical treatment of pancreatic endocrine tumours in Italy: results of a prospective multicentre study of 262 cases [J]. Langenbecks Arch Surg, 2011, 396 (3): 313-321.

[30] ZHAO YP, ZHAN HX, ZHANG TP, et al. Surgical management of patients with insulinomas: result of 292 cases in a single institution [J]. J Surg Oncol, 2011, 103 (2): 169-174.

[31] BOGGI U, AMORESE G, VISTOLI F, et al. Laparoscopic pancreaticoduodenectomy: a systematic literature review [J]. Surg Endosc, 2015, 29 (1): 9-23.

[32] CHUA TC, YANG TX, GILL AJ, et al. Systematic review and meta-analysis of enucleation versus standardized resection for small pancreatic lesions [J]. Ann Surg Oncol, 2016, 23 (2): 592-599.

[33] MELVIN WS, NEEDLEMAN BJ, KRAUSE KR, et al. Robotic resection of pancreatic neuroendocrine tumor [J]. J Laparoendosc Adv Surg Tech A, 2003, 13 (1): 33-36.

[34] FERNANDEZ RANVIER GG, SHOUHED D, INABNET WB 3RD. Minimally invasive techniques for resection of pancreatic neuroendocrine tumors [J]. Surg Oncol Clin N Am, 2016, 25 (1): 195-215.

[35] TAMBURRINO D, PARTELLI S, RENZI C, et al. Systematic review and meta-analysis on laparoscopic pancreatic resections for neuroendocrine neoplasms (PNENs) [J]. Expert Rev Gastroenterol Hepatol, 2017, 1 (1): 65-73.

[36] DAOUADI M, ZUREIKAT AH, ZENATI MS, et al. Robot-assisted minimally invasive distal pancreatectomy is superior to the laparoscopic technique [J]. Ann Surg, 2013, 257 (1): 128-132.

[37] MUFFATTI F, ADAMENKO O, PARTELLI S, et al. Comparison of robot-assisted and laparoscopic minimally invasive approaches for pancreatic neuroendocri neneoplasms [J]. HPB (Oxford), 2016, 18 (Suppl 2): e774-e775.

[38] HAUGVIK SP, KAEMMERER D, GAUJOUX S, et al. Pathology and surgical treatment of high-grade pancreatic neuroendocrine carcinoma: an evolving landscape [J]. Curr Oncol Rep, 2016, 18 (5): 28.

[39] LOPEZ CL, ALBERS MB, BOLLMANN C, et al. Minimally invasive versus open pancreatic surgery in patients with multiple endocrine neoplasia type 1 [J]. World J Surg, 2016, 40 (7): 1729-1736.

Riccardo Ariotti, Francesca Muffatti, Valentina Andreasi, Stefano Partelli, Massimo Falconi

译者：孔庆元　校对：贺德

第十六章
微创胰腺肿瘤摘除术

一、引言

保留胰腺实质的肿瘤切除术包括胰腺肿瘤摘除术和胰腺中段切除术，与胰体尾切除术相比，二者的内、外分泌功能更好。近年来发表的文献已经证明微创胰腺肿瘤摘除术（minimally invasive pancreatic enucleation，MIPE）具有可行性和安全性。本章重点介绍MIPE的适应证及其临床疗效。

二、微创胰腺肿瘤摘除术适应证和禁忌证

1. MIPE适应证

（1）术前评估为良性或交界性恶性病变[1]，例如胰腺神经内分泌肿瘤（pancreatic neuroendocrine tumors，P-NETs）、导管内乳头状黏液性肿瘤（intraductal papillary mucinous neoplasms，IPMN）、黏液性囊性肿瘤（mucinous cystic neoplasms，MCNs）及部分肾细胞癌胰腺转移病例。

（2）小病变，通常肿瘤直径小于或等于3 cm[2-4]。

（3）病变不与主胰管接触。肿瘤与主胰管（main pancreatic duct，MPD）之间的最小距离为2～3 mm，以免损伤MPD[5-6]。确定该距离的理想成像方式是术前计算机断层扫描（computed tomography，CT）和磁共振胰胆管造影（magnetic resonance cholangiopancreatography，MRCP），并通过术中超声（intraoperative ultrasound，IOUS）确认[7]。

2. MIPE禁忌证

（1）大肿瘤，占据大部分胰腺。

（2）多灶性病变。

（3）无明显假包膜的浸润性病变。

（4）摘除导致MPD损伤的病变。

三、微创胰腺肿瘤摘除术治疗常见的胰腺病变

1. 胰腺神经内分泌肿瘤

正如Fernández-Cruz等人报道的那样，尤其是MIPE，对于P-NETs患者似乎是一种适当的治疗方式[8]，基于微创手术具有住院时间较短和可接受的胰腺相关并发症等优势，而且术后胰瘘（postoperative pancreatic fistula，POPF）的发生率低于胰腺部分切除术（pancreatic resection，PR）。该小组报告了MIPE治疗无功能P-NETs的可行性和安全性[1]，就局部复发而言，其肿瘤学结果良好。Jilesen等人比较了P-NETs患者行MIPE和PR的临床效果，发现在并发症发生率和死亡率方面二者无显著差异，但MIPE组的内、外分泌功能更好[9]。在该报告中值得注意的是，直径≤2 cm胰头P-NETs患者行胰十二指肠切除术（pancreatoduodenectomy，PD），术后病理证实淋巴结转移率高达55%，这与其他大样本的报道不一致。在这方面，Edil等[10]报道了肿瘤大小与淋巴结转移率之间存在相关性（＜1 cm，14%；1～1.9 cm，9%；2～2.9 cm，37%；3～3.9 cm，56%）。我们认为对无功能P-NETs患者选择实施MIPE，必须行淋巴结取样和冰冻切片检查，以排除淋巴结转移风险；如果是恶性肿瘤，则应进行局部淋巴结清扫术或中转开腹手术切除肿瘤[1-2, 11]。

在P-NETs中，胰腺胰岛素瘤是MIPE最常见的适应证。许多研究表明，行MIPE治疗胰岛素瘤是一种安全、可重复的方法，治愈率高，然而POPF发生率也高，特别是病变位于胰头时更是如此[8, 12-18]。此外，相关研究表明，胰腺肿瘤摘除术（pancreatic enucleation，PE）和胰腺部分切除术的临床结局相似[19]。一项荟萃分析比较了腹腔镜手术和开腹手术治疗胰岛素瘤的差别，结果显示微创组患者住院时间缩短，但在术后死亡率、并发症发生率、POPF发生率、复发或并发高血糖方面二者无明显差异[20]。相比之下，目前还没有关于MIPE应用于其他功能性P-NETs的大型研究。

对1型多发性内分泌肿瘤（MEN1）患者的治疗仍然颇具挑战性。Fernández-Cruz等[21]报道采用MIPE处理与MEN1相关的胰岛素瘤具有良好的效果，即使可能因多灶性病变或肿瘤位于胰头而中转了开腹手术。Nell等报道了MEN1患者分别接受机器人（$n=7$）手术、腹腔镜（$n=14$）手术，二者临床结局无差别，但是，该报道并未具体说明有多少患者接受了MIPE或胰腺部分切除术[22]。

2. 黏液性肿瘤：IPMN和MCN

位于胰头和钩突的低风险分支导管IPMN可行PE，后者是PD的良好替代方案。Turrini等比较了PE和PD对低风险分支导管IPMN的影响，证实了PE患者的手术时间更短，出血量更少[23]。Hwang等发表相似的结果，其中PD 10例，PE 4例[24]。此外，Soejima等人比较了PE和PD的差别，结果显示PE组手术时间和出血量均较少，内分泌功能不全的发生率显著降低（0 vs. 42.8%），但两组术后并发症发生率类似，均无复发病例[25]。已有报道将海德堡和斯图加特的资料加以综合，比较分支导管IPMN采用PE和PR临床结局的差别。74例PE中有64例病理诊断为不典型增生，其中低度占85%，中度占11%，高度占4%。两组的术后并发症发生率（包括POPF）相似，但PE组无死亡病例，PR组1名患者因多器官衰竭而死亡。PE组术后住院时间短（10天 vs. 14天），术后内、外分泌功能障碍的发生率亦较低。两组的IPMN特异性复发率相似（3% vs. 6%）[26]。

关于针对MCN行PE的报道有限。Ohtsuka等人发表了腹腔镜下切除MCN的结果，然而，在21名患者中，只有1名患者接受了腹腔镜PE[27]。

3. 其他肿瘤

Namur等人报道了仅采用腹腔镜PE治疗胰腺实性假乳头状瘤的经验，结果显示患者术后住院时间为4天，38个月后随访未复发[28]。MIPE相关文献中也包括了其他肿瘤，然而数量很少[29-31]。肾细胞癌的胰腺转移是可以实施MIPE的唯一恶性病变，因其不需要清扫淋巴结[32-33]。

四、围手术期结果

所有MIPE研究均显示其具有极低的死亡率，只有1条文献报道了因急性肠系膜缺血而导致了1例死亡（4%）[4]。所有其他文献均未明确提及死亡率或报道围手术期死亡率为0。

1. MIPE与PR相比

与PR相比，MIPE可减少失血量，缩短手术时间和术后住院时间，而不影响内分泌功能或外分泌功能。Fernández-Cruz等报道，MIPE组的POPF发生率明显高于PR组[8]。Cauley等报道了一项匹配队列研究，实验组为45例因各种胰腺病变而接受PE的患者（腹腔镜PE共16例），对照组为90例接受PD或胰体尾切除术的患者，结果与上述报道类似[34]。Zhou等人和Hüttner等人进行了两次系统综述和荟萃分析，结果表明，与PR组相比，PE组的失血量减少，手术时间、住院时间均明显缩短，内、外分泌功能不全的发生率也显著降低[35-36]。

2. MIPE与开放PE的比较

MIPE似乎比开放PE更具优势。据报道，MIPE组的POPF发生率为0～77.8%，平均为30%～35%，似乎与开放手术相似[37]。一些系列报道临床相关POPF，即国际胰瘘研究组（International Study Group of Pancreatic Fistula，ISGPF）分类B级和C级胰瘘，发生率为4%～25%[38]。显然，对于POPF而言，肿瘤与MPD二者的距离远比手术方法更重要。Heeger等的研究表明，肿瘤与MPD间距<3 mm的患者，临床相关的POPF和总体并发症发生率均较高[7]。此外，在因右侧胰腺病变而接受MIPE的患者中，POPF的风险似乎显著增加[39-40]。但是，我们认为，在大多数情况下，胰瘘的根源是肿瘤摘除后在胰腺上留下的开放的小胰管。最近一些比较研究结果显示了在POPF方面类似的结果：Song等对65位患者的非随机比较研究结果表明接受PE和MIPE的患者在预后方面没有差异[5]；Zhang等人报道与开放PE相比，MIPE的手术时间更短，估计失血量更少，恢复速度更快，同时胰腺功能得以保留[41]。关于机器人PE，Zureikat等人报告了10台机器人PE，手术时间为204±67 min，临床严重并发症发生率为30%，平均住院时间为5天（3～12天），B级POPF发生率为20%[42]。此外，Boggi等报道了12例机器人PE，临床结果极佳，手术时间为167±177 min，平均术后住院时间为7.0天（5.3～9.8天），仅1名（8.3%）患者发生B级POPF，无须再次外科干预[43]。另2项针对不同胰腺肿瘤行开放PE和机器人PE的近期研究表明，后者出血量少，手术时间短，两者的死亡率没有差异[44-45]。

五、长期结果

PE能最大限度地保存胰腺组织，术后胰腺功能不全的发生率非常低，为4%～5%，与胰体尾切除术相比降低了4～5倍。

由于MIPE的适应证通常为良性或低度恶性胰腺病变，因此，在目前的医学报道中，就局部复发而言，肿瘤学结果极佳。但是，大多数报道都没有明确报告肿瘤复发率，当然对于大多数研究而言，确实无复发病例，但也发现一些文献报道的肿瘤复发率高达25%[14]。有报道称非功能性P-NETs患者接受PE后肿瘤复发率为19%，但MIPE患者例数不明[40]。

表16-1总结了1996—2016年发表的关于MIPE系列研究的特征和结果。

表16-1　关于微创胰腺肿瘤摘除术主要研究的特征和结果

作者	发表时间	患者例数	中转开腹率	总并发症发生率	胰瘘发生率	具有临床意义的术后胰瘘	死亡率	手术时间	失血量	住院时间	随访	复发	内分泌功能不全	外分泌功能不全
*Gagner等[46,47]	1996	1	0	n/a	n/a	n/a	0	180	n/a	4	27	0	n/a	n/a
*Chapuis等[48]	1998	4	25%	25%	25%	25%	0	160	200	5	n/a	n/a	n/a	n/a
*Berends等[49]	2000	9	44.4%	66.6%	50%	n/a	0	180	<100	7	18	0	n/a	n/a
*Fernández-Cruz等[50]	2002	4	0	50%	50%	n/a	0	204	200	5	n/a	n/a	n/a	n/a
*Iihara等[51]	2003	6	16.7%	66.6%	60%	n/a	0	170	15	n/a	n/a	n/a	n/a	n/a
*Edwin等[52]	2004	7	n/a	33.3%	n/a	n/a	0	120	100	5.5	n/a	n/a	n/a	n/a
*Jaroszewski等[53]	2004	6	50%	33.3%	16%	n/a	0	n/a	n/a	n/a	29	1	n/a	n/a
*Ayav等[54]	2005	19	10.5%	42%	n/a	n/a	0	115	n/a	11	n/a	n/a	n/a	n/a
*Mabrut等[55]	2005	24	12.5%	33.3%	8.3%	n/a	0	120	n/a	5	n/a	0	n/a	n/a
*Giger等[56]	2006	4	25%	n/a	n/a	n/a	0	155	92.5	5	22	0	0	0
*Fernández-Cruz等[57]	2006	15	0	n/a	40%	n/a	0	n/a	n/a	n/a	n/a	n/a	n/a	n/a
*Schraibman等[58]	2007	5	0	n/a	n/a	n/a	0	130	极少	3	n/a	n/a	n/a	n/a
*Sweet等[59]	2007	9	22%	77.8%	77.8%	n/a	0	n/a	n/a	4.4	n/a	n/a	n/a	n/a
*Liu等[15]	2007	9	33.3%	22.2%	n/a	n/a	n/a	159	77	11.8	n/a	n/a	n/a	n/a
*Pierce等[60]	2007	4	25%	0	0	n/a	0	248	92.5	3	n/a	n/a	n/a	n/a
*Fernández-Cruz等[61]	2007	20	5%	40%	35%	15%	0	120	220	5.5	n/a	n/a	n/a	n/a
*Crippa等[62]	2007	4	n/a	43%	38%	n/a	0	162	n/a	14	n/a	n/a	n/a	n/a
*Fernández-Cruz等[8]	2008	21	n/a	42.8%	38%	19%	0	120	<220	5.5	n/a	n/a	n/a	n/a
*Karaliotas等[14]	2009	5	25%	n/a	20%	n/a	0	121	n/a	11	53	25%	n/a	n/a

胰腺微创外科学
Minimally Invasive Surgery of the Pancreas

作者	发表时间	患者例数	中转开腹率	总并发症发生率	胰瘘发生率	具有临床意义的术后胰瘘	死亡率	手术时间	失血量	住院时间	随访	复发	内分泌功能不全	外分泌功能不全
*Luo等[63]	2009	16	12.5%	n/a	50%	0	0	85	205	n/a	19	0	0	n/a
*Isla等[64]	2009	14	7.1%	n/a	n/a	n/a	n/a	n/a	n/a	n/a	n/a	n/a	n/a	n/a
*Røsok等[65]	2010	19	5.2%	n/a	26%	n/a	0	140	55	n/a	n/a	n/a	n/a	n/a
*Dedieu等[14]	2011	23	8.6%	17%	13%	4%	4%	124	64	n/a	53	0	0	0
*Zhao等[17]	2011	30	40%	n/a	n/a	n/a	n/a	n/a	n/a	n/a	n/a	n/a	n/a	n/a
*Costi等[66]	2013	29	21%	41%	36%	n/a	0	144	112	18	n/a	n/a	n/a	n/a
*Fernández-Cruz等[11]	2012	13	0	n/a	38%	23%	0	130	220	6	48	7.6%	n/a	n/a
*Machado等[67]	2013	18	n/a	n/a	n/a	n/a	0	n/a	n/a	n/a	n/a	n/a	n/a	n/a
*Costi等[39]	2013	25	12%	56%	56%	20%	0	158	106	18	n/a	n/a	n/a	n/a
‡Zureikat等[42]	2013	10	n/a	50%	30%	20%	0	206	n/a	5	n/a	n/a	n/a	n/a
*Choi等[63]	2014	11	0	9.1%	9.1%	n/a	0	97.4	35.9	5.5	44.3	0	n/a	n/a
*Zhang等[69]	2015	15	0	40%	40%	20%	0	118	80	7.9	39	0	0	7.1%
°Thomas等[70]	2015	12	0	n/a	33%	n/a	0	n/a	n/a	6	33.6	0	n/a	n/a
*Song等[51]	2015	30	0	10.7%	10.7%	n/a	0	123.8	n/a	7.8	58.7	n/a	n/a	n/a
‡Boggi等[43]	2016	12	0	8.3%	8.3%	8.3%	0	167	n/a	7	n/a	n/a	n/a	n/a
‡Jin等[44]	2016	31	0	19%	74.2%	38.7%	0	100	30	13	19.1	0	0	n/a

* 腹腔镜组。

° 手术助组。

‡ 机器人组。

n/a: 未提供数据。

参考文献

［1］FERNÁNDEZ-CRUZ L，MOLINA V，VALLEJOS R，et al．Outcome after laparoscopic enucleation for nonfunctional neuroendocrine pancreatic tumours［J］．HPB（Oxford），2012，14（3）：171-176．

［2］CRIPPA S，BONINSEGNA L，PARTELLI S，et al．Parenchyma-sparing resections for pancreatic neoplasms［J］．J Hepatobiliary Pancreatic Sci，2010，17（6）：782-787．

［3］SUBAR D，GOBARDHAN PD，GAYET B．Laparoscopic pancreatic surgery：an overview of the literature and experiences of a single center［J］．Best Pract Res Clin Gastroenterol，2014，28（1）：123-132．

［4］DEDIEU A，RAULT A，COLLET D，et al．Laparoscopic enucleation of pancreatic neoplasm［J］．Surg Endosc，2011，25（2）：572-576．

［5］SONG KB，KIM SC，HWANG DW，et al．Enucleation for benign or low-grade malignant lesions of the pancreas：single-center experience with 65 consecutive patients［J］．Surgery，2015，158（5）：1203-1210．

［6］BRIENT C，REGENET N，SULPICE L，et al．Risk factors for postoperative pancreatic fistulization subsequent to enucleation［J］．J Gastrointest Surg，2012，16（10）：1883-1887．

［7］HEEGER K，FALCONI M，PARTELLI S，et al．Increased rate of clinically relevant pancreatic fistula after deep enucleation of small pancreatic tumors［J］．Langenbecks Arch Surg，2014，399（3）：315-321．

［8］FERNÁNDEZ-CRUZ L，BLANCO L，COSA R，et al．Is laparoscopic resection adequate in patients with neuroendocrine pancreatic tumors？［J］．World J Surg，2008，32（5）：904-917．

［9］JILESEN AP，VAN EIJCK CH，BUSCH OR，et al．Postoperative outcomes of enucleation and standard resections in patients with a pancreatic neuroendocrine tumor［J］．World J Surg，2016，40（3）：715-728．

［10］EDIL B，ELLISON J，CAMERON R，et al．Even small pancreatic endocrine neoplasm have lymph node metastasis（Abstract）［J］．Plenary Presentation at the American Pancreas Club，45th Annual Meeting，2011，Program，55．

［11］LIANG S，HAMEED U，JAYARAMAN S．Laparoscopic pancreatectomy：indications and outcomes［J］．World J Gastroenterol，2014，20（39）：14246-14254．

［12］DAKIN GF，INABNET WB．Multimedia article laparoscopic enucleation of a pancreatic insulinoma［J］．Surg Endosc，2004，18（11）：1680．

［13］DEXTER SP，MARTIN IG，LEINDLER L，et al．Laparoscopic enucleation of a solitary pancreatic insulinoma［J］．Surg Endosc，1999，13（4）：406-408．

［14］KARALIOTAS C，SGOURAKIS G．Laparoscopic versus open enucleation for solitary insulinoma in the body and tail of the pancreas［J］．J Gastrointest Surg，2009，13（10）：1869．

［15］LIU H，PENG C，ZHANG S，et al．Strategy for the surgical management of insulinomas：analysis of 52 cases［J］．Dig Surg，2007，24（6）：463-470．

［16］SA CUNHA A，BEAU C，RAULT A，et al．Laparoscopic versus open approach for solitary insulinoma［J］．Surg Endosc，2007，21（1）：103-108．

［17］ZHAO YP，ZHAN HX，ZHANG TP，et al．Surgical management of patients with insulinomas：result of 292 cases in a single institution［J］．J Surg Oncol，2011，103（2）：169-174．

［18］FERNÁNDEZ-CRUZ L，CESAR-BORGES G．Laparoscopic strategies for resection of insulinomas［J］. J Gastrointest Surg, 2006, 10（5）: 752–760.

［19］ZHANG T, MU Y, QU L, et al. Accurate combined preoperative localization of insulinomas aid the choice for enucleation: a single institution experience over 25 years［J］. Hepatogastroenterology, 2012, 59（116）: 1282–1285.

［20］SU AP, KE NW, ZHANG Y, et al. Is laparoscopic approach for pancreatic insulinomas safe? Results of a systematic review and meta–analysis［J］. J Surg Res, 2014, 186（1）: 126–134.

［21］FERNÁNDEZ–CRUZ L, MARTÍNEZ I, CESAR–BORGES G, et al. Laparoscopic surgery in patients with sporadic and multiple insulinomas associated with multiple endocrine neoplasia type 1［J］. J Gastrointest Surg, 2005, 9（3）: 381–388.

［22］NELL S, BRUNAUD L, AYAV A, et al. Robot–assisted spleen preserving pancreatic surgery in MEN1 patients［J］. J Surg Oncol, 2016, 114（4）: 456–461.

［23］TURRINI O, SCHMIDT CM, PITT HA, et al. Side–branch intraductal papillary mucinous neoplasms of the pancreatic head/uncinate: resection or enucleation?［J］. HPB（Oxford）, 2011, 13（2）: 126–131.

［24］HWANG HK, PARK JS, KIM JK, et al. Comparison of efficacy of enucleation and pancreaticoduodenectomy for small（<3 cm）branch duct type intraductal papillary mucinous neoplasm located at the head of pancreas and the uncinate process［J］. Yonsei Med J, 2012, 53（1）: 106–110.

［25］SOEJIMA Y, TOSHIMA T, MOTOMURA T, et al. Technical feasibility and oncological legitimacy of enucleation of intraductal papillary mucinous neoplasm located at the pancreatic head or uncinate process［J］. Anticancer Res, 2017, 37（1）: 321–326.

［26］KAISER J, FRITZ S, KLAUSS M, et al. Enucleation: a treatment alternative for branch duct intraductal papillary mucinous neoplasms［J］. Surgery, 2017, 161（3）: 602–610.

［27］OHTSUKA T, TAKAHATA S, TAKANAMI H, et al. Laparoscopic surgery is applicable for larger mucinous cystic neoplasms of the pancreas［J］. J Hepatobiliary Pancreat Sci, 2014, 21（5）: 343–348.

［28］NAMUR GN, RIBEIRO TC, SOUTO MM, et al. Minimally invasive surgery for pseudopapillary neoplasm of the pancreas［J］. Arq Bras Cir Dig, 2016, 29（2）: 97–101.

［29］STEWART CL, MEGUID C, CHAPMAN B, et al. Evolving trends towards minimally invasive surgery for solid–pseudopapillary neoplasms［J］. Ann Surg Oncol, 2016, 23（13）: 4165–4168.

［30］CIOFFI U, DE SIMONE M, SANTAMBROGIO R, et al. Laparoscopic enucleation of solitary true pancreatic cyst in an adult［J］. J Gastrointest Surg, 2003, 7（7）: 921–924.

［31］SHI Y, PENG C, SHEN B, et al. Pancreatic enucleation using the da Vinci robotic surgical system: a report of 26 cases［J］. Int J Med Robot, 2016, 12（4）: 751–757.

［32］DAMOLI I, BUTTURINI G, RAMERA M, et al. Minimally invasive pancreatic surgery—a review［J］. Wideochir Inne Tech Maloinwazyjne, 2015, 10（2）: 141–149.

［33］KUROKI T, EGUCHI S. Laparoscopic parenchyma–sparing pancreatectomy［J］. J Hepatobiliary Pancreat Sci, 2014, 21（5）: 323–327.

［34］CAULEY CE, PITT HA, ZIEGLER KM, et al. Pancreatic enucleation: improved outcomes compared to resection［J］. J Gastrointest Surg, 2012, 16（7）: 1347–1353.

［35］ZHOU Y, ZHAO M, WU L, et al. Short– and long–term outcomes after enucleation of pancreatic tumors: an evidence–based assessment［J］. Pancreatology, 2016, 16（6）: 1092–1098.

［36］HÜTTNER FJ, KOESSLER–EBS J, HACKERT T, et al. Meta–analysis of surgical outcome after enucleation versus standard resection for pancreatic neoplasms［J］. Br J Surg, 2015, 102（9）:

1026-1036.

［37］INCHAUSTE SM，LANIER BJ，LIBUTTI SK，et al. Rate of clinically significant postoperative pancreatic fistula in pancreatic neuroendocrine tumors［J］. World J Surg，2012，36（7）：1517-1526.

［38］BASSI C，DERVENIS C，BUTTURINI G，et al. Postoperative pancreatic fistula：an international study group（ISGPF）definition［J］. Surgery，2005，138（1）：8-13.

［39］COSTI R，RANDONE B，MAL F，et al. A critical appraisal of laparoscopic pancreatic enucleations：right-sided procedures（Pancreatic Head，Uncus）are not mini-invasive surgery［J］. Surg Laparosc Endosc Percutan Tech，2013，23（6）：524-531.

［40］JILESEN AP，VAN EIJCK CH，IN'T HOF KH，et al. Postoperative complications，inhospital mortality and 5-year survival after surgical resection for patients with a pancreatic neuroendocrine tumor：a systematic review［J］. World J Surg，2015，40（3）：729-748.

［41］ZHANG RC，ZHOU YC，MOU YP，et al. Laparoscopic versus open enucleation for pancreatic neoplasms：clinical outcomes and pancreatic function analysis［J］. Surg Endosc，2015，30（7）：2657-2665.

［42］ZUREIKAT AH，MOSER AJ，BOONE BA，et al. 250 robotic pancreatic resections：safety and feasibility［J］. Ann Surg，2013，258（4）：554-559.

［43］BOGGI U，NAPOLI N，COSTA F，et al. Robotic-assisted pancreatic resections［J］. World J Surg，2016，40（10）：2497-2506.

［44］JIN JB，QIN K，LI H，et al. Robotic enucleation for benign or borderline tumours of the pancreas：a retrospective analysis and comparison from a high-volume centre in Asia［J］. World J Surg，2016，40（12）：3009-3020.

［45］ZHANG J，WU WM，YOU L，et al. Robotic versus open pancreatectomy：a systematic review and meta-analysis［J］. Ann Surg Oncol，2013，20（6）：1774-1780.

［46］GAGNER M，POMP A，HERRERA MF. Early experience with laparoscopic resections of islet cell tumors［J］. Surgery，1996，120（6）：1051-1054.

［47］GAGNER M，POMP A. Laparoscopic pancreatic resection：is it worthwhile？［J］. J Gastrointest Surg，1997，1（1）：20-25.

［48］CHAPUIS Y，BIGOURDAN JM，MASSAULT PP，et al. Videolaparoscopic excision of insulinoma. A study of 5 cases［J］. Chirurgie，1998，123（5）：461-467［Article in French］.

［49］BERENDS FJ，CUESTA MA，KAZEMIER G，et al. Laparoscopic detection and resection of insulinomas［J］. Surgery，2000，128（3）：386-391.

［50］FERNÁNDEZ-CRUZ L，SÁENZ A，ASTUDILLO E，et al. Outcome of laparoscopic pancreatic surgery：endocrine and nonendocrine tumors［J］. World J Surg，2002，26（8）：1057-1065.

［51］IIHARA M，OBARA T. Recent advances in minimally invasive pancreatic surgery［J］. Asian J Surg，2003，26（2）：86-91.

［52］EDWIN B，MALA T，MATHISEN Ø，et al. Laparoscopic resection of the pancreas：a feasibility study of the short-term outcome［J］. Surg Endosc，2004，18（3）：407-411.

［53］JAROSZEWSKI DE，SCHLINKERT RT，THOMPSON GB，et al. Laparoscopic localization and resection of insulinomas［J］. Arch Surg，2004，139（3）：270-274.

［54］AYAV A，BRESLER L，BRUNAUD L，et al. Laparoscopic approach for solitary insulinoma：a multicentre study［J］. Langenbecks Arch Surg，2005，390（2）：134-140.

［55］MABRUT JY，FERNÁNDEZ-CRUZ L，AZAGRA JS，et al. Laparoscopic pancreatic resection：results of a multicenter European study of 127 patients［J］. Surgery，2005，137（6）：597-

605.

[56] GIGER U, MICHEL JM, WIESLI P, et al. Laparoscopic surgery for benign lesions of the pancreas [J]. J Laparoendosc Adv Surg Tech A, 2006, 16 (5): 452-457.

[57] FERNÁNDEZ-CRUZ L, PARDO F, CUGAT E, et al. Análisis del Registro Nacional Español de la Cirugía Laparoscópica del Páncreas [J]. Cirugía Española, 2006, 79 (5): 293-298 [Article in Spanish].

[58] SCHRAIBMAN V, GOLDENBERG A, DE MATOS FARAH JF, et al. Laparoscopic enucleation of pancreatic insulinomas [J]. J Laparoendosc Adv Surg Tech A, 2007, 17 (4): 399-401.

[59] SWEET MP, IZUMISATO Y, WAY LW, et al. Laparoscopic enucleation of insulinomas [J]. Arch Surg, 2007, 142 (12): 1202-1204; discussion, 1205.

[60] PIERCE RA, SPITLER JA, HAWKINS WG, et al. Outcomes analysis of laparoscopic resection of pancreatic neoplasms [J]. Surg Endosc, 2007, 21 (4): 579-586.

[61] FERNÁNDEZ-CRUZ L, COSA R, BLANCO L, et al. Curative laparoscopic resection for pancreatic neoplasms: a critical analysis from a single institution [J]. J Gastrointest Surg, 2007, 11 (12): 1607-1621.

[62] CRIPPA S, BASSI C, SALVIA R, et al. Enucleation of pancreatic neoplasms [J]. Br J Surg, 2007, 94 (10): 1254-1259.

[63] LUO Y, LIU R, HU MG, et al. Laparoscopic surgery for pancreatic insulinomas: a singleinstitution experience of 29 cases [J]. J Gastrointest Surg, 2009, 13 (5): 945-950.

[64] ISLA A, ARBUCKLE JD, KEKIS PB, et al. Laparoscopic management of insulinomas [J]. Br J Surg, 2009, 96 (2): 185-190.

[65] RØSOK BI, MARANGOS IP, KAZARYAN AM, et al. Single-centre experience of laparoscopic pancreatic surgery [J]. Br J Surg, 2010, 97 (6): 902-909.

[66] COSTI R, RANDONE B, MAL F, et al. Laparoscopic minor pancreatic resections (enucleations/atypical resections). A long-term appraisal of a supposed mini-invasive approach [J]. Wideochir Inne Tech Maloinwazyjne, 2013, 8 (2): 117-129.

[67] MACHADO MA, SURJAN RC, GOLDMAN SM, et al. Laparoscopic pancreatic resection. From enucleation to pancreatoduodenectomy. 11-year experience [J]. Arq Gastroenterol, 2013, 50 (3): 214-218.

[68] CHOI KS, CHUNG JC, KIM HC. Feasibility and outcomes of laparoscopic enucleation for pancreatic neoplasms [J]. Ann Surg Treat Res, 2014, 87 (6): 285-289.

[69] ZHANG RC, ZHOU YC, MOU YP, et al. Laparoscopic versus open enucleation for pancreatic neoplasms: clinical outcomes and pancreatic function analysis [J]. Surg Endosc, 2016, 30 (7): 2657-2665.

[70] THOMAS E, MATSUOKA L, ALEXOPOULOS S, et al. Laparoscopic hand-assisted parenchymal sparing resections for presumed side-branch intraductal papillary mucinous neoplasms [J]. J Laparoendosc Adv Surg Tech A, 2015, 25 (8): 668-671.

Santiago Sánchez Cabús, Laureano Fernández-Cruz

译者：杨栋　校对：王天宝

第十七章

胰腺中段切除术：从开放到微创

一、引言

1982年，Dagradi和Serio首次报道开放胰腺中段切除术（Dagradi-Serio-Iacono手术），切除位于胰颈的功能性神经内分泌肿瘤（胰岛素瘤）[1]。胰腺中段切除术是保留实质的手术，适应证为位于胰颈和近侧胰体部的良性和低度恶性病变（图17-1）。Iacono等人报道在适应证选择和手术技术准确无误的情况下，行胰腺中段切除术后，胰腺内、外分泌功能均无下降，推荐进一步推广该项新技术[2-4]。特别是，与胰十二指肠切除术和胰体尾切除术相比，行胰腺中段切除术后内分泌（例如糖尿病）和外分泌功能不全的发生率降低，而其他优势则与保存脾脏（传染性和血栓栓塞性并发症更少）、胆道和上消化道有关[2-3]。Iacono等人的系统评价显示1988—2010年共计94项研究包括963例患者接受了开放胰腺中段切除术[3]。

虽然绝大多数患者接受了开放手术，但从2002年Baca等人进行了首例腹腔镜胰腺中段切除术后[5]，文献报道腹腔镜胰腺中段切除术18例，机器人辅助12例[3]。

最近，美国开展了一项比较微创手术与开放胰腺手术临床结局的研究，资料显示微创手术比例在2002年为3%，而2012年则上升至14%，且术后并发症发生率较低，住院时间亦较短[6]。

二、腹腔镜和机器人辅助微创胰腺中段切除术

关于微创胰腺中段切除术，2013年Machado等人报告称，自2005年以来，共进行了51例腹腔镜胰腺中段切除术，其中21例（41%）患者接受了全腹腔镜手术，27例（53%）需要机器人辅助，有1例（2%）患者需要手辅助，有2例（4%）患者需要中转开腹手术[7]。32例（63%）患者采用胰胃吻合术，而18例（35%）采用Roux-en-Y胰空肠吻合术。手术平均时间为356 min，无死亡病例，也没有患者出现内、外分泌功能不全，但并发症发生率较高，主要为胰瘘（46%）[7]。Senthilnathan等报道，从2004年10月至2013年9月，在同一机构接受腹腔

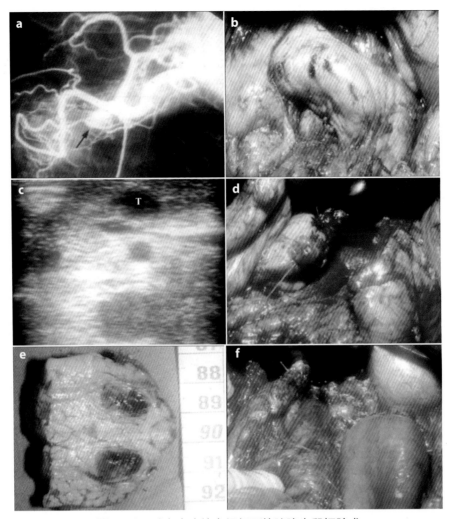

图17-1　胰岛素瘤综合征行开放胰腺中段切除术

a. 血管造影在胰颈部显示一个小的富血管病变（黑色箭头）；b. 术中无病变迹象外观；c. 术中超声检查显示肿瘤（T）在胰腺实质内；d. 切除胰腺中段后胰头侧和远侧残端；e. 胰腺中段切除标本显示胰岛素瘤靠近主胰管（Wirsung导管）；f. 胰腺中段切除术的最终外观，缝合头端残端，行远侧残端空肠Roux-en-Y吻合。

镜胰腺中段切除术患者的长期结果显示，14例患者的肿瘤位于胰体和颈部，直径＜3 cm，且放射学诊断为良性肿瘤[8]，手术平均时间为239.7 min，平均住院时间约为8天，手术切缘均为阴性，没有死亡或严重术后并发症。在长期随访中，2名患者并发糖尿病，无外分泌缺陷患者。值得注意的是，在中位随访44个月期间，没有复发患者[8]。

　　在胰腺中段切除术中，胰肠吻合术是腹腔镜手术中最困难的步骤，并且术后胰瘘（postoperative pancreatic fistula，POPF）的发生率与开放胰腺中段切除一样高。基于这些原因，除了标准的胰空肠吻合术和胰胃吻合术之外，一些专家、学者还提出了新颖的胰吻合术。特别是Jiao等人报道了4名接受腹腔镜长袖胰胃吻合术（long-sleeve pancreatogastrostomy，LPG）患者的短期结果，这是一种类似于Fernández-Cruz提出的具有胃分隔的胰胃吻合术新技术，后者原为保留幽门的开放胰十二指肠切除术的吻合技术[9-10]。专家、学者的报告，在腹腔镜下游离左侧胰腺残端，使其离脾静脉至少1 cm远；为确保输出道通畅，需在距离胃小弯边缘至少3 cm处，用60 mm的Endo GIA吻合器（TriStaple，tan cartridge；Covidien，Hampshire，UK）沿胃体大弯侧长轴制作袖状胃管，长度至少为6 cm，准备行胰胃端端切除术。当胰管可见时，将胰支架管插入胰管并跨过吻合口，在腹腔镜下用2/0 PDS缝合线连续缝合后壁，间断缝合前壁，完成胰胃端端吻合术，中位随访27.5个月，无死亡病例，只有1例患者出现A级POPF，采用非手术治疗痊愈[9]。Francone等人提出一种曾用于开放手术的胰腺吻合方法，即双重胰空肠吻合术，用于胰颈无功能胰腺神经内分泌肿瘤[3]的治疗，全腹腔镜下完成双重胰空肠吻合，目的是同时引流胰腺远、近两个断端的胰液，结果显示在18个月的随访中，未出现疾病复发，无胰腺内、外分泌功能不全[11]。最近，Hong等人报道了连续10例行腹腔镜胰腺中段切除并胰胃吻合术治疗浆液性囊腺瘤、导管内乳头状黏液性肿瘤、神经内分泌肿瘤和胰腺实性假乳头状瘤的近期疗效[12]。他们也曾报道过捆绑式胰胃吻合术，将胰腺残端插入胃内，用两个不穿透胰腺的荷包缝线将其固定在胃内[13]。正如专家、学者所报道的那样，将远端胰残端与脾动、静脉分开约3 cm，为下一步吻合做好准备，然后用缝线缝合封闭胰腺断面。在胃后壁做一长约3 cm的切口，在胃前壁做一长为3～5 cm的切口，在胃后壁的开口处施行全层荷包缝合，直视下将胰残端拖入胃内约2 cm，绑扎荷包缝线，将胃壁"绑"在胰残端，然后关闭胃前壁[13]。结果显示POPF 1例，胃排空延迟1例，均采用非手术治疗而痊愈，而另有1例发生上消化道出血的患者接受了二次手术，在7～40个月的随访期间，没有复发患者，也未见内、外分泌功能不全患者[13]。

Song等人探讨了腹腔镜胰腺中段切除术（$n=26$）、开放胰腺中段切除术（$n=14$）及腹腔镜胰体尾切除术（$n=96$）的临床效果[14]。

结果显示三组的肿瘤大小为2.2 cm、2.9 cm及4.0 cm；平均手术时间为350 min、270 min及211 min；近期并发症发生率为39%、50%及15%；平均住院时间腹腔镜胰腺中段切除术组为14天，开放胰腺中段切除术组为22.4天；有趣的是，腹腔镜胰腺中段切除术组胰腺内分泌功能不全的发生率远低于腹腔镜胰体尾切除术组（11.5% vs. 30.8%）[14]。值得注意的是，这些结论与系统评价和荟萃分析的结果相似，后者旨在比较开放胰腺中段切除术和腹腔镜胰体尾切除术的临床效果[3]。

2004年，Giulianotti等人首次描述了3例机器人辅助胰腺中段切除术，1例患者出现了POPF，给予非手术治疗，其住院时间为27天，另外2例患者的住院时间为9天。值得注意的是，平均随访44个月，未出现胰腺内、外分泌功能不全并发症[15]。

机器人辅助外科手术是最先进的微创手术方法，因为它具有放大的三维可视化功能，而且Endowrist器械具有更大的运动范围和更高的灵活性。与开放和腹腔镜胰腺手术相比，机器人辅助胰腺手术具有许多优势，包括减轻术后疼痛、降低估计失血量和缩短住院时间[16-17]。

一个中国研究小组在一项随机临床实验中比较了50例行机器人辅助胰腺中段切除术患者与50例行开放胰腺中段切除术患者的短期预后，结果显示机器人手术时间短（160 min vs. 193 min，$P=0.002$）、失血量少（50 mL vs. 200 mL，$P\leqslant0.001$）、有临床意义的POPF发生率低（18% vs. 36.0%，$P=0.043$）及住院时间短（15.6天 vs. 21.7天，$P=0.002$）[18]。

三、手术适应证

回顾当前有关微创胰腺中段切除术的文献，腹腔镜胰腺中段切除术和机器人辅助胰腺中段切除术的适应证在很大程度上与开放胰腺中段切除术的适应证相同，主要为有症状的浆液性囊腺瘤、黏液性囊腺瘤、实性囊性假乳头状瘤及部分导管内乳头状黏液性肿瘤。值得注意的是，更适合行胰腺中段切除的多为无其他并存症的年轻患者，后者可能会受益于微创手术，例如较小的手术瘢痕，从而获得更好的美容效果。

另外，多数专家、学者报告微创胰腺中段切除术组的病灶直径为2～3 cm，而开放手术组的病灶直径为2～5 cm。

四、腹腔镜胰腺中段切除术

与开放手术一样，微创胰腺中段切除术需要两个步骤：首先切除胰腺中段；然后缝扎胰腺右侧断端，远断端与空肠或胃吻合。

在腹腔镜胰腺中段切除术中，让患者取仰卧位或反Trendelenburg体位。直视下放置4个Trocar：两个5 mm的Trocar（一个位于右侧腹，术者左手使用；另一个在左侧腹，助手使用）和两个长12 mm的Trocar（一个在脐部，术者右手使用；另一个在右下腹，为腹腔镜观察孔）。分开胃底大网膜进入小网膜囊。肠系膜上静脉（superior mesenteric vein，SMV）和门静脉（portal vein，PV）位于胰颈下缘，在胰后PV腹侧解剖，在SMV前方形成隧道。隧道完成后，穿过一条胶带以牵引胰腺。向上牵拉胶带，将胰颈向近端和远端各解剖约2 cm。务必确保切缘阴性，近端胰腺横断通常使用内镜线性切割闭合器，而远端胰腺横断则采用超声刀或线性切割闭合器。分离胰管并横断。为了进一步松解远断端胰腺，将脾静脉和动脉的小分支分别夹闭结扎后切断，一直到离远端切面约2 cm处。随后，将标本放入标本袋中，经脐部12 mm Trocar取出。对于消化道重建而言，最常见的吻合是采用双层缝合的端端内翻胰空肠吻合术：5-0聚丙烯线间断缝合空肠浆肌层，空肠全层与胰腺用4-0聚丙烯线连续缝合。如前所述，已经提出了许多不同的胰消化道重建方案，但最常见的方式依次为胰肠吻合术、胰胃吻合术[7]。

五、机器人辅助胰腺中段切除术

在首次报道机器人辅助胰腺中段切除术之后，Addeo等和Kang等又对机器人技术进一步改进[15, 19-21]。与开放和腹腔镜胰腺中段切除术相比，机器人辅助胰腺中段切除术可能会受益于器械移动范围扩大（近540°）、震颤消除、灵活性提高、外科医生舒适度增加、双眼三维可视化和高倍放大（30～200倍）功能[22]。

机器人辅助胰腺中段切除术患者取双腿分开的反Trendelenburg体位，手术床与地面夹角为20°，稍微向左侧倾斜。达·芬奇外科手术系统对接在患者头部上方，两个操作臂位于患者的左侧。放置4个Trocar，以供机械手使用，另外放置12 mm的Trocar以供助手使用。打开胃结肠韧带进入小网膜囊，抬起并牵拉胃后壁，露出胰腺。在胰体上缘解剖门静脉前表面，胰颈下缘解剖SMV。在胰颈下通过轻柔的分离形成胰后隧道，使用内镜吻合器或超声刀切断胰颈。正如通常报道的那样，选择性地使用4-0聚丙烯线间断缝合近断端，以达到充分止血的效果。然后在胰腺和脾血管之间解剖胰腺远断端，以获得安全的切缘。分别准确地结扎切断胰腺和脾动、静脉之间的小分支，然后使用机器人超声刀在病变的左侧横断胰体。根据患者的具体情况和外科医生的选择行胰空肠或胰胃吻合术（图17-2）。

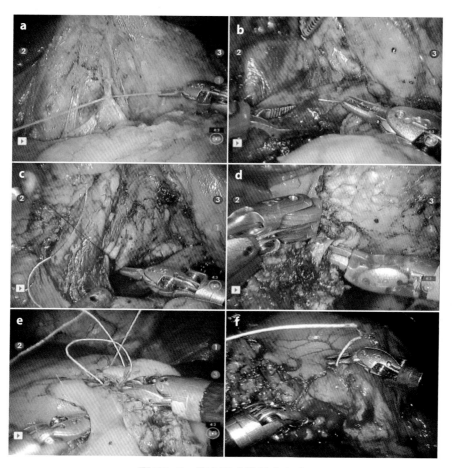

图17-2　胰空肠或胰胃吻合术

a. 进入小网膜囊后，抬高胰腺，选择性地结扎后面的小血管；b. 在胰颈后部形成隧道，小的胰静脉用聚丙烯线结扎；c. 在切断胰腺之前，用聚丙烯线结扎胰横动脉；d. 在横断胰腺的过程中，识别主胰管并将其切断；e. 胰空肠吻合术；f. 胰胃吻合术（Ugo Boggi教授供图）。

六、小结

对于局限在胰体/颈的良性和边缘恶性病变，可以谨慎地选择实施胰腺中段切除术。保留胰腺功能的理念也将有助于提高腹腔镜胰腺中段切除术的可行性和安全性。此外，机器人手术系统可以协助外科医生更加方便、有效和精确地完成复杂而困难的手术操作。在这个日新月异的腹腔镜微创外科时代，需要进一步研究以验证机器人手术所具备的技术优势。

参考文献

［1］IACONO C，RUZZENENTE A，BORTOLASI L，et al. Central pancreatectomy：the Dagradi Serio Iacono operation. Evolution of a surgical technique from the pioneers to the robotic approach［J］. World J Gastroenterol，2014，20（42）：15674-15681.

［2］IACONO C，BORTOLASI L，SERIO G. Is there a place for central pancreatectomy in pancreatic surgery？［J］. J Gastrointest Surg，1998，2（6）：509-516；discussion，516-517.

［3］IACONO C，VERLATO G，RUZZENENTE A，et al. Systematic review of central pancreatectomy and meta-analysis of central versus distal pancreatectomy［J］. Br J Surg，2013，100（7）：873-885.

［4］IACONO C，BORTOLASI L，FACCI E，et al. The Dagradi-Serio-Iacono operation central pancreatectomy［J］. J Gastrointest Surg，2007，11（3）：364-376.

［5］BACA I，BOKAN I. Laparoscopic segmental pancreas resection and pancreatic cystadenoma［J］. Chirurg，2003，74（10）：961-965［Article in German］.

［6］OKUNRINTEMI V，GANI F，PAWLIK TM. National trends in postoperative outcomes and cost comparing minimally invasive versus open liver and pancreatic surgery［J］. J Gastrointest Surg，2016，20（11）：1836-1843.

［7］MACHADO MA，SURJAN RC，EPSTEIN MG，et al. Laparoscopic central pancreatectomy：a review of 51 cases［J］. Surg Laparosc Endosc Percutan Tech，2013，23（6）：486-490.

［8］SENTHILNATHAN P，GUL SI，GURUMURTHY SS，et al. Laparoscopic central pancreatectomy：our technique and long-term results in 14 patients［J］. J Minim Access Surg，2015，11（3）：167-171.

［9］JIAO LR，GALL TM，SODERGREN MH，et al. Laparoscopic long sleeve pancreaticogastrostomy（LPG）：a novel pancreatic anastomosis following central pancreatectomy［J］. Hepato-biliary Surg Nutr，2016，5（3）：245-248.

［10］FERNÁNDEZ-CRUZ L，COSA R，BLANCO，et al. Pancreatogastrostomy with gastric partition after pylorus-preserving pancreatoduodenectomy versus conventional pancreatojejunostomy：a prospective randomized study［J］. Ann Surg，2008，248（6）：930-938.

［11］FRANCONE E，BERTI S，CELORIA GM，et al. Double pancreaticojejunostomy in pure laparoscopic central pancreatectomy：an uncommon reconstructive strategy［J］. Minerva Chir，2016，71（2）：156-158.

［12］HONG DF，LIU Y，PENG SY，et al. Binding pancreaticogastrostomy in laparoscopic central pancreatectomy：a novel technique in laparoscopic pancreatic surgery［J］. Surg Endosc，2016，30（2）：715-720.

［13］PENG SY，WANG JW，HONG DF，et al. Binding pancreaticoenteric anastomosis：from binding pancreaticojejunostomy to binding pancreaticogastrostomy［J］. Updates Surg，2011，63（2）：69-74.

［14］SONG KB，KIM SC，PARK KM，et al. Laparoscopic central pancreatectomy for benign or low-grade malignant lesions in the pancreatic neck and proximal body［J］. Surg Endosc，2015，29（4）：937-946.

［15］GIULIANOTTI PC，SBRANA F，BIANCO FM，et al. Robot-assisted laparoscopic middle pancreatectomy［J］. J Laparoendosc Adv Surg Tech A，2010，20（2）：135-139.

［16］ZHOU JY，XIN C，MOU YP，et al. Robotic versus laparoscopic distal pancreatectomy：a meta-analysis of short-term outcomes［J］. PLoS One，2016，11（3）：e0151189.

［17］STAUFFER JA，ASBUN HJ. Minimally invasive pancreatic surgery［J］. Semin Oncol，2015，42（1）：123-133.

［18］CHEN S，ZHAN Q，JIN JB，et al. Robot-assisted laparoscopic versus open middle pancreatectomy：short-term results of a randomized controlled trial［J］. Surg Endosc，2017，31（2）：962-971.

［19］ADDEO P，MARZANO E，NOBILI C，et al. Robotic central pancreatectomy with stented pancreaticogastrostomy：operative details［J］. Int J Med Robot，2011，7（3）：293-297.

［20］KANG CM，KIM DH，LEE WJ，et al. Initial experiences using robot-assisted central pancreatectomy with pancreaticogastrostomy：a potential way to advanced laparoscopic pancreatectomy［J］. Surg Endosc，2011，25（4）：1101-1106.

［21］CHENG K，SHEN B，PENG C，et al. Initial experiences in robot-assisted middle pancreatectomy［J］. HPB（Oxford），2013，15（4）：315-321.

［22］ZEH HJ 3RD，BARTLETT DL，MOSER AJ. Robotic-assisted major pancreatic resection［J］. Adv Surg，2011，45：323-340.

Calogero Iacono，Fabio Bagante，Andrea Ruzzenente，Alfredo Guglielmi

译者：杨栋　校对：王天宝

第十八章

微创胰体尾切除术

一、引言

1996年，Cuschieri和Gagner等首次报道了腹腔镜胰体尾切除术（laparoscopic distal pancreatectomy，LDP）用于慢性胰腺炎和胰岛细胞瘤的治疗[1-2]。Melvin等[3]于2003年报道了首例治疗胰尾神经内分泌肿瘤的机器人胰体尾切除术（robotic distal pancreatectomy，RDP）。此后，LDP和RDP越来越多地用于胰体尾良性和交界性病变的手术治疗。虽然已有充足的证据证明在治疗良性和交界性病的过程中变行微创胰体尾手术具有安全性[4-7]，但关于其治疗胰体尾腺癌的报道较少，其有效性尚不清楚。来自美国国家数据库的数据显示，LDP用于胰腺导管腺癌（pancreatic ductal adenocarcinoma，PDAC）治疗的比例为12.6%[8]，而RDP的占比为31%[9]。实施微创胰体尾切除术（minimally invasive distal pancreatectomy，MIDP）的主要目的，一是达到与开放胰体尾切除术相同的临床和肿瘤学效果；二是切口小、术后恢复更快、术后疼痛更少，患者可更早恢复正常生活。

二、外科技术

胰腺癌行手术切除要遵循两个基本原则，一是完整地切除肿瘤并保证切缘阴性（R_0）；二是采用早期血管控制和"肿瘤非接触"技术清扫区域淋巴结，以确保在肿瘤扩散和播散风险最低的同时实现肿瘤的根治性切除。

为了将这两个基本原则应用于开放和微创胰体尾切除术，Strasberg等提出了顺行模块化根治性胰脾切除术（radical anterograde modular pancreatosplenectomy，RAMPS）[10]。根据肿瘤的浸润程度，可以适当地采用前路RAMPS或后路调整RAMPS[11-12]。然而，据两篇关于胰腺癌LDP的荟萃分析报道，这些原则很少应用[13-14]。

1. 腹腔镜入路

在不同的外科医生和医疗中心之间，实施LDP的技术差异很大。内侧入路是最先被采用的术式且其已成为标准术式，其他术式包括侧方入路、腹膜后入路和手辅助入路[15]。

　　在内侧入路中，全身麻醉后，患者髋部位于手术台的正中，取仰卧、头高脚低20°（反Trendelenburg体位）、右侧倾斜30°位。手术医生位于患者两腿之间，一助持腹腔镜位于患者右侧，二助位于患者左侧，洗手护士站在患者的右腿旁（图18-1）。Trocar布局应根据患者的体型和肿瘤位置（胰体或胰尾）适当做出调整。通常情况下，围绕脐观察孔以半圆形的方式放置4～5个Trocar，如图18-1所示。沿脐上/下切开皮肤，置入12 mm的Trocar，建立气腹，随后插入30°镜头，直视下置入另外3个Trocar：主操作孔（10～12 mm）位于脐与左侧穿刺口连线与左锁骨中线交点处；一个副操作孔（5 mm或10～12 mm）位于左腋前线肋缘下3～5 cm处，另一个副操作孔（5 mm）位于上腹剑突下方，用于牵拉胃和肝脏。最后一个副操作孔（5 mm或10～12 mm）位于右腋前线和右锁骨中线之间略高于脐水平处，此位置更容易进行肝动脉和腹腔干淋巴结清扫。

　　侧方入路较少用于治疗胰腺癌，而主要用于治疗胰尾部良性或交界性病变。简而言之，患者髋部位于手术台的正中，取仰卧、右侧卧位30°，主刀医生、一助和洗手护士站在患者的右边；通常会放置4～5个Trocar[16]。

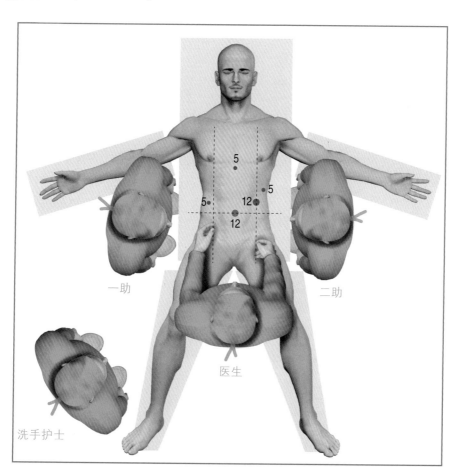

图18-1　腹腔镜下胰体尾切除术Trocar的位置

2. 机器人入路

采用达·芬奇系统（Si或Xi型）行RDP时患者取仰卧位，手术台呈20°反Trendelenburg体位，向右倾斜约20°。通常使用5孔法（3个8 mm，2个12 mm），3个机械臂和1个腹腔镜穿刺口（用作辅助操作孔），观察孔位于脐周区。其中一个辅助孔（10～12 mm）位于右结肠旁区，其他穿刺孔以半圆形围绕脐观察孔（图18-2）。穿刺器置入后建立气腹，将机器人对接到位。手术即将结束时，胰腺离断、彻底止血后，撤除机器人操作系统，标本在腹腔镜直视下通过塑料袋取出。

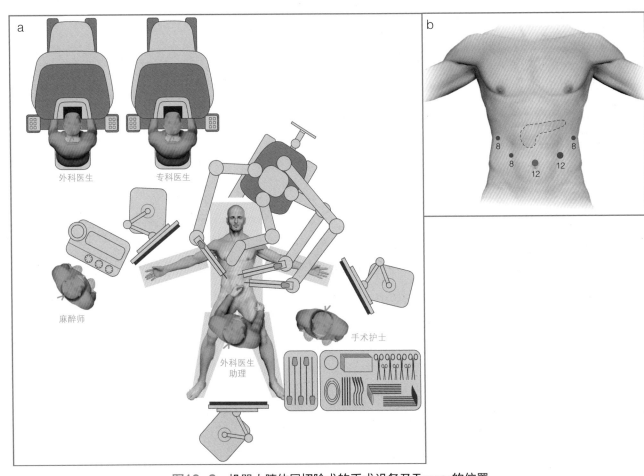

图18-2　机器人胰体尾切除术的手术设备及Trocar的位置

a. 腹部戳孔设置；b. 在连接机械臂前，应采取最佳体位，可根据手术者习惯和患者状态，采取仰卧或反Trendelenburg20°、右倾20°体位。

3. 手术操作

关于手术操作，强调以下三点。

（1）LDP和RDP的手术步骤基本相同。

（2）多位学者及DIPLOMA临床实验（distal pancreatectomy，minimally invasive or open， for malignancy，DIPLOMA）推荐采取以下操作步骤，且将其作为胰腺癌微创胰体尾切除术的标准程序[11-12, 15]：①采用切除Gerota筋膜的根治性顺行模块化胰脾切除术，当存在肿瘤的后缘可能累及肾上腺时，采用后路RAMPS切除受累器官（如肾上腺或肾脏）；②脾切除；③根据国际胰腺外科研究组（International Study Group on Pancreatic Surgery，ISGPS）指南[17]进行淋巴结清扫。

（3）使用电凝钩、超声刀、5～10 mm的抓钳及hem-o-lok进行分离、切除操作。即使切断缝合技术能够胜任，胰腺的离断也最好使用切割闭合器。

经首个Trocar孔置入30°腹腔镜，进行全腹腔探查以排除肝脏或腹膜转移。用超声刀分离胃结肠韧带和胃短血管，进入胰腺前表面。离断脾结肠韧带，松解结肠脾曲显露胰尾部。采用术中超声探查胰腺肿瘤，了解其与脾血管的关系，判定拟切除范围。缝线提拉胃壁以更好地显露胰腺，也可以用牵引器经上腹部5 mmTrocar进行牵引。远端胰腺的游离自下缘及远离肿瘤区域开始，通常沿由前往后的顺序进行分离，直到后平面的Gerota筋膜。切开并提起Gerota筋膜，从下方一直分离到胰腺上缘。解剖上缘，在同一水平面上切开Gerota筋膜，用吊带提拉胰腺，下缘分离且后平面拓展至脾静脉与肠系膜上静脉交汇处。然后，用第二根吊带于肿瘤右侧提拉胰腺，以便在腹膜后形成一个清晰的解剖层面。在保证有足够的肿瘤切缘的前提下，于胰颈部用线性切割闭合器横断胰腺。于脾动脉起始处用腔镜止血夹结扎离断脾动脉，于脾静脉-肠系膜上静脉汇合处用止血夹结扎离断脾静脉。根据与肿瘤位置的关系，选择离断或保留肠系膜下静脉。清扫10站、11站和18站淋巴结，8站和9站淋巴结只有在胰体癌时才需清扫。最后，离断脾周围韧带，将脾脏从腹膜后游离下来，将标本置入不透水标本袋，经腹部小切口取出，通常采用下腹部横切口（Pfannenstiel）取出。

三、结果

1. LDP

近期的系统回顾和分析结果证实了LDP具有安全性和可行性，表明LDP治疗良性和低级别恶性胰腺肿瘤的疗效不劣于开放胰体尾切除术（open distal pancreatectomy，ODP）[4-7, 18]。然而，对于PDAC的微创手术切除疗法，很多学者仍质疑其根治性，担心其达不到开放手术的标准。因此，微创手术治疗胰腺恶性肿瘤的肿瘤学疗效仍存在争议。据悉，以下两篇综述和荟萃分析对LDP与ODP治疗PDAC的疗效进行了比较[13-14]。

第一篇发表于2015年[13]，纳入5个病例对照研究、261例接受胰体尾切除术的患者，其中80例（30.7%）接受LDP，181例（69.3%）接受ODP，临床结果证实了LDP的安全性。LDP和ODP在总死亡率、术后并发症发生率、术后胰瘘发生率、重复手术率和能够接受辅助治疗的患者数量等方面均无明显差异。而腹腔镜组手术时间较长（$P=0.04$），但失血量少（$P=0.01$），住院时间短（$P<0.001$），肿瘤体积相对较小（$P=0.04$）。最后，肿瘤学的结果显示LDP在治疗PDAC中具有安全性和可行性。两组的R_0切除率（$P=0.53$）、平均淋巴结清扫数（$P=0.33$）及总体生存率（$P=0.32$）均无统计学差异。

第二篇发表于2016年[14]，纳入11项非随机研究（1 506例，其中LDP 353例，ODP 1 153例），所有研究均为回顾性的队列研究或病例对照研究。结果显示两组的术后死亡率（0.5% vs. 1%）、并发症发生率（8.8% vs. 5.1%）及临床相关的胰瘘发生率（7.7% vs. 6.6%）等均没有任何差异；LDP组平均住院时间比ODP组缩短了2.43天；两组肿瘤学指标包括肿瘤根治性、复发率和远期死亡率等均无统计学差异。

不同外科医生和医疗中心之间的中转开腹率差异很大（平均22%，0～66%）[11]。在Kooby等的多中心研究中，中转开腹率为17%（23例LDP中有4例），其中1例为出血，2例为腔镜下无法操作，1例为切缘不足[19]。在Magge等报道的单中心研究中，中转开腹率为18%（5/23），均为前12例PDAC患者[20]。最近，随着LDP操作经验的不断积累，其他学者的报道中转开腹率为0[11, 13]。

2. RDP

多位学者报道RDP安全可行，通过三项荟萃分析比较了LDP与RDP的疗效，获得了相似的临床结果[21-22]。此外，与LDP相比，RDP的失血量更少，保脾率更高[23-25]。然而，这些研究均涵盖了所有类型的胰腺肿瘤，而迄今没有仅探讨PDAC的研究报道。在已发表的研究中，PDAC病例接受RDP的比例为11%～30%，高于LDP。Gavriilidis等的荟萃分析报道了多个肿瘤学参数，两组间具有相似的R_0切除率和淋巴结清扫数量[24]。Waters等首先将RDP与ODP进行了比较，结果证实两者具有相似的术后结果和安全性[26]。Lee等报道了一项研究，该研究只包括PDAC患者，RDP和ODP的肿瘤结果（根治性和阳性淋巴结数量）相似[27]，但遗憾的是其中ODP为249例，而RDP只有4例。MIDP中转开腹率为0～38%[23]，主要与暴露不充分和肿瘤临近重要血管有关；其他原因包括肿瘤侵犯邻近器官（不包括脾脏）、正常组织和肿瘤组织边界不清、粘连和出血。中转开腹的危险因素包括性别（男性）和患者内脏脂肪较多[26]。当然还应考虑到这些研究的局限性：第一，没有进行随机对照实验比较MIDP和ODP，所使用的数据仅包括回顾性病例对照研究，这可能会导致潜在的选择和信息偏倚，因此，差异可能源于对较小肿瘤进行微创手术而对较大肿瘤采取开放手术；第二，报告的病例数量少，不足以得出正确的结论；第三，开展胰腺手术的医院数量相对较少，而LDP/RDP不仅需要专门的技术培训，还需要专业的胰腺疾病知识；第四，腹腔镜技术不统一；第五，证据的总体质量较低。其他的不足还包括学习曲线和技术成本。关于LDP的学习曲线，Ricci等的研究表明，学习曲线完成的主要指标是手术时间[28]，随着手术数量的增加，学习曲线逐渐下降，并确定在17次手术后可完成学习曲线，前提是手术者拥有丰富的高级腹腔镜技术，同时是在较大规模的胰腺手术中心；完成学习曲线将会减少18%的手术时间。关于RDP的学习曲线，Napoli等基于手术时间的减少情况（421.1±20.5 min vs. 248.9±9.3 min；$P<0.0001$），认为10例手术后即可完成学习曲线[29]。Shakir等报道，前20个病例、20～40个病例和40个病例后的平均手术时间逐渐减少，分别为311 min、266 min及210 min；而RDP结果在40例后开始优化[30]。关于LDP的成本，Ricci等的研究表明，LDP的成本比ODP的更高昂，但它能提高患者的术后生活质量，特别是使患者更早地恢复正常生活[31]。因此，总体而言，LDP的较高成本在成本效益比上是可以接受的，尤其是在具有良好医疗保健服务体系的欧洲。RDP的相关费用主要由于达·芬奇系统，Waters等报道称RDP的手术费用高于ODP，但住院费用较低[26]。因此，学者认为RDP是较为经济有效的手术方式。

四、小结

综上所述，尽管MIDP存在一定的局限性，但与ODP相比，两者具有相同的安全性、可行性和肿瘤学根治效果，以上均表明MIDP是一种可接受的胰体尾PDAC切除方法。

参考文献

［1］CUSCHIERI A，JAKIMOWICZ JJ，VAN SPREEUWEL J. Laparoscopic distal 70% pancreatectomy and splenectomy for chronic pancreatitis［J］. Ann Surg，1996，223（3）：280-285.

［2］GAGNER M，POMP A，HERRERA MF. Early experience with laparoscopic resections of islet cell tumors［J］. Surgery，1996，120（6）：1051-1054.

［3］MELVIN WS，NEEDLEMAN BJ，KRAUSE KR，et al. Robotic resection of pancreatic neuroendocrine tumor［J］. J Laparoendosc Adv Surg Tech A，2003，13（1）：33-36.

［4］NIGRI GR，ROSMAN AS，PETRUCCIANI N，et al. Meta-analysis of trials comparing minimally invasive and open distal pancreatectomies［J］. Surg Endosc，2011，25（5）：1642-1651.

［5］VENKAT R，EDIL BH，SCHULICK RD，et al. Laparoscopic distal pancreatectomy is associated with significantly less overall morbidity compared to the open technique：a systematic review and meta-analysis［J］. Ann Surg，2012，255（6）：1048-1059.

［6］PERICLEOUS S，MIDDLETON N，MCKAY SC，et al. Systematic review and meta-analysis of case-matched studies comparing open and laparoscopic distal pancreatectomy：is it a safe procedure？［J］. Pancreas，2012，41（7）：993-1000.

［7］MEHRABI A，HAFEZI M，ARVIN J，et al. A systematic review and meta-analysis of laparoscopic versus open distal pancreatectomy for benign and malignant lesions of the pancreas：it's time to randomize［J］. Surgery，2015，157（1）：45-55.

［8］SULPICE L，FARGES O，GOUTTE N，et al. ACHBT French Pancreatectomy Study Group. Laparoscopic distal pancreatectomy for pancreatic ductal adenocarcinoma：time for a randomized controlled trial? Results of an all-inclusive national observational study [J]. Ann Surg, 2015, 262 (5): 868-874.

[9] ADAM MA, CHOUDHURY K, GOFFREDO P, et al. Minimally invasive distal pancreatectomy for cancer: short-term oncologic outcomes in 1733 patients [J]. World J Surg, 2015, 39 (10): 2564-2572.

[10] STRASBERG SM, DREBIN JA, LINEHAN D. Radical antegrade modular pancreatosplenectomy [J]. Surgery, 2003, 133 (5): 521-527.

[11] ABU HILAL M, RICHARDSON JR, DE ROOIJ T, et al. Laparoscopic radical 'no-touch' left pancreatosplenectomy for pancreatic ductal adenocarcinoma: technique and results [J]. Surg Endosc, 2016, 30 (9): 3830-3838.

[12] KUROKI T, EGUCHI S. Laparoscopic distal pancreatectomy for pancreatic ductal denocarcinoma [J]. Surg Today, 2015, 45 (7): 808-812.

[13] RICCI C, CASADEI R, TAFFURELLI G, et al. Laparoscopic versus open distal pancreatectomy for ductal adenocarcinoma: a systematic review and meta-analysis [J]. J Gastrointest Surg, 2015, 19 (4): 770-781.

[14] RIVIERE D, GURUSAMY KS, KOOBY DA, et al. Laparoscopic versus open distalpancreatectomy for pancreatic cancer [J]. Cochrane Database Syst Rev, 2016, 4: CD011391.

[15] STRICKLAND M, HALLET J, ABRAMOWITZ D, et al. Lateral approach in laparoscopic distal Pancreatectomy is safe and potentially beneficial compared to the traditional medial approach [J]. Surg Endosc, 2015, 29 (9): 2825-2831.

[16] CASADEI R, RICCI C, D'AMBRA M, et al. Laparoscopic versus open distal pancreatectomy in pancreatic tumours: a case-control study [J]. Updates Surg, 2010, 62 (3-4): 171-174.

[17] TOL JA, GOUMA DJ, BASSI C, et al. International Study Group on Pancreatic Surgery. Definition of a standard lymphadenectomy in surgery for pancreatic ductal adenocarcinoma: a consensus statement by the International Study Group on Pancreatic Surgery (ISGPS) [J]. Surgery, 2014, 156 (3): 591-600.

[18] RICCI C, CASADEI R, TAFFURELLI G, et al. Laparoscopic distal pancreatcctomy: many mcta-analyses, few certainties [J]. Updates Surg, 2016, 68 (3): 225-234.

[19] KOOBY DA, HAWKINS WG, SCHMIDT CM, et al. A multicenter analysis of distal pancreatectomy for adenocarcinoma: is laparoscopic resection appropriate? [J]. J Am Coll Surg, 2010, 210 (5): 779-785.

[20] MAGGE D, GOODING W, CHOUDRY H, et al. Comparative effectiveness of minimally invasive and open distal pancreatectomy for ductal adenocarcinoma [J]. JAMA Surg, 2013, 148 (6): 525-531.

[21] CIROCCHI R, PARTELLI S, CORATTI A, et al. Current status of robotic distal pancreatectomy: a systematic review [J]. Surg Oncol, 2013, 22 (3): 201-207.

[22] BOGGI U, NAPOLI N, COSTA F, et al. Robotic-assisted pancreatic resections [J]. World J Surg, 2016, 40 (10): 2497-2506.

[23] HUANG B, FENG L, ZHAO J. Systematic review and meta-analysis of robotic versus laparoscopic distal pancreatectomy for benign and malignant pancreatic lesions [J]. Surg Endosc, 2016, 30 (9): 4078-4085.

［24］GAVRIILIDIS P，LIM C，MENAHEM B，et al. Robotic versus laparoscopic distal pancreatectomy—The first meta-analysis ［J］. HPB（Oxford），2016，18（7）：567-574.

［25］ZHOU JY，XIN C，MOU YP，et al. Robotic versus laparoscopic distal pancreatectomy：a meta-analysis of short-term outcomes ［J］. PLoS One，2016，11（3）：e0151189.

［26］WATERS JA，CANAL DF，WIEBKE EA，et al. Robotic distal pancreatectomy：cost effective？［J］. Surgery，2010，148（4）：814-823.

［27］LEE SY，ALLEN PJ，SADOT E，et al. Distal pancreatectomy：a single institution's experience in open，laparoscopic，and robotic approaches ［J］. J Am Coll Surg，2015，220（1）：18-27.

［28］RICCI C，CASADEI R，BUSCEMI S，et al. Laparoscopic distal pancreatectomy：what factors are related to the learning curve？［J］. Surg Today，2015，45（1）：50-56.

［29］NAPOLI N，KAUFFMANN EF，PERRONE VG，et al. The learning curve in robotic distal pancreatectomy ［J］. Updates Surg，2015，67（3）：257-264.

［30］SHAKIR M，BOONE BA，POLANCO PM，et al. The learning curve for robotic distal pancreatectomy：an analysis of outcomes the first 100 consecutive cases at a high-volume pancreatic centre ［J］. HPB（Oxford），2015，17（7）：580-586.

［31］RICCI C，CASADEI R，TAFFURELLI G，et al. Laparoscopic distal pancreatectomy in benign or premalignant pancreatic lesions：is it really more cost-effective than open approach？［J］. J Gastrointest Surg，2015，19（8）：1415-1424.

Riccardo Casadei，Claudio Ricci，Giovanni Taffurelli，

Carlo Alberto Pacilio，Francesco Minni

译者：朱旭东 校对：魏波

第十九章

腹腔镜保脾胰体尾切除术：保留或不保留脾血管

一、引言

初次提出胰体尾切除术中保留脾脏的主要目的是减少脾切除术后可能出现的感染和血液系统并发症[1]，如脾切除术后败血症、腹腔脓肿、肺部并发症和血小板增多症[2-4]。如果不进行脾切除，就不能完全清理腹膜后间隙和足够的淋巴结清扫，因此，保留脾脏的胰体尾切除术只适用于胰体尾良性或交界性病变，主要为小于20 mm的非功能性神经内分泌肿瘤[5]、胰岛素瘤、浆液性囊腺瘤和黏液性囊肿，如导管内乳头状黏液性肿瘤和黏液性囊腺瘤，短时间内无发生恶化迹象者。目前，已报道多种不同的保脾手术方式。Warshaw术需要在胰腺横断水平和脾门水平结扎脾脏血管，通过胃短和胃网膜左动脉供应脾脏血流[6]。近年来，该术式越来越受欢迎，尤其是在腹腔镜外科医生中，因为它更直接、更快、出血更少，同时不要求将胰尾从脾血管上分离下来。然而，术后脾梗死和胃静脉曲张的发生率较高，此点也引起了人们的关注[7-9]。此外，还有被称为Kimura术的脾血管保留术[10]，在技术上更具挑战性，尽管理论上能够保持脾脏的完整血液供应，但可能会使脾静脉和动脉的通畅性受损[11-12]。

二、手术技术

两个显示器放置在患者肩部上方，分别位于左、右两侧，如图19-1所示。患者取仰卧、20°～30°反Trendelenburg位、右倾15°～20°，左臂外展，双腿分开。手术医生位于患者两腿之间，一助在手术医生左侧，二助在患者的左侧，洗手护士站在手术医生的右侧。采用4孔法：12 mm观察孔位于脐上方，一个5 mm Trocar在上腹部，一个5 mm Trocar在右季肋部和一个15 mm Trocar在左季肋部腹直肌外侧或锁骨中线水平。必要时，可在左季肋部Trocar略低、偏外侧10 cm处再放置一个5 mm Trocar，用于操作困难时牵拉结肠脾曲（图19-2）。医生更偏向于使用30°镜头，常用器材包括抓钳、剪刀、单极电钩、双极电凝、钝性分离钳、超声刀和施夹钳。手术首先

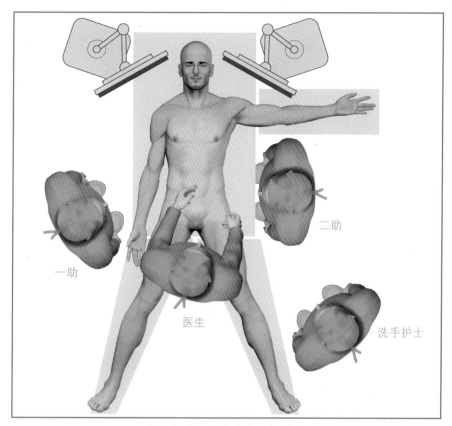

图19-1　保脾胰体尾切除术

手术医生站在患者的两腿之间，一助在患者的右侧，二助在患者的左侧，洗手护士在患者的左腿旁。

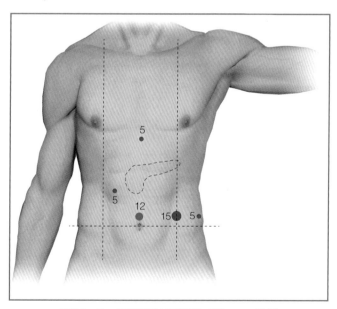

图19-2　保脾胰体尾切除术Trocar位置

从胰颈到脾门水平切开胃结肠韧带进入小网膜囊。探查胰腺，如直视下未发现病灶，术中超声检查有助于确定病变部位；同时，超声可以评估肿瘤与脾血管的位置关系，以确定针对脾血管的手术策略。不建议常规切断脾结肠韧带来游离脾曲，目的是保持良好的脾脏血供。经上腹Trocar置入抓钳将胃向头侧牵拉，也可以用Penrose引流管通过小网膜囊牵拉胃，主要目的是显露胰腺。使用单极电钩或超声刀，在胰腺下缘切开，进行分离，显露肠系膜上静脉。从胰腺下缘开始钝性分离胰颈与肠系膜上静脉之间的间隙，建立胰后通道。然后，用单极电钩或超声刀在胰腺上缘继续剥离，显露肝动脉、脾动脉和门静脉。提起胃，显露胃左静脉，以此作为识别肝总动脉和脾动脉的标志；分离脾动脉并用血管吊带牵开。胰后通道的头侧部分分离完成后，用钝性分离钳穿过胰颈并用吊带牵引。抬起胰颈，通过钝性剥离和单极电钩相结合的方式识别、剥离和分离脾静脉，最后用血管吊带悬吊牵拉。有时，在抬起胰颈时，头侧的脾静脉可能会由于过度回缩，导致分离困难；这种情况下，应在完成胰后通道之前分离悬吊脾静脉，因为此时脾静脉更容易进行分离操作。术中超声可准确测量胰腺的厚度。然后，在距离病灶边缘至少20 mm处，按照规范胰体尾切除或保留胰头实质的操作步骤横断胰腺。对于厚度不足20 mm的胰腺，更倾向于使用加强型直线切割缝合器（Endo GIA Reinforced Reload with Tri-Staple Technology，violet or black cartridge，Covidien）予以离断。如果胰腺组织较厚，或者胰后通道无法置入，不推荐使用直线切割缝合器。在这些病例中，倾向于直接用超声刀横断胰腺。这两种方法都能保证良好的止血效果。在保留脾脏血管的病例中，应将胰腺抬起，采用单极电钩、钝性分离和超声刀相结合的方法，将腺体背部从脾血管和腹膜后层面细致地解剖分离开来。应仔细鉴别从脾血管到胰腺的小分支，并用超声刀、双极电凝或止血夹进行妥善结扎和止血。在完成从内侧向外侧的分离后，将胰体/尾标本放入标本袋，从脐孔切口取出；如为较大的囊性病变，则经下腹部横切口（pfannenstiel）取出。

在Warshaw术中，脾动、静脉分别在腹腔干水平和肠系膜上/门静脉轴水平切断，胃左静脉应尽可能保留。胰腺横断前必须进行近端脾血管结扎离断。从内侧向外侧剥离，在脾门处再次结扎脾血管，保留胃网膜左血管。血管离断通常使用血管夹、血管闭合器或聚合锁定结扎系统（hem-o-lok、Weck closure system）。然后检查脾脏的颜色和活力，以评估血液供应情况。如果有明显的大面积脾梗死的危险，则行脾切除术。如果从胰腺表面难以安全分离脾血管，或者在切除较大肿块时出血失控，通常需行脾血管切除术。另一种可能的情况是，病变与血管之间粘连紧密，脾动脉过度盘绕或扭结，从胰尾完全剥离脾血管难度非常大。因此，在进行胰腺横断和剥离前，必须对脾血管进行完全的掌控。

手术结束时，在胰腺断端放置Penrose或密闭引流管。

三、脾血管切除和保留的注意事项

腹腔镜保留脾脏的胰体尾切除术是一种广泛应用的术式[2-3, 6-7, 9 17]，既可切除脾血管，也可保留脾血管。目前，唯一被接受的适应证是胰腺尾部的良性或至少交界性病变，虽然后者的远期肿瘤学安全性尚未得到临床实验证实。因此，最关键的问题是通过完善的术前检查选择合适的患者，从而能够正确诊断病变，如低级别神经内分泌肿瘤、良性或交界性囊性病变或实性假乳头状瘤。Warshaw术应该是一种更快、更直接的技术。由于出血失控而导致脾血管保留失败时，则行脾血管切除术；因此，脾血管切除术多与术中大量失血有关。此外，脾动脉供血减少会增加脾梗死的风险，静脉血流从脾静脉转移到胃短血管，会引起胃静脉曲张，可能造成上消化道出血。相反，保留血管则可以维持脾脏的正常供血，但这一技术要求更高、操作时间更长。不同的患者，脾动脉弯曲度从起始部到脾门存在明显差异。相比之下，脾静脉总是笔直的，但常常嵌在胰腺的内部，回流分支很细，手术过程中很容易损伤。然而，这些理论与文献并不完全一致。多数报道表明，脾血管的保留和切除两种术式，术中失血量或手术时间均没有明显差异[7, 13]。大量研究显示，切除脾血管后脾脓肿或梗死的发生率也较低（9%～14.2%）[17]，即便如此，脾血管切除的安全性可能仍需借助长期随访而进一步证实。胃短血管的数量变异也很大，在尝试从脾静脉和动脉分离胰尾之前，应通过在胰腺切除水平夹紧脾血管来评估脾脏的血流灌注。在出血失控的情况下，无须进行脾活力测试，可以立即结扎脾血管。脾脏保留失败需要进行脾切除会明显延长手术时间，增加大出血、输血、中转开腹和手术并发症发生率[15]。这些均提示保留脾脏对胰体尾切除术患者而言大有裨益。通过胃短静脉回流这一转变是发生胃静脉曲张的特定危险因素，大多数研究表明相当数量的患者在脾血管切除术后会发生胃静脉曲张（30%～70%），但出血的风险相对较低（<5%）[7, 13, 18-20]。

四、小结

虽然在过去的10年里此类报道很少，但是腹腔镜保脾胰体尾切除术中切除或保留脾脏血管在手术时间、失血量和住院时间等方面无明显差异，此外，多数专家认为在脾脏活性方面也没有明显差异[17]。与传统的腹腔镜手术相比，机器人手术可以实现更有效的血管分离，因此能够提高脾脏血管的保留率[15]。然而，在确保脾脏最基本供血的情况下，应该尽可能尝试保留脾脏血管。在遇到肿瘤切除困难或出血失控时，切除脾脏血管也无须瞻前顾后。

参考文献

［1］GAGNER M，POMP A，HERRERA MF. Early experience with laparoscopic resections of islet cell tumors［J］. Surgery，1996，120：1051-1054.

［2］SHOUP M，BRENNAN MF，MCWHITE K，et al. The value of splenic preservation with distal pancreatectomy［J］. Arch Surg，2002，137（2）：164-168.

［3］ALDRIDGE MC，WILLIAMSON RC. Distal pancreatectomy with and without splenectomy［J］. Br J Surg，1991，78（8）：976-979.

［4］KOUKOUTSIS I，TAMIJMARANE A，BELLAGAMBA R，et al. The impact of splenectomy on outcomes after distal and total pancreatectomy［J］. World J Surg Oncol，2007，5：61.

［5］FALCONI M，ERIKSSON B，KALTSAS G，et al. Consensus guidelines update for the management of functional p-NETs（F-p-NETs）and non-functional p-NETs（NF-p-NETs）［J］.

Neuroendocrinology, 2016, 103（2）: 153-171.

[6] VEZAKIS A, DAVIDES D, LARVIN M, et al. Laparoscopic surgery combined with preservation of the spleen for distal pancreatic tumors [J]. Surg Endosc, 1999, 13（1）: 26-29.

[7] BUTTURINI G, INAMA M, MALLEO G. Perioperative and long-term results of laparoscopic spleen-preserving distal pancreatectomy with or without splenic vessels conservation: a retrospective analysis [J]. J Surg Oncol, 2012, 105（4）: 387-392.

[8] MIURA F, TAKADA T, ASANO T, et al. Hemodynamic changes of splenogastric circulation after spleen-preserving pancreatectomy with excision of splenic artery and vein [J]. Surgery, 2005, 138（3）: 518-522.

[9] FERNÁNDEZ-CRUZ L, MARTÍNEZ I, GILABERT R, et al. Laparoscopic distal pancreatectomy combined with preservation of the spleen for cystic neoplasms of the pancreas [J]. J Gastrointest Surg, 2004, 8（4）: 493-501.

[10] KIMURA W, INOUE T, FUTAKAWA N, et al. Spleen-preserving distal pancreatectomy with conservation of the splenic artery and vein [J]. Surgery, 1996, 120（5）: 885-890.

[11] YOON YS, LEE KH, HAN HS, et al. Patency of splenic vessels after laparoscopic spleen and splenic vessel-preserving distal pancreatectomy [J]. Br J Surg, 2009, 96（6）: 633-640.

[12] YOON YS, LEE KH, HAN HS, et al. Effects of laparoscopic versus open surgery on splenic vessel patency after spleen and splenic vessel-preserving distal pancreatectomy: a retrospective multicenter study [J]. Surg Endosc, 2014, 29（3）: 583-588.

[13] ZHOU ZQ, KIM SC, SONG KB, et al. Laparoscopic spleen-preserving distal pancreatectomy: comparative study of spleen preservation with splenic vessel resection and splenic vessel preservation [J]. World J Surg, 2014, 38（11）: 2973-2979.

[14] INOKO K, EBIHARA Y, SAKAMOTO K, et al. Strategic approach to the splenic artery in laparoscopic spleen-preserving distal pancreatectomy [J]. Surg Laparosc Endosc Percutan Tech, 2015, 25（4）: e122-e125.

[15] CHEN S, ZHAN Q, CHEN JZ, et al. Robotic approach improves spleen-preserving rate and shortens postoperative hospital stay of laparoscopic distal pancreatectomy: a matched cohort study [J]. Surg Endosc, 2015, 29（12）: 3507-3518.

[16] NTOURAKIS D, MARESCAUX J, PESSAUX P. Robotic spleen preserving distal pancreatectomy: how I do it（with video）[J]. World J Surg, 2015, 39（1）: 292-296.

[17] YU X, LI H, JIN C, et al. Splenic vessel preservation versus Warshaw's technique during spleen-preserving distal pancreatectomy: a meta-analysis and systematic review [J]. Langenbecks Arch Surg, 2015, 400（2）: 183-191.

[18] CARRÈRE N, ABID S, JULIO CH, et al. Spleen-preserving distal pancreatectomy with excision of splenic artery and vein: a case-matched comparison with conventional distal pancreatectomy with splenectomy [J]. World J Surg, 2007, 31（2）: 375-382.

[19] MIURA F, SANO K, AMANO H, et al. Is spleen-preserving distal pancreatectomy with excision of the splenic artery and vein feasible? [J]. Surgery, 2011, 150（3）: 572.

[20] TIEN YW, LIU KL, HU RH, et al. Risk of varices bleeding after spleen-preserving distal pancreatectomy with excision of splenic artery and vein [J]. Ann Surg Oncol, 2010, 17（8）: 2193-2198.

Alessandro Esposito, Luca Landoni, Luca Casetti, Stefano Andrianello,

Giovanni Butturini, Roberto Salvia, Claudio Bassi

译者：朱旭东　校对：魏波

第二十章

胰颈及体部良性肿瘤微创胰腺手术联合自体胰岛移植术

一、胰腺良性病变相关外科问题

随着诊断技术的快速发展和应用日益广泛，胰腺病变尤其是诸如导管内乳头状黏液性肿瘤（intraductal papillary mucinous neoplasms，IPMN）、浆液性或黏液性囊腺瘤和神经内分泌肿瘤的良性或交界性病变患者越来越多。这些胰腺肿瘤通常被发现于其他疾病诊断或随访的过程中，被称为胰腺偶发瘤或机会瘤。这类偶发瘤需要仔细评估拟决定手术或随访观察。最新数据显示，在意大利，罹患这类胰腺良性疾病的患者多达100万，不过只有很小部分会演变为恶性肿瘤。鉴于此，施行手术和死于手术并发症的风险远高于肿瘤恶变所致的死亡风险。尽管在大型医院或医学中心行胰腺切除手术的死亡率已低于3%～5%，但在那些小型医院死亡率仍高达10%以上！意大利的新近调查显示，给胰腺癌患者实施手术的医院约有90%是那些小型或极小型医院。除手术并发症外，胰腺切除的另一问题即术后引发的胰腺外分泌和内分泌功能不足。胰腺功能不足尤其是胰源性糖尿病（3c型糖尿病，T3cDM）的发生会降低患者术后的生活质量，这也是胰腺术后不容忽视的问题。我们对拟行胰腺手术的651例患者进行了前瞻性研究，发现胰体尾切除术后糖尿病发生率为21%，而且在随访过程中罹患糖尿病的风险可增至30%～50%。这种风险与2型糖尿病的经典危险因素［年龄、家族史、体质指数（BMI）］及胰腺切除量有关。其中，胰腺次全切除和胰体尾切除术后发生T3cDM的风险较高。虽然胰腺外分泌功能不足所致的脂质吸收障碍可通过口服胰酶制剂得以改善，但内分泌功能减退所致的T3cDM通常需皮下注射胰岛素来控制。此外，T3cDM与所谓的脆性糖尿病不无关联，这种脆性糖尿病血糖波动大，相较于其他类型的糖尿病，其发生高血糖和低血糖事件的风险会更高。当然，这种胰源性糖尿病在接受全胰切除术后的患者中最为常见，但我们也应考虑到全胰切除不仅会造成分泌胰岛素的胰岛 β 细胞减少，也会导致其拮抗激素如胰高血糖素分泌的减少。

二、微创胰体尾切除术

腹腔镜胰体尾切除术是否优于开腹手术一直是争论的焦点。腹腔镜手术的优点包括术后恢复快、住院时间短、术后疼痛轻及更好的美学效果。然而，这一微创技术也有亟待解决的问题，即目前尚无足够的证据（尤其是随机对照实验）表明腹腔镜胰腺癌切除术能够取得与开腹手术相同的远期肿瘤学效果。胰体尾良性或交界性肿瘤无须考虑复发或转移等问题，因此这类疾病是接受微创手术的理想适应证。此外，胰腺癌在年轻人中很少见，但其发病率随着年龄的增长而上升；而良性疾病的发病率受年龄影响小，这一现象在囊腺瘤女性患者中更为明显。因此，良性或交界性肿瘤的年轻患者，特别是要求行微创手术者，是腹腔镜胰体尾切除术的最佳人选。

三、胰腺手术联合自体胰岛移植改善术后血糖控制

胰腺手术越来越安全，其手术死亡率愈发降低，人们对术后并发症和生活质量的关注与日俱增。糖尿病对日常生活的不利影响及其所带来的急性（如低血糖发作）和慢性并发症（如肾病、神经病变和视网膜病变）等，无疑使此类糖尿病成为胰腺术后的一大远期并发症。与预期寿命本来就短的恶性肿瘤患者不同，这种并发症可对罹患良性或交界性肿瘤的患者带来严重的不利影响。

世界上第一例自体胰岛移植（islet autotransplantation，IAT）术是由美国明尼苏达大学于1977年创用的。接受者系全胰腺切除的慢性胰腺炎患者。随后，明尼苏达大学联合国际上其他一些医学中心做了大宗病例研究，结果显示大多数接受自体胰岛移植的患者恢复了胰岛素自主分泌功能，功能恢复情况可能与每千克体重移植的胰岛细胞数量有关。最初，明尼苏达大学将手术适应证限定为慢性胰腺炎，而未提及其他良性病变，同时明确指出胰腺恶性肿瘤是手术的禁忌证。此后，又有少量文献报道了IAT在良性肿瘤甚至胰腺癌、壶腹周围癌切除术中的应用。

圣拉斐尔医院于2008年首次将IAT应用于非慢性胰腺炎的治疗，并对58例非慢性胰腺炎患者实施了自体胰岛移植术。从而使该手术不仅适用于慢性胰腺炎患者，也可扩展应用于其他非慢性胰腺炎的治疗，包括：①胰十二指肠切除术后出现胰瘘需接受全胰切除术者；②拟行胰十二指肠切除术，但术中发现胰肠吻合风险大，继而转行全胰切除术者；③因胰颈或胰体近端良性或交界性肿瘤而接受胰体尾扩大切除术者（这类患者也可单纯行胰体尾扩大切除术或胰中段切除术，但后者发生胰瘘的风险大）。

1. 胰岛提取方法

Ricordi于1988年首次提出酶溶和机械结合提取胰岛的方法，这一提取法在提高胰腺组织拆解效率的同时保证了内分泌细胞簇的完整性（图20-1）。制备的简要步骤如下：将14～20G导管插入胰管并向导管内注入冷胶原酶溶液使胰管扩张。在改良Ricordi室内以恒温37℃消化胰腺组织，然后采用连续梯度在细胞处理器内纯化，得到的胰岛组织数量以标准化的胰岛当量（islet equivalent，IEQ，1个胰岛当量相当于1个直径为150 μm的胰岛）表示。这些制备的胰岛组织在移植前必须通过革兰染色和微生物培养来确保无微生物污染。符合前述条件的患者（如因良性或交界性病变行胰体尾切除术者）接受IAT的时机应在术后第2天。在超声或透视引导下，通过血管造影将18G导管经皮插入肝门静脉内并注入制备的胰岛细胞（图20-2）。操作前后应注意观察并记录门静脉是否通畅及门静脉压力大小。肝脏病变如肝硬化等是经门静脉途径胰岛细胞输注的禁忌，此时可在局部麻醉下将胰岛细胞注入骨髓，注射部位选取在髂嵴的后上部。我们也对这种方法的安全性和有效性进行了评估。

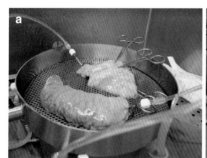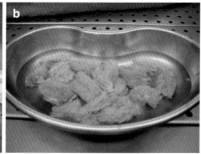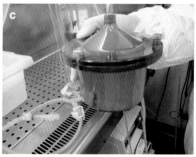

图20-1 胰岛细胞制备

a. 胰管插管并注入冷胶原酶溶液；b. 胰腺组织碎片；c. 改良Ricordi室内消化。

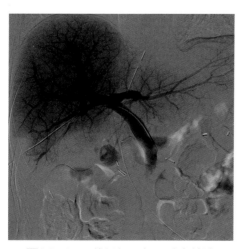

图20-2 X线透视下经肝胰岛输注

2. 胰体尾切除联合自体胰岛移植术的疗效评价

我们院有19例因胰体颈部良性或交界性肿瘤行胰体尾扩大切除联合自体胰岛移植术的患者，其中2例患者因自身胰岛量不足或术中发现导管内乳头状黏液瘤伴严重不典型增生而未行自体胰岛移植术。在17例完成胰体尾扩大切除联合自体胰岛移植术的患者中，6人接受了微创手术。19例患者的人口统计学资料、手术并发症和病理类型见表20-1。在完成移植术的17人中，9例（52.9%）术后出现了轻度并发症，无Clavien-Dindo分级＞Ⅱ级的严重并发症。2例（11.7%）出现了IAT相关并发症：其中一例为门静脉左支血栓形成，给予抗凝治疗后血栓消失；另一例为肝脏出血，但出血自行停止。术后平均住院时间为9天，所有患者在计划的最后一次随访时均无复发（109～731天）。平均胰岛移植量为1 036 IEQ/kg（594～1 565 IEQ/kg）。94%的患者可以实现并维持胰岛素自主分泌，有1例需接受术后小剂量胰岛素注射治疗（平均每天注射量为0.16 U/kg）。2例术后出现轻度高血糖，但可分别通过口服降糖药和饮食控制而维持血糖稳定。最后一次随访时，所有病例的HbA1c[5.8%（5.3%～6.1%）]稳定、胰岛素分泌正常[空腹C肽：1.61 ng/mL（1.31～1.87 ng/mL）]，并且上述指标与术前相比无明显变化。尤其值得注意的是，所有患者均无低血糖发作。

表20-1　接受胰体尾扩大切除联合自体胰岛移植术患者的临床资料

病例数	19
年龄	58±13岁
性别（男/女）	6/13
病理资料（例数）	囊性病变（10） 神经内分泌肿瘤（7） 慢性胰腺炎（1） 胃间质细胞瘤（1）
术后并发症（例数，%）	均为轻度并发症（9，52.9%）
IAT并发症（例数，%）	2，11.7%

IAT：islet autotransplantation，自体胰岛移植。

四、讨论

胰颈部良性病变可能需行胰体尾切除术，术后可导致胰源性糖尿病，但人们可能低估了这一风险。通过分析接受半胰切除术的胰腺移植供体的资料，发现在这一人群中葡萄糖代谢受损的发生率明显升高，25%的供体出现了明显的糖尿病症状或葡萄糖耐量下降[1]，40%的供体在捐献3～10年后出现糖代谢异常[2]。对于胰源性糖尿病需关注的一个问题为术后随访时间的长短：胰腺部分切除术后短期内出现糖尿病者的比例为8%～23%，而在后续随访过程中，这一比例可增至30%～50%[3]。Balzano等开展的一项研究的结果表明，行胰腺部分切除的患者中有21%出现了新发的胰源性糖尿病；在术前已患有糖尿病的患者中，30%的患者糖尿病症状较前加重[4]。由于此次研究中位随访时间只有2.2年，故胰源性糖尿病的实际发生率可能要高于统计的结果。为降低胰腺功能不全的风险，对胰颈和体部的良性肿瘤建议行胰中段切除术[5-8]，但是这一术式与胰体尾切除术相比，发生胰瘘的可能性大且这种胰瘘属于有临床意义的瘘[7, 9]。此外在胰腺良性疾病中，胰体尾部质地较软且胰管不扩张，这也增加了术后出现严重胰瘘的风险。

自体胰岛移植术是降低并发胰源性糖尿病风险的有效手段，可替代胰中段切除术，增强胰体尾部的内分泌功能而不增加患胰瘘的风险。经肝胰岛输注法的预期并发症少，且主要与肝内、肝周少量出血及一过性的门静脉血栓形成有关[10-11]。通过17年来对25例行开腹胰体尾切除联合自体胰岛移植术患者的研究，Ris等[12]发现在90个月的中位随访期中，25名患者的胰岛素分泌功能均正常。

通过临床研究发现，无论在术式本身和术后并发症方面还是在远期的肿瘤学疗效方面，微创胰体尾切除联合自体胰岛移植术均是相当安全的，仅有一例术后出现了胰岛素依赖型糖尿病。

除术后糖尿病外，施行自体胰岛移植术前还应考虑到在制备胰岛组织的正常胰腺中可能有隐匿性恶性肿瘤，因此，在进行术前超声内镜检查时，合理谨慎地选择适宜病例和术中仔细检查胰腺组织是必不可少的。学者认为对于术前影像学或术中发现多发性胰腺肿瘤（如良性多发性导管内乳头状黏液性肿瘤、确诊或疑似的多发性内分泌肿瘤）者，应禁止行自体胰岛移植术。同时，应对切除的胰腺标本行术中快速冰冻病理检查，以分析胰腺切缘。用来制备胰岛悬液的胰腺部位与病变切缘应相距在1 cm以上。通过术前筛选和术中仔细探查，患者在术后2年的中位随访期内均无肿瘤发生。

五、小结

自体胰岛移植术的最终目的是减少因胰颈及体部良性肿瘤行胰腺扩大切除术患者的并发症。目前认为，微创胰体尾切除联合自体胰岛移植术能够改善患者术后短期和长期的生活质量，值得进一步推广。

参考文献

[1] KENDALL DM, SUTHERLAND DE, NAJARIAN JS, et al. Effects of Hemipancreatectomy on insulin secretion and glucose tolerance in healthy humans [J]. N Engl J Med, 1990, 322（13）：898-903.

[2] KUMAR AF, GRUESSNER RW, SEAQUIST ER. Risk of glucose intolerance and diabetes in

hemipancreatectomized donors selected for normal preoperative glucose metabolism [J]. Diabetes Care, 2008, 31 (8): 1639–1643.

[3] MAEDA H, HANAZAKI K. Pancreatogenic diabetes after pancreatic resection [J]. Pancreatology, 2011, 11 (2): 268–276.

[4] BALZANO G, DUGNANI E, PASQUALE V, et al. Clinical signature and pathogenetic factors of diabetes associated with pancreas disease (T3cDM): a prospective observational study in surgical patients [J]. Acta Diabetol, 2014, 51 (5): 801–811.

[5] BALZANO G, ZERBI A, VERONESI P, et al. Surgical treatment of benign and borderline neoplasms of the pancreatic body [J]. Dig Surg, 2003, 20 (6): 506–510.

[6] ORSENIGO E, BACCARI P, BISSOLOTTI G, et al. Laparoscopic central pancreatectomy [J]. Am J Surg, 2006, 191 (4): 549–552.

[7] EFRON DT, LILLEMOE KD, CAMERON JL, et al. Central pancreatectomy with pancreaticogastrostomy for benign pancreatic pathology [J]. J Gastrointest Surg, 2004, 8 (5): 532–538.

[8] HIRONO S, TANI M, KAWAI M, et al. A central pancreatectomy for benign or bow-grade malignant neoplasms [J]. J Gastrointest Surg, 2009, 13 (9): 1659–1665.

[9] BALZANO G, ZERBI A, CRISTALLO M, et al. The unsolved problem of fistula after left pancreatectomy: the benefit of cautious drain management [J]. J Gastrointest Surg, 2005, 9 (6): 837–842.

[10] KAWAHARA T, KIN T, KASHKOUSH S, et al. Portal vein thrombosis is a potentially preventable complication in clinical islet transplantation [J]. Am J Transplant, 2011, 11 (12): 2700–2707.

[11] VILLIGER P, RYAN EA, OWEN R, et al. Prevention of bleeding after islet transplantation: lessons learned from a multivariate analysis of 132 cases at a single institution [J]. Am J Transplant, 2005, 5 (12): 2992–2998.

[12] RIS F, NICLAUSS N, MOREL P, et al. Islet autotransplantation after extended pancreatectomy for focal benign disease of the pancreas [J]. Transplantation, 2011, 91 (8): 895–901.

Francesca Aleotti, Rita Nano, Paola Maffi, Lorenzo Piemonti,

Massimo Falconi, Gianpaolo Balzano

译者：石殷浩　校对：智绪亭

第二十一章
腹腔镜胰体尾联合脾切除术

一、引言

近年来，微创技术已被广泛应用于许多外科领域，并已成为许多疾病外科治疗的金标准[1]。微创外科在胰腺疾病中的应用效果及其优势仍在评估中。事实上，腹腔镜和机器人技术在胰腺外科已经得到了广泛应用，已有数个研究报道证实微创技术安全可行。

在腹腔镜时代的初期，只有良性或功能性胰腺疾病患者才接受腹腔镜手术[2]。与开放手术相比，腹腔镜手术的肿瘤学根治性长期以来备受争议。技术、设备的改进及经验的增加使实施更复杂的腹腔镜胰腺手术成为现实，如腹腔镜胰体尾部切除术和腹腔镜胰十二指肠切除术。此外，外科技术和围手术期管理水平的进步增强了胰腺切除术的安全性，这也是腹腔镜手术向治愈胰腺恶性肿瘤迈出的第一步。

腹腔镜胰十二指肠切除术和腹腔镜胰体尾部切除术是治疗胰腺疾病常用的两种术式。

开展腹腔镜胰十二指肠切除术（laparoscopic pancreatoduodenectomy，LPD）不仅需要高水平的腹腔镜手术技能，还需要深入理解相关解剖学知识并具有丰富的开放胰腺手术经验。基于此，腹腔镜手术在胰头疾病外科治疗中的应用仍存争议。而与LPD相比，腹腔镜胰体尾切除术（laparoscopic distal pancreatectomy，LDP）的复杂程度要低得多，所需的腹腔镜手术技术也相对简单。最重要的是，LDP无须任何胰腺、胆道或胃肠道重建，这也是其与LPD相比最大的优势。

Cuschieri于1994年首次报道了LDP[3]。从此，LDP便呈现出与开放胰体尾切除术（open distal pancreatectomy，ODP）相同的手术效果，并且具有术中失血少、术后疼痛轻、住院时间短等优势。

LDP的适应证最初只包括良性病变、神经内分泌肿瘤和交界性肿瘤[2, 4]。而如今，腹腔镜手术已经用来治疗胰体尾部的恶性疾病。一些研究比较了LDP与ODP的肿瘤学安全性，发现两种术式具有相近的根治性切除率、淋巴结清除率和总体生存率。然而，这些研究大多是回顾性研究，且病例选择各异。尤其是在腹腔镜时代的初期，一个很大的选择偏差便是晚期肿瘤患者常选用开放手术治疗[5]。

美国梅奥诊所（Jacksonville，FL，USA）对20年间所诊治的胰体尾腺癌患者的临床资料做了总结，研究证实，与ODP相比，LDP患者手术失血少、输血率低、住院时间短、开始化疗的时间也更早[6]。但在生存率方面二者没有显著差异，这是因为胰腺癌的生物学特性比采用的手术方式对患者生存率的影响更大。然而，仍然缺乏长期随访的随机实验作为强有力的证据以确认LDP的肿瘤学安全性。

Lee等于2014年制定了一个筛选LDP患者的指南[7]，即延世标准（Yonsei criteria）。该标准旨在选择适合做腹腔镜手术的患者。该标准推荐在有如下情形时适合行腹腔镜手术，即癌肿局限在胰腺内，在胰体尾部与左肾、肾上腺之间存在完整的筋膜层，且癌肿与腹腔干至少相距1 cm。虽然这些标准被作为指南推荐，但是许多外科医生并未严格遵循。实际上，腹腔镜多器官切除术已有多家报道，结果显示其与医疗中心的经验有关，而非延世标准所限。

二、腹腔镜胰体尾切除术的手术技巧

就历史发展来讲，胰体尾与脾血管之间存在密切的关系，胰体尾切除术包括联合脾脏切除。因此，在胰体尾切除术中，保留脾脏仍存在很大争议。但就胰腺良性病变来讲，应当考虑保留脾脏，以避免发生免疫缺陷、白细胞增多、血小板增多和脾切除术后凶险感染。

Benoist及其同事等发现，与胰体尾联合脾脏切除术相比，保留脾脏的胰体尾切除术的并发症更多[8]。

但一项来自纪念斯隆-凯特琳癌症中心（Memorial Sloan-Kettering Cancer Center）的回顾性研究得出了不同的结论。这一研究比较了联合脾切除的胰体尾切除术和保留脾脏的胰体尾切除术。结论指出，保留脾脏可降低围手术期感染相关性并发症、严重并发症的发生率及缩短住院时间等[9]。

在胰体尾切除术中通常有两种不同的脾脏保留技术。Kimura等提出了一种在开放胰体尾切除术中保留脾血管的技术，该技术后来得到进一步改进并应用于腹腔镜手术中[10]。而Warshaw提出了另一种技术，即通过结扎脾（主干）血管保留脾脏[11]。但这两种技术都存在一定的并发症，比如前者术后会出血，而后者术后会出现脾梗死。

欧洲内镜外科协会（European Association for Endoscopic Surgery，EAES）于2016年6月在荷兰阿姆斯特丹召开了第24届内镜外科国际会议，其间举行了"胰腺肿瘤腹腔镜手术共识会"[12]。会上，"LDP是治疗胰腺良恶性病变的一种安全可行的方法，具有出血少、术后恢复快、住院时间短等优点"已成为共识。

对于良性肿瘤，强烈推荐采用保脾手术；但对于浸润性胰腺癌，在保留脾脏方面尚未达成共识。Kawaguchi介绍了他在少数胰腺癌患者中采用脾血管结扎方法保留脾脏并进行广泛淋巴结清扫的经验，与胰体尾联合脾脏切除术相比，两者的5年生存率无明显差异[13]。

根据EAES的共识，对于胰腺癌患者建议行联合脾切除术，以获得足够的肿瘤学切缘和进行淋巴结清除。然而，对于胰体尾部良性或低度恶性肿瘤患者，保留脾脏及其免疫功能，可以降低发生脾切除术后凶险感染和其他相关并发症的风险。此外，一些专家报告说，脾切除可能会对长期生存产生负面影响，同时可能增加罹患其他癌症的风险[14]。

Strasberg等认为，外科能为胰腺癌患者提供的最大优势就是根治性切除。为了达到根治目的，必须将胰体尾联合脾脏及其血管、脾门和周围淋巴结一并切除。2003年，Strasberg描述了一种名为"顺行模块化根治性胰脾联合切除术"（radical antegrade modular pancreatosplenectomy，RAMPS）的手术方式，旨在提高胰体尾肿瘤切除的根治性[15]。通过这种技术，依据从右向左的水平解剖平面，可以对区域淋巴结进行彻底的清扫（图21-1）。

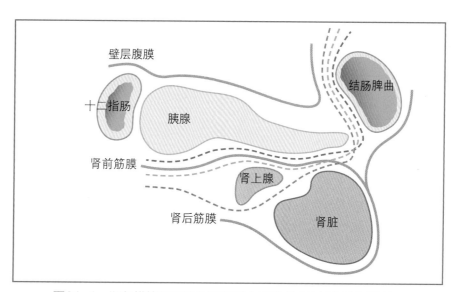

图21-1　顺行模块化根治性胰脾联合切除术（RAMPS）平面。

蓝色线：标准胰体尾切除术切除平面；绿色线：前RAMPS切除平面；橙色线：后RAMPS切除平面。

LDP通常选择从右向左的切除顺序，RAMPS方法在LDP中的应用似乎也取得了很好的效果[7]。Kim等介绍了腹腔镜RAMPS技术[16]，在确保后方切缘阴性及淋巴结清扫方面效果良好，而且具有较好的无瘤生存率和总体生存率的情况下，通过腹腔镜技术开阔视野，将更好地显示正确的解剖平面，从而提高切除的根治性。

2011年，Asbun等描述了另一种有效的腹腔镜胰体尾切除手术方式，即"顺时针技术"[17]。在该技术中，患者需取改良的右侧卧位，术者站在手术台右边。该操作采用四孔法，主要有如下五个步骤（图21-2）：

（1）游离结肠脾曲和显露胰腺。

（2）沿胰腺下缘解剖分离，选择胰腺离断部位。

（3）胰腺实质离断和结扎脾动、静脉。

（4）沿胰腺上缘解剖分离。

（5）游离脾脏及取出标本。

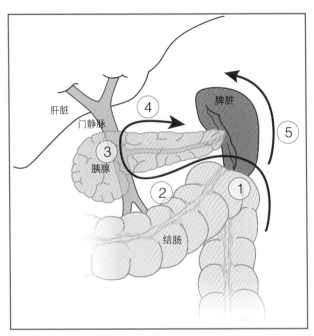

图21-2　Asbun"顺时针技术"的五个步骤

与RAMPS技术类似，"顺时针技术"可充分显露胰腺组织和解剖平面，便于在条件允许时一并切除左肾上腺、肾前筋膜或上部横结肠系膜。

三、术后处理和并发症

许多研究报道指出，LDP术后胰瘘的发生率与开放手术相同，为0～34%[5]。胰腺切除是否同时切除脾脏对胰瘘的发生并无影响。

关于胰腺残端如何正确处理，目前尚无强有力的专家建议或指南可循[18]。但文献中描述了几种闭合胰腺残端的方法，如胰腺导管结扎、超声刀与闭合器闭合、纤维蛋白胶封堵、补片修补和胰肠吻合术等[19-20]。胰腺残端缝合并组织封闭剂加强也在应用，但仍存争议[21]。2012年，意大利的Montorsi等开展了一项多中心随机对照实验研究，旨在研究可吸收纤维蛋白封闭剂在胰体尾切除术中的疗效[22]。在该实验中，20%的患者接受腹腔镜手术。该研究结果显示应用纤维蛋白封闭剂对术后胰瘘影响不大。

腹腔引流管的使用及其拔除的时间同样存在争议。虽然大量的手术案例证明了使用腹腔引流管是更好的选择，但一些专家仍建议选择性地使用引流管。他们认为，恰恰腹腔引流本身是引发胰腺残端积液感染的原因。

四、小结

综上所述，腹腔镜胰体尾联合脾切除术安全可行，对于那些胰体尾部恶性肿瘤患者同样适用。虽然不推荐脾切除术，但仍建议在交界性肿瘤（如导管内乳头状黏液性肿瘤）或癌前病变手术中联合切除脾脏。

参考文献

［1］ZHANG M，FANG R，MOU Y，et al. LDP vs ODP for pancreatic adenocarcinoma：a case matched study from a single-institution［J］. BMC Gastroenterol，2015，15：182.

［2］VENKAT R，EDIL BH，SCHULICK RD，et al. Laparoscopic distal pancreatectomy is associated with significantly less overall morbidity compared to the open technique：a systematic review and meta-analysis［J］. Ann Surg，2012，255（6）：1048-1059.

［3］CUSCHIERI A. Laparoscopic surgery of the pancreas［J］. J R Coll Surg Edinb，1994，39（3）：178-184.

［4］KLOMPMAKER S，VAN ZOGGEL DM，Watkins AA，et al. Nationwide evaluation of patient selection for minimally invasive distal pancreatectomy using American College of Surgeons' National Quality Improvement Program［J］. Ann Surg，2017，［Epub ahead of print］DOI：10. 1097/SLA. 0000000000001982.

［5］DE ROOIJ T，KLOMPMAKER S，ABU HILAL M，et al. Laparoscopic pancreatic surgery for benign and malignant disease［J］. Nat Rev Gastroenterol Hepatol，2016，13（4）：227-238.

［6］STAUFFER JA，COPPOLA A，MODY K，et al. Laparoscopic versus open distal pancreatectomy for pancreatic adenocarcinoma［J］. World J Surg，2016，40（6）：1477-1484.

［7］LEE SH，KANG CM，HWANG HK，et al. Minimally invasive RAMPS in well-selected left-sided pancreatic cancer within Yonsei criteria：long-term（＞median 3 years）oncologic outcomes［J］. Surg Endosc，2014，28（10）：2848-2855.

［8］BENOIST S，DUGUÉ L，SAUVANET A，et al. Is there a role of preservation of the spleen in distal pancreatectomy？［J］. J Am Coll Surg，1999，188（3）：255-260.

［9］SHOUP M，BRENNAN MF，MCWHITE K，et al. The value of splenic preservation with distal pancreatectomy［J］. Arch Surg，2002，137（2）：164-168.

［10］KIMURA W，INOUE T，FUTAWAKA N，et al. Spleen-preserving distal pancreatectomy with conservation of the splenic artery and vein［J］. Surgery，1996，120（5）：885-890.

［11］WARSHAW AL. Conservation of the spleen with distal pancreatectomy［J］. Arch Surg，1988，123（5）：550-553.

［12］EDWIN B，SAHAKYAN MA，ABU HILAL M，et al. Laparoscopic surgery for pancreatic neoplasms：the European Association for Endoscopic Surgery clinical consensus conference［J］. Surg Endosc，2017，31（5）：2023-2041.

［13］KAWAGUCHI Y，FUKS D，NOMI T，et al. Laparoscopic distal pancreatectomy employing radical en bloc procedure for adenocarcinoma：technical details and outcomes［J］. Surgery，2015，157

（6）：1106-1112.

［14］LINET MS，NYRÉN O，GRIDLEY G，et al. Risk of cancer following splenectomy［J］. Int J Cancer，1996，66（5）：611-616.

［15］STRASBERG SM，DREBIN JA，LINEHAN D. Radical antegrade modular pancreatosplenectomy［J］. Surgery，2003，133（5）：521-527.

［16］KIM EY，HONG TH. Initial experience with laparoscopic radical antegrade modular pancreatosplenectomy for left-sided pancreatic cancer in a single institution：technical aspects and oncological outcomes［J］. BMC Surg，2017，17（1）：2.

［17］ASBUN HJ，STAUFFER JA. Laparoscopic approach to distal and subtotal pancreatectomy：a clockwise technique［J］. Surg Endosc，2011，25（8）：2643-2649.

［18］REEH M，NENTWICH MF，BOGOEVERSUSKI D，et al. High surgical morbidity following distal pancreatectomy：still an unsolved problem［J］. World J Surg，2011，35（5）：1110-1117.

［19］BLANSFIELD JA，RAPP MM，CHOKSHI RJ，et al. Novel method of stump closure for distal pancreatectomy with a 75% reduction in pancreatic fistula rate［J］. J Gastrointest Surg，2011，16（3）：524-528.

［20］DIENER MK，SEILER CM，ROSSION I，et al. Efficacy of stapler versus hand-sewn closure after distal pancreatectomy（DISPACT）：a randomized，controlled multicentre trial［J］. Lancet，2011，377（9776）：1514-1522.

［21］FINGERHUT A，VEYRIE N，ATA T，et al. Use of sealants in pancreatic surgery：critical appraisal of the literature［J］. Dig Surg，2008，26（1）：7-14.

［22］MONTORSI M，ZERBI A，BASSI C，et al. Efficacy of an absorbable fibrin sealant patch （TachoSil）after distal pancreatectomy：a multicenter，randomized，controlled trial［J］. Ann Surg，2012，256（5）：853-859；discussion.

Alessandro Coppola，Damiano Caputo，Felice Giuliante，Roberto Coppola

译者：徐博文　校对：智绪亭

第二十二章

机器人保脾胰体尾切除术

一、引言

对于胰体尾腺癌患者，首选胰体尾切除术，以确保有足够的肿瘤学切缘及彻底的淋巴结清扫。但是，对于良性或低度恶性胰体尾肿瘤患者而言，保留脾脏不仅可以维持免疫功能，而且可降低发生脾切除术后凶险感染和其他脾切除相关并发症的风险。保脾外科手术包括Warshaw术（Warshaw procedure，WP）和Kimura术（splenic vessel preservation，SVP）。Warshaw术需要结扎脾血管、保留胃短和胃网膜左血管。Kimura术（也被称为木村术）则保留了脾脏血管，即保留脾血管，仔细结扎小的胰腺分支，该技术保留了脾脏的良好血供。Warshaw术更容易完成而且医生的体力消耗更少，尤其是腹腔镜和机器人辅助手术更是如此。但是，Warshaw术与一些并发症相关，例如脾梗塞和胃/胃周静脉曲张（一种左侧门静脉高压症的晚期并发症）[1]。Elabbasy等人的荟萃分析旨在评估接受微创保脾胰体尾切除术（有或没有保留血管）患者的术后临床结局[2]，结果显示与Warshaw术相比，Kimura术具有较低的脾梗死发生率（28% vs. 6%；RR＝0.17；$P<0.001$）、较高的术后胃/胃周静脉曲张风险（21% vs. 2%；RR＝0.16；$P=0.002$）及术中/术后脾切除的比例（7.9% vs. 0.6%，$P<0.001$）；二者的手术时间（$P=0.67$）、手术失血量（$P=0.56$）、住院时间（$P=0.84$）及术后胰瘘（postoperative pancreatic fistula，POPF）发生率（24% vs. 23%，$P=0.37$）均无差别。

二、机器人胰体尾切除术

达·芬奇机器人手术系统的引入较好地克服了常规腹腔镜手术操作的局限性，现已被广泛应用于普外科手术之中。达·芬奇机器人手术系统不但具有独特的优势，而且保留了腹腔镜手术安全有效的特性。达·芬奇机器人手术系统具备稳定的三维视野，手术操作器械能做手腕式运动（七个自由度），没有支点效应和震颤，也不需要对器械运动做出调整。

与达·芬奇Si平台相比，新的达·芬奇Xi手术系统具有更多优势。在端口放置菜单和激光的引导下，使对接过程更加简单，对用户更加友好。达·芬奇腔镜系统具有数字化、高分辨率、3D的特点，其高清端置式摄像头可改善视野；此外，也不需要悬吊。腹腔镜可以放在任何机械臂之上，而且可以自动聚焦。由于机械臂的改进设计，端口可以相对靠近放置，且能避免碰撞[3]。

自2006年以来，我们一直在意大利收集多机构注册的因胰腺良性、边缘性和恶性疾病行机器人胰体尾切除术（robotic distal pancreatectomy，RDP）的数据。共计142例针对良性和边缘性疾病的RDP；103例（73%）Kimura手术，其余病例则因胰腺病变与脾脏血管之间的紧密粘连或疑似恶变而做了脾切除术。7例术前诊断胰腺神经内分泌肿瘤（G1或G2），术后明确诊断为神经内分泌癌。无因脾脏大量出血或不可逆损伤而行脾切除的情况。数据表明，达·芬奇机器人外科手术系统可能对胰体尾切除术中的脾脏保留颇有帮助。

自2015年以来，我们一直在使用新的达·芬奇 Xi手术系统。尽管该新系统在灵活实施多象限手术（直肠手术）方面取得了进步，但胰体尾切除术的操作视野无须不断调整，此为该系统的另一特殊优势。这两个达·芬奇手术系统的对接技术基本类似。

三、外科技术

在患者全身麻醉情况下，将其置于手术台上，使其取反Trendelenburg体位，左侧抬高，手臂置于身体两侧，双腿分开（图22-1）。使用气腹针技术在左上象限的Palmer点建立气腹，压力设定为14 mmHg。总共使用5个Trocar，包括1个12 mmTrocar供手术助手使用（吸引、牵拉、上置夹子和使用内镜缝合器）。4个8 mm Trocar：2个在右上象限，2个在左上象限。12 mm助手孔（A）位于脐部，也可位于沿脐水平线，恰在左象限中的两个机器人端口之间，距相邻的达·芬奇Trocar 7 cm或更多。我们使用30°腹腔镜。用超声刀（U）和有孔双极镊子（B）进行解剖，抓钳（P）牵拉胃以显露术野。机器位于患者的右侧或左侧，助手在患者的双腿之间。Trocar放置如图22-2所示。分离胃结肠韧带并保留胃网膜动脉，进入小网膜囊。在胃结肠韧带分离过程中，不游离脾结肠韧带，以避免损伤该区域的胃网膜左动脉。然后暴露胰尾和脾门，并使用R1（P）机械臂将胃牵起，与腹腔镜手术相比，这是一种更加稳定的方法，减少了辅助需求。术中进行腹腔镜超声检查，探头通过助手孔（A）置入腹腔，以寻找术前未发现的病变并确定准确的手术切除范围。用电刀做标记以定义边距。手术结束时，将一根引流管放在胰残端周围。然后将标本放入塑料袋，在脐周做长1.2～3 cm的切口，取出标本。

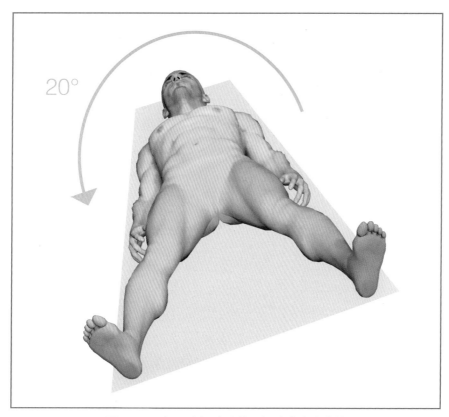

图22-1 机器人保脾胰体尾切除术患者体位

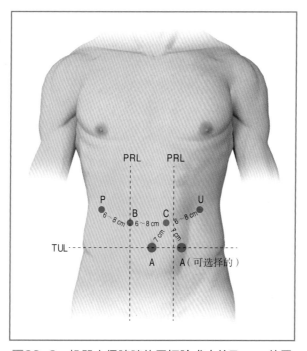

图22-2 机器人保脾胰体尾切除术中的Trocar放置

TUL：transverse umbilical line，脐水平线；PRL：pararectal line，腹直肌旁线；A或A（可选择的）：12 mm助手孔；P：R1用于抓钳；B：R2有孔双极镊子；C：R3，用于30°摄像头；U：R4 超声刀。

1. Kimura（木村）术

该项技术首先分离了胰体的上、下边界，直至肿瘤的右侧可见脾血管与胰腺后边界之间的窗口为止[4]。该技术既可先解剖血管，也可先横断胰腺。

（1）首先解剖血管：从胰腺上缘解剖脾动脉近端，并用橡皮筋绑扎以控制血管（图22-3）。脾静脉位于胰腺后面的结缔组织内（Toldt的融合筋膜），在脾静脉上方纵行切开。需要注意的是，脾静脉可位于胰腺实质中相当深的位置。在扩大的胰体尾切除术中，通过在颈部钝性解剖，将胰腺下边界从横结肠系膜和肠系膜上静脉游离出来，从而形成胰后隧道。重要的一步是从胰腺向脾脏方向将脾静脉解剖出来（图22-4）。而在相反方向上解剖脾静脉是非常具有挑战性的，因为很难先将胰腺远端与脾门脂肪组织区分开。此外，在该区域，脾动脉和静脉均已分支为容易受伤的小血管。脾静脉两侧有许多分支，用5 mm腹腔镜钛夹仔细结扎并用超声刀切断。贯穿缝合或结扎（在机器人手术中容易操作）是常用方法。将脾静脉与胰腺分离后，从脾脏向胰体的头部，开始以相反的方向将其与脾动脉分离。此步骤比分离胰腺与静脉容易，因为所有源自脾动脉的少量小动脉都位于一侧，并且胰腺与动脉的粘连非常疏松。然后使用腹腔镜切割闭合器（使用厚的或非常厚的钉仓）横断胰腺，也可用超声刀沿肿瘤的安全切缘切断。对胰腺残端予以电凝或贯穿缝合止血。

（2）首先横断胰腺：在胰腺上、下缘识别和解剖脾血管，充分暴露胰腺背侧，环绕胰腺上置一条吊带，将其从血管上拉开，然后使用腹腔镜切割闭合器（使用厚的或非常厚的钉仓）横断胰腺，也可用超声刀沿肿瘤的安全切缘切断。无须事先控制血管。向脾门方向解离胰腺和脾血管。轻轻抬起胰腺远断端，用超声刀将胰腺和脾血管之间的疏松结缔组织离断，从而使脾动、静脉与胰腺完全分开。注意电凝封闭所有小血管分支。

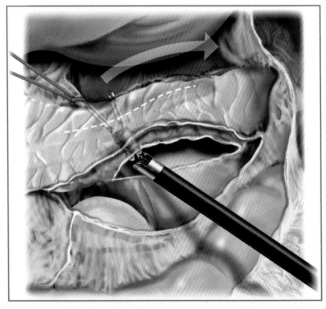

图22-3 双极钳将胰腺下缘拉起（之前先沿横结肠系膜游离）

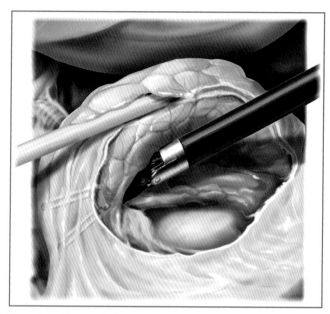

图22-4　胰腺下缘与结肠系膜完全解离，脾血管小分支可用超声刀横断或夹子夹闭

2. Warshaw术

如果实施Warshaw术，应首先评估脾脏的颜色（作为基本对照）和大小（由于脾脏大血管切除后血液供应减少，较大的脾脏可能会坏死）。应识别并保留胃网膜左血管，因为该血管走向左侧，离开胃大弯并穿过网膜连接脾门血管，此为除外脾动、静脉之外的重要脾脏供血血管，后者还包括胃短血管。分离胰腺上缘的腹膜并游离脾动脉。游离胰腺下缘后，切除脾静脉。一些术者用内镜切割闭合器将胰腺和脾静脉一起离断。如先前在Kimura术中所述，可以在结扎脾动脉和静脉之前切开胰腺。自右向左分离远端胰腺和脾血管直到腺尾部。在这个部位，分别结扎脾脏血管以完成胰体尾切除术[5]。重要的是，应该靠近胰腺边缘结扎，尤其是在胰尾附近，以免破坏脾门处脾动、静脉、胃短及胃网膜血管的交通支。

四、小结

尽管机器人手术具有更精确的优势，但在保脾胰体尾切除术中，其仍然无法彻底避免WP术后并发症。如果拟行保脾手术，强烈建议保留脾动、静脉。

参考文献

[1] JAIN G, CHAKRAVARTTY S, PATEL AG. Spleen-preserving distal pancreatectomy with and without splenic vessel ligation: a systematic review [J]. HPB (Oxford), 2013, 15 (6): 403-410.

[2] ELABBASY F, GADDE R, HANNA MM, et al. Minimally invasive spleen-preserving distal pancreatectomy: does splenic vessel preservation have better postoperative outcomes? A systematic review and meta-analysis [J]. Hepatobiliary Pancreat Dis Int, 2015, 14 (4): 346-353.

[3] CIROCCHI R, PARTELLI S, CORATTI A, et al. Current status of robotic distal pancreatectomy: a systematic review [J]. Surg Oncol, 2013, 22 (3): 201-207.

[4] KIMURA W, YANO M, SUGAWARA S, et al. Spleen-preserving distal pancreatectomy with conservation of the splenic artery and vein: techniques and its significance [J]. J Hepatobiliary Pancreat Sci, 2010, 17 (6): 813-823.

[5] LEE LS, HWANG HK, KANG CM, et al. Minimally invasive approach for spleen-preserving distal pancreatectomy: a comparative analysis of postoperative complication between splenic vessel conserving and Warshaw's technique [J]. J Gastrointest Surg, 2016, 20 (8): 1464-1470.

[6] WARSHAW AL. Distal pancreatectomy with preservation of the spleen [J]. J Hepatobiliary Pancreat Sci, 2010, 17 (6): 808-812.

Sergio Alfieri, Antonio Pio Tortorelli, Roberta Menghi

译者：韩冰　曹景玉　校对：王天宝

第二十三章
机器人胰体尾联合脾脏切除术

一、引言

自从引入机器人系统并将其用于外科手术后不久，胰体尾切除术即成为该系统绝佳的手术方式。在过去20年，腹腔镜胰体尾切除术扮演着越来越重要的角色，是具备适应证病例良好的治疗方法[1-2]。众所周知，腹腔镜技术有一些局限性，包括由刚性杠杆系统引起的震颤略有增加、长期站立姿势可导致外科医生在人体工程学上的不适、二维（2D）视野的视觉局限性，所有这些均使胰体尾的处理更加困难。此外，在最困难的情况下，比如治疗胰腺导管癌，这些局限性往往更为明显，这使得微创方法的应用并非一帆风顺[3-4]。

达·芬奇机器人系统（Intuitive Surgical，Sunnyvale，CA，USA）具有三维（3D）显示屏、协调一致的设备和符合人体工程学的设计，在一定程度上克服了腹腔镜的局限性，在胰体尾切除术中起着越来越重要的作用[5-6]。

二、胰体尾联合脾脏切除术的适应证

胰腺导管腺癌是胰体尾联合脾脏切除术的常见适应证[7]。直径超过2 cm的神经内分泌肿瘤也是手术指征，即使最近有证据表明，在无症状的患者中，考虑到通常预后良好，建议行保留脾脏的胰腺切除术[8]。黏液性肿瘤，无论是囊腺瘤还是导管内乳头状黏液性肿瘤，都需要保留脾脏；因为它们很少有淋巴结转移，在这些情况下，通常建议进行淋巴结活检[9]。此外，在脾静脉受压或有大的黏液性肿瘤的情况下，应考虑行脾切除术，以最大限度减少破裂的风险，虽然这种破裂很少发生，但一旦破裂即可导致腹膜假性黏液瘤，远期后果极其严重。正确的术前计划应考虑所有上述因素，选择合适的手术时机，减少对附近器官或肿瘤本身造成的干扰。与放射科医生密切合作，完善术前影像检查，对于制定手术策略至关重要。对比增强多层CT是研判肿瘤与脾血管之间关系的最佳方式[10]。肾细胞癌胰腺转移患者淋巴结转移的危险度可达20%，因此应行脾切除和淋巴结清扫术[11]。术中必须进行仔细的超声检查，因为经常在胰腺中发现术前未检测到的多个结节，这是全胰切除术的指征。

如果在手术期间发生无法控制的出血，即使术前计划行保脾手术，也必须考虑切除脾脏，以确保患者安全[12]。由于这些原因，在保脾胰腺切除术中，需仔细解剖血管并放置脾血管吊带。

三、外科技术

本部分描述机器人胰体尾联合脾脏切除术的主要步骤[13]。

患者仰卧，双腿分开，取20°的反Trendelenburg体位。在脐水平线附近插入5个Trocar。镜头放置在脐附近的Trocar，第3和第4机械臂放置在右外侧和右内侧Trocar，第2机械臂放置在左外侧Trocar，而辅助Trocar放置在镜头和左外侧Trocar之间。建议最后一个Trocar的位置比其他Trocar低3 cm。术中必须进行腹腔脏器表面探查，以发现潜在转移灶，同时行超声检查以便更好地检测肝实质小病变和主要部位的局部血管受累。上述所有初步评估可确保手术的安全性及快速性，能避免不必要的冗余而复杂的操作。

外科手术医生在控制台上操作机器，并与助手紧密合作，因此需要两名专家来安全地实施手术。手术台边的微创专家（助手）必须擅长腹腔镜胰腺手术。必须完全离断包括胃短血管在内的所有血管才可进入小网膜囊。在脾脏游离过程中，近端胃的血管在靠近终点处离断。可以通过经腹缝合的方法悬吊胃，这样就可以利用第4机械臂进行解剖和牵拉胰腺。

医生必须解剖胰腺上、下缘，以抬起颈部并穿过血管吊带。首先，在肠系膜上静脉的水平处切开胰颈下缘，然后，在清除肝动脉（8a组）淋巴结后，立即切开上缘，这时可清楚地看到门静脉和肝动脉。必须遵循肿瘤切除原则，在根部解剖脾动脉。该操作必须谨慎进行，以识别肝动脉和脾动脉，在将肝动脉分离之前应严格与脾动脉区分开来，而胃左动脉则是区分肝动脉、脾动脉的非常重要的标志。可以行脾动脉缝扎并上置hem-o-lok钛夹（Teleflex Inc.，Morrisville，NC，USA）或用切割闭合器将脾动脉缝扎或切断。用机器人平台可进行贯穿缝合且非常方便。在腹腔干受累的情况下，可以在切断肝总动脉和腹腔干后，再行胰体尾切除术。在这种情况下，必须保持胃十二指肠动脉向肝脏的动脉供应血液。

结扎切断脾动脉，剖开胰颈部下缘，显露脾静脉。气腹状态下使用单极镊子或双极镊子（Intuitive Surgical，Sunnyvale，CA，USA），相对而言，这样更利于解剖，也能高效处理小静脉分支。彻底止血后，用60 mm切割闭合器或超声刀离断胰颈。在某些情况下，很难识别并剖开胰腺上缘的脾动脉，因为该动脉可能藏在胰腺里。为了避免患者发生意外，建议对常规方法进行适当调整。首先用超声刀切开颈部，然后小心地分离胰腺，并在冠状边缘处识别脾动脉。在胰颈横断过程中，助手应轻轻地向左侧牵引远侧胰腺，以打开胰颈后方空间，这有助于识别脾动脉。胰尾部解剖应从内侧到外侧进行，以确保可选择性地处理口径较大的背侧胃短血管和肠系膜下方的静脉。有时需在肠系膜上动脉左外侧开始，在Gerota筋膜水平处切除肾周脂肪组织。如有指征，则需探查左肾上腺，在肾上腺静脉主干靠近左肾静脉处予以离断，进而分离并清除主动脉旁的所有淋巴结（16组）。通常不建议行肠系膜上动脉的环周解剖，因为存在长期腹泻的风险；另外本术式因要完全清除第14组淋巴结，所以必切除门静脉层板（译者注：如同时行上述两种解剖，将导致中肠完全丧失交感、副交感神经支配，患者术后腹泻在所难免）。脾切除术是最后一步，应按逆时针方向进行。最初，必须游离结肠脾曲以抬高脾下缘。通过第4机械臂牵拉脾脏，沿其后方的韧带则可很容易地将其分离至上缘。内翻脾脏，离断脾与腹膜后的粘连组织。将标本放入15 cm的塑料袋中，并通过3 cm的切口取出。应避免使用市场上较小的袋子，以减少标本取出过程中袋子破裂的风险，这是不容忽视的重要步骤，还需要注意避免肿瘤细胞扩散，应在操作结束时更换手套。通过最尾部的Trocar在胰腺残端附近放置一个软的引流管。与开放切除术一样，建议进行切缘的快速冰冻病理检查。

1. 手术设备

机器人胰体尾联合脾脏切除术颇为复杂，需要高水平的技能和高端的手术设备。马里兰镊子（Intuitive Surgical，Sunnyvale，CA，USA）可用于解剖和凝血，弯曲剪刀或单极电钩可用于视野清晰的钝性解剖，Cadiere钳可作为牵开器，超声刀可用于脂肪组织凝结和小血管止血。术中必须使用超声探头。此外，对于大血管的离断，必须使用hem-o-lok夹或切割闭合器。使用切割闭合器或超声刀离断胰腺。

2. 术后管理

在手术结束时，拔除鼻胃管，在手术日下午可以口服液体。在术后第1天享用早餐。在第1天和第3天，检测引流液淀粉酶。如果淀粉酶阴性（<200 U/mL），引流液外观良好，无不良临床症状，则在第3天拔除引流管。否则，在第5天重复测试[15]。但没有适当的前瞻性随机实验支持这种方法。根据临床情况和依从性，术后第2天或第3天可以自由经口进食。在无并发症的情况下，第5天开始考虑出院。在没有临床适应证的情况下，术后无须影像学检查。

四、早期和晚期并发症

在大规模的诊疗中心，胰体尾切除术后大约1/3的患者会发生术后胰瘘（postoperative pancreatic fistula，POPF）[16-18]。尽管少数患者需要经皮引流，但很少需要二次手术，后者通常是针对血管并发症而不是感染性并发症。在发生POPF时，应妥善固定手术引流管，特别是在并发感染的情况下，此时，可以忽视外科情况。引流液中细菌和/或真菌感染是很常见的事，但即使出现这些情况，对那些有临床意义的POPF患者，也应相对保守地让其服用抗生素。

术后早期出血的发生率为5%，可能是由于胰腺残端出血，此时可行腹腔镜探查予以缝扎或上置血管夹；也可能源自急性重症胰腺炎，这是一个灾难性事件，可能需要更复杂的二次手术。

胰腺残端引流液的聚集多见，但是这些病患大多是自限性的和无临床症状的。很少情况下需对长期存在且有症状的术后假性囊肿予以内镜引流[19]。

其他罕见的腹部并发症包括：肠或胃穿孔、脾动脉残端假性动脉瘤引起的晚期出血、源自粘连性肠梗阻、经术中未发现的横结肠系膜破裂孔而形成的绞窄性内疝。以上所有并发症应予以及时诊治，对于出血者可行腹腔镜探查处理或予以血管造影栓塞治疗[20]。

需要特别注意脾切除术后的晚期并发症。必须告知患者可能出现的后期并发症：爆发性感染[21-22]和血小板持续增多[23]。必须针对流感嗜血杆菌、肺炎球菌和脑膜炎球菌进行疫苗接种，以最大限度地减少荚膜细菌感染[24]。其他不常见且经常被误解的感染可能与宠物叮咬有关（犬噬菌体）[25]。14%的患者可能发生持续的血小板增多症[1]，可予以水杨酸（100 mg）口服[26]。

参考文献

[1] MALLEO G, DAMOLI I, MARCHEGIANI G, et al. Laparoscopic distal pancreatectomy: analysis of trends in surgical techniques, patient selection, and outcomes [J]. Surg Endosc, 2015, 29 (7): 1952-1962.

[2] RICCI C, CASADEI R, TAFFURELLI G, et al. Laparoscopic distal pancreatectomy: many meta-analyses, few certainties [J]. Updates Surg, 2016, 68 (3): 225-234.

[3] ANDERSON B, KARMALI S. Laparoscopic resection of pancreatic adenocarcinoma: dream or reality? [J]. World J Gastroenterol, 2014, 20 (39): 14255-14262.

[4] MEHRABI A, HAFEZI M, ARVIN J, et al. A systematic review and meta-analysis of laparoscopic versus open distal pancreatectomy for benign and malignant lesions of the pancreas: it's time to randomize [J]. Surgery, 2015, 157 (1): 45-55.

[5] DAMOLI I, BUTTURINI G, RAMERA M, et al. Minimally invasive pancreatic surgery-a review [J]. Wideochir Inne Tech Maloinwazyjne, 2015, 10 (2): 141-149.

[6] WRIGHT GP, ZUREIKAT AH. Development of minimally invasive pancreatic surgery: an evidence-based systematic review of laparoscopic versus robotic approaches [J]. J Gastrointest Surgery, 2016, 20 (9): 1658-1665.

[7] PARIKH PY, LILLEMOE KD. Surgical management of pancreatic cancer—distal pancreatectomy [J]. Semin Oncol, 2015, 42 (1): 110-122.

[8] FALCONI M, ERIKSSON B, KALTSAS G, et al. Vienna Consensus Conference participants. ENETS consensus guidelines update for the management of patients with functional pancreatic neuroendocrine

tumors and non-functional pancreatic neuroendocrine tumors ［J］. Neuroendocrinology, 2016, 103（2）: 153-171.

［9］TANAKA M, FERNÁNDEZ-DEL CASTILLO C, ADSAY V, et al. International consensus guidelines 2012 for the management of IPMN and MCN of the pancreas ［J］. Pancreatology, 2012, 12（3）: 183-197.

［10］D'ONOFRIO M, CAPELLI P, PEDERZOLI P（eds）. Imaging and pathology of Pancreatic neoplasms ［M］. A pictorial atlas. Milan: Springer, 2015.

［11］TOSOIAN JJ, CAMERON JL, ALLAF ME, et al. Resection of isolated renal cell carcinoma metastases of the pancreas: outcomes from the Johns Hopkins Hospital ［J］. J Gastrointest Surg, 2014, 18（3）: 542-548.

［12］DE ROOIJ T, SITARZ R, BUSCH OR, et al. Technical aspects of laparoscopic distal pancreatectomy for benign and malignant disease: review of the literature ［J］. Gastroenterol Res Pract, 2015: 472906.

［13］NAPOLI N, KAUFFMANN EF, PERRONE VG, et al. The learning curve in robotic distal pancreatectomy ［J］. Updates Surg, 2015, 67（3）: 257-264.

［14］BALZANO G, BISSOLATI M, BOGGI U, et al. A multicenter survey on distal pancreatectomy in Italy: results of minimally invasive technique and variability of perioperative pathways ［J］. Updates Surg, 2014, 66（4）: 253-263.

［15］BASSI C, DERVENIS C, BUTTURINI G, et al. Postoperative pancreatic fistula: an international study group（ISGPF）definition ［J］. Surgery, 2005, 138（1）: 8-13.

［16］MEMEO R, SANGIUOLO F, DE BLASI V, et al. Robotic pancreaticoduodenectomy and distal pancreatectomy: state of the art ［J］. J Visc Surg, 2016, 153（5）: 353-359.

［17］BOGGI U, NAPOLI N, COSTA F, et al. Robotic-assisted pancreatic resections ［J］. World J Surg, 2016, 40（10）: 2497-2506.

［18］GAVRIILIDIS P, LIM C, MENAHEM B, et al. Robotic versus laparoscopic distal pancreatectomy—the first meta-analysis ［J］. HPB（Oxford）, 2016, 18（7）: 567-574.

［19］BUTTURINI G, DAMOLI I, CREPAZ L, et al. A prospective non-randomised single-center study comparing laparoscopic and robotic distal pancreatectomy ［J］. Surg Endosc, 2015, 29（11）: 3163-3170.

［20］UEDA T, MURATA S, YAMAMOTO A, et al. Endovascular treatment of post-laparoscopic pancreatectomy splenic arteriovenous fistula with splenic vein aneurysm ［J］. World J Gastroenterol, 2015, 21（25）: 7907-7910.

［21］THEILACKER C, LUDEWIG K, SERR A, et al. Overwhelming postsplenectomy infection: a prospective multicenter cohort study ［J］. Clin Infect Dis, 2016, 62（7）: 871-878.

［22］SINWAR PD. Overwhelming post splenectomy infection syndrome—review study ［J］. Int J Surg, 2014, 12（12）: 1314-1316.

［23］BUZELÉ R, BARBIER L, SAUVANET A, et al. Medical complications following splenectomy ［J］. J Visc Surg, 2016, 153（4）: 277-286.

［24］HAMMERQUIST RJ, MESSERSCHMIDT KA, POTTEBAUM AA, et al. Vaccinations in asplenic adults ［J］. Am J Health Syst Pharm, 2016, 73（9）: e220-e228.

［25］TAQUIN H, ROUSSEL C, ROUDIÈRE L, et al. Fatal infection caused by Capnocytophaga canimorsus [J] . Lancet Infect Dis，2017，17（2）：236.

[26] BARBUI T，BAROSI G，GROSSI A，et al. Practice guidelines for the therapy of essential thrombocythemia. A statement from the Italian Society of Hematology，the Italian Society of Experimental Hematology and the Italian Group for Bone Marrow Transplantation [J] . Haematologica，2004，89（2）：215-232.

Giovanni Butturini，Alessandro Giardino，Isacco Damoli，Alessandro Esposito，

Isabella Frigerio，Marco Ramera

译者：韩冰　曹景玉　校对：王天宝

第二十四章

腹腔镜胰十二指肠切除术

一、引言

尽管Gagner等已于1994年首次报道腹腔镜胰十二指肠切除术（laparoscopic pancreatoduodenectomy，LPD），但目前该术式依然未能广泛开展[1]。美国国家癌症数据库（National Cancer Database，NCDB）的资料显示，2010—2013年因Ⅰ～Ⅱ期胰腺导管腺癌（pancreatic ductal adenocarcinoma，PDAC）而接受胰十二脂肠切除术（pancreatoduodenectomy，PD）治疗的8 213例患者中，接受LPD治疗的患者仅占10%。到目前为止，尚未见具有前瞻性的多中心研究报道。然而，近5年来，外科医生开展LPD的热情明显增加，可能源于患者进一步集中于专科诊疗中心。

二、手术适应证

LPD需要大量消化道重建，术后严重并发症颇多，特别是术后胰瘘（postoperative pancreatic fistula，POPF）（译者注：此处应该是术后胰瘘，当形成术后胰瘘时病情多已稳定）。该术式的疑难之处在于腹膜后解剖复杂及病变邻近大血管。术前高质量的影像诊断对可切除性的评估至关重要，术中超声检查可作为有益的补充。尽管有为数不多的研究证实LPD可安全地联合实施大静脉切除术[2-3]，但大多数术者依然将肥胖、肿瘤大于3 cm或处于可切除边缘、同时罹患慢性胰腺炎、接受新辅助放疗或有既往腹部手术史作为LPD的手术禁忌证[4-5]。实施LPD需要高超的腹腔镜技术和经验丰富的医疗团队，这决定了该术式只能在为数不多的几个中心开展。在开放和腹腔镜胰腺手术方面的丰富经验使得专业诊疗中心收治的患者的术后并发症发生率和死亡率均大幅度下降[6]。不幸的是，美国NCDB的资料显示2010—2011年收治的PDAC患者中，只有384例（9%）患者接受LPD治疗，而且有96.1%（369例）的LPD是在该术式不足10例/年的单位开展，其死亡率高达7.5%[7]。

三、手术资料和学习曲线

微创胰十二指肠切除术（minimally invasive pancreatoduodenectomy，MIPD）包括各种术式：完全LPD、手辅助或腹腔镜辅助PD、机器人或机器人辅助PD。最近的研究资料包括良、恶性胰腺肿瘤及不同的切除标准和MIPD的不同方式，各个研究的病例数较少是研究的缺陷之一[8-10]。表24-1至表24-4显示了来自6个单中心的446例完全LPD的资料，2014—2017年至少完成45例完全LPD，而且至少有70%的病变为恶性肿瘤。在这些研究中，患者选择标准颇不统一，有的较为宽泛，有的则极为严格（表24-2）[4-5, 11-13]。然而，在这6个大型的系列研究中，可以发现许多有用的资料。按加权平均数统计的结果显示：手术时间（operating time，OT）为359.7 min（276～541 min）、估计出血量（estimated blood loss，EBL）为250.9 mL（80～492 mL）、中转开腹率为7.1%（0～24.1%）、中转手辅助或机器人辅助LPD的概率为2.10%（0～5.6%）、淋巴结（lymph nodes，LN）数目为21.1（18.1～23.4）、R_0切除率为82.8%（60%～94.9%）。有4项研究比较开放PD和LPD的优劣势，其病例资料特点基本类似[4-5, 11, 13]；其中2项研究显示LPD手术时间较长[5, 13]，但4项研究均显示LPD的EBL较少，2项研究显示输血量较少[11, 13]；一项研究证实LPD组收获LN较多（27 vs. 17）[13]，另一项研究证实LPD组R_0切除率较高（90.4% vs. 74%）[4]。

LPD需要严格培训，Croome等报道外科医生跨越陡直的学习曲线，大约需要10例LPD手术经验[11]。Dokmak等通过比较开始20例和最后26例LPD的临床资料发现，后者的OT、EBL及输液量明显减少[5]。与之类似，Corcione等的研究证实最后11例和开始11例LPD相比，OT及住院时间明显缩短[16]。Song等报道，最后50例和开始47例LPD相比，OT、EBL、具有临床意义的POPF及住院时间均有所减少[18]。几项研究证实在完成10例LPD之后，OT及EBL均会显著减少[19-21]，但是若想进一步明显减少术后并发症则需要积累更多的LPD实战经验（表24-5）[18, 22]。

表24-1 2017—2017年至少实施完全LPD达45例的文献统计表

作者	发表时间	国家	病例数	年龄/岁：均数±标准差或均数（范围）	体质指数：均数±标准差或均数（范围）	恶性肿瘤例数（所占比例）	胰腺导管细胞癌例数（所占比例）
Croome等[11]	2014	英国	108	66.6±9.6	27.4±5.4	108（100%）	108（100%）
Dokmak等[5]	2015	法国	46	60（27~85）	22.6（17~30）	36（78.3%）	15（32.6%）
Senthilnathan等[12]	2015	印度	130	54（28~76）	27.9（22~33）	130（100%）	58（44.6%）
Delitto等[4]	2016	美国	52	65.3±1.7	26.3±0.8	52（100%）	28（53.8%）
Stauffer等[13]	2016	美国	58（7例全胰腺切除）	69.9（40~84）	25.9（17.7~49.6）	58（100%）	58（100%）
Wang等[14]	2017	中国	52	57.8（28~73）	未提供	46（88.5%）	8（15.4%）

表24-2 腹腔镜胰十二指肠切除术禁忌证

作者	体质指数	基线可切除	胰管直径	血管侵犯	既往手术粘连	最佳组织类型	新辅助治疗
Croome等[11]*	—	—	—	—	—	非胰腺导管腺癌	—
Dokmak等[5]	—	—	—	是	—	慢性/急性胰腺炎，导管内乳头状黏液性肿瘤	是
Senthilnathan等[12]	—	是	—	是	是	良性	—
Delitto等[4]	>40	是，NCCN标准[15]	—	—	是	良性	—
Stauffer等[13]*	—	—	—	—	—	非胰腺导管腺癌	—
Wang等[14]	—	—	<1 mm	—	—	—	—

* 通常而言，胰腺导管腺癌是手术不适应证。NCCN：National Comprehensive Cancer Network，美国国立综合癌症网络。

表24-3 开放与腹腔镜胰十二指肠切除术临床资料对比

作者		病例数	OT/min	EBL/mL	中转开腹例数（所占比例）	中转腹腔镜或机器人辅助例数（所占比例）	血管切除例数（所占比例）	胰腺残端处理	保留幽门	淋巴结数目：均数±标准差或均数（范围）	R0切除率/%
Croome等[11]	LPD	108	379	492.4	7（6.5%）	5（4.6%）RA	22（20.4%）	两层胰管对黏膜PJ	n/a	21.4±8.1	77.8
	OPD	214	387	866.7	—	—	51（23.8%）	—	—	20.1±7.5	76.6
	P值		ns	<0.001			ns			ns	ns
Dokmak等[5]	LPD	46	342	368	3（6.5%）	1（2.2%）	0	一层4/0 Polyglactin线间断缝合PJ	0	20（8~59）	60
	OPD	46	264	293	—	—	n/a	—	—	25（8~47）	50
	P值		<0.001	ns						ns	ns
Senthilnathan等[12]	LPD	130	310	110	1（0.8%）	0	1（0.8%）	两层胰管对黏膜PJ	85（57%）	18.15±4.73	90.8
Delitto等[4]	LPD	52	361	260	7（13.5%）	0	0	连续缝合胰腺空肠套入式吻合	n/a	23	90.4
	OPD	50	360	518	—	—	—	—	—	20.8	73
	P值		ns	<0.001						<0.001	0.03
Stauffer等[13]	LPD	58*	518	250	14（24.1%）	3（5.2%）	20（34.5%）	两层胰管对黏膜PJ	58（100%）	27（9~70）	84.5
	OPD	193	375	600	—	—	60（31.1%）	—	—	17（1~63）	79.8
	P值		<0.001	<0.001			ns			<0.001	ns
Wang等[14]	LPD	52	276	80	0	0	0	胰腺空肠端侧吻合，4层褥式缝合PJ	0	n/a	n/a

* 7（12.1%）为全胰腺切除。EBL: estimated blood loss, 估计出血量; HA: hand-assisted, 手辅助; LPD: laparoscopic pancreatoduodenectomy, 腹腔镜胰十二指肠切除术; n/a: not applicable, 不详; ns: not significant, 无统计学意义; OPD: open pancreatoduodenectomy, 开放胰十二指肠切除术; OT: operating time, 手术时间; PJ: pancreatojejunostomy, 胰腺空肠吻合; RA: robotic-assisted, 机器人辅助。

表24-4　开放与腹腔镜胰十二指肠切除术近期与远期临床结局比较

作者		病例数	严重并发症例数（所占比例）*	二次手术例数（所占比例）	住院时间/d	死亡例数（所占比例）	B+C PoPF例数（所占比例）	胃排空障碍例数（所占比例）	20个月时DFS	总生存期/月
Croome等[11]	LPD	108	6（5.6%）	N/A	6	1（0.9%）	12（11.1%）	10（9.3%）	32%	25.3
	OPD	214	29（13.6%）	N/A	9	4（1.9%）	26（12.1%）	39（18.2%）	24.8%	21.8
	P值		ns		<0.001	ns	ns	0.03	0.03	ns
Dokmak等[5]	LPD	46	13（28.3%）	11（23.9%）	25	1（2.2%）	9+11（43.5%）	8（17.4%）	N/A	n/a
	OPD	46	9（19.6%）	5（10.9%）	23	0	12+3（32.6%）	7（15.2%）	N/A	N/A
	P值		ns	ns	ns	ns	0.007（C级）	ns		
Senthilnathan等[12]	LPD	130	14（10.8%）	5（3.8%）	8	2（1.5%）	6+5（8.5%）	14（10.8%）	N/A	33
Delitto等[4]	LPD	52	13（25%）	—	9	1（1.9%）	6（11.5%）	N/A	N/A	27.9
	OPD	50	16（32%）	—	11.9	0	13（26%）	N/A	N/A	23.5
	P值		ns		0.025	ns	ns			ns
Stauffer等[13]	LPD	58**	13（22.4%）	1（1.7%）	6	2（3.4%）	4+0（6.9%）	10（17.2%）	N/A	18.5
	OPD	193	32（16.6%）	12（6.2%）	9	10（5.2%）	9+5（7.3%）	28（14.5%）	N/A	20.3
	P值		ns	ns	<0.001	ns	ns	ns		ns
Wang等[14]	LPD	52	N/A	0	12	0	1+0（1.9%）	2（3.8%）	N/A	N/A

** Clavien-Dindo 分级 >II级。 **7（12.1%）为全胰腺切除。LPD: laparoscopic pancreatoduodenectomy，腹腔镜胰十二指肠切除术；N/A: not applicable，不详；ns: not significant，无统计学意义；OPD: open pancreatoduodenectomy，开放胰十二指肠切除术；DFS: disease-free survival，无病生存率；OS: overall survival，总生存期；B+C级POPF: B+C postoperative pancreatic fistula，B+C级术后胰瘘。

表24-5　腹腔镜胰十二指肠切除术学习曲线研究结果

作者	发表时间	总病例数	手术类型	统计方法	跨越学习曲线最少病例数	临床结局
Corcione等[16]	2013	22	LPD	按预定义的阶段将患者分组	11	OT
Kuroki等[19]	2014	30	LPD	按预定义的阶段将患者分组	10	OT、EBL
Speicher等[20]	2014	56	LPD+杂交手术	按预定义的阶段将患者分组	10	OT、EBL
Dokmak等[5]	2015	46	LPD	按预定义的阶段将患者分组	20	OT、EBL
Paniccia等[21]	2015	30	LPD	按预定义的阶段将患者分组	15	OT、EBL
Song等[18]	2015	97	LPD	按预定义的阶段将患者分组	47	OT、EBL、CsPOPF、LOS、ReAl、OvCompl
Wang等[22]	2016	57	LPD+手辅助LPD	累计求和及风险调整的累计求和	38	OT、EBL、HLN、更具挑战性的患者

EBL：estimated blood loss，估计出血量；LOS：length of hospital stay，住院时间；HLN：harvested lymph nodes，淋巴结数目；LPD：laparoscopic pancreatoduodenectomy，腹腔镜胰十二指肠切除术；CsPOPF：clinically significant postoperative pancreatic fistula，具有临床意义的术后胰瘘；OT：operating time，手术时间；OS：overall survival，总生存期；OvCompl：overall complications，总并发症发生率；RA-CUSUM ReAl：realimentation，营养补充。

四、外科技术

大多数术者使用5～6个Trocar，观察孔可位于肚脐、脐上、脐区、右侧脐旁或右侧腹直肌旁。在后续的一系列LPD手术步骤中，观察孔的位置可不断调整[23]。

LPD和开放PD的手术步骤类似。不同之处在可切除性评估方面，LPD需要腹腔镜超声或其他的腹腔内设备检测肿瘤与肠系膜上动脉（superior mesenteric artery，SMA）的关系[23]。超声凝固剪刀可用于胰腺横断，但大多数术者使用普通腔镜剪刀在胰腺断面的右侧2～3 mm处横断胰管。胰腺残端的处理是整个手术的关键。一些术者在学习曲线的初期将胰管结扎，但术后胰瘘的发生率很高[16]。大多数术者认为腹腔镜下胰腺空肠吻合（pancreatojejunostomy，PJ）优于胰腺胃吻合（pancreatogastrostomy，PG）（图24-1）。一项系统分析显示在开放PD中，PG可减少POPF等并发症的发生率[24]。然而，腹腔镜PG操作困难，这源于残胃和胰腺残端特殊的解剖关系，而且PG之后的胃肠吻合也困难重重。Boggi等报道了682例LPD手术，573例（84%）为PJ，其中大多数常规或选择性地留置了胰腺导管[8]。

表24-3显示的LPD，PJ有不同的技术调整。关于幽门是否保留的问题，Boggi等报道的636例LPD手术中，有350例（55%）保留了幽门，286例（44.9%）切除了胃窦部[8]。Croome等、Senthilnathan等及Stauffer等报道了紧贴血管分离或完全血管切除的宝贵经验（表24-3）[11-13]。

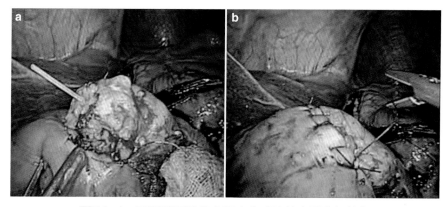

图24-1　两层端侧胰腺空肠吻合（胰管内置支架管）

a. 第一层空肠浆肌层与胰腺残端背侧纤维囊吻合；b. 前壁第二层空肠浆肌层与胰腺残端腹侧纤维囊吻合。

五、手术临床结局

在实施LPD数量不同的医院之间，死亡率和并发症的发生率存在差异。表24-4显示的6个区域中心严重并发症（Clavien-Dindo 分级＞Ⅱ级）的发生率为5.6%~28.3%，其中4项研究结果显示LPD和OPD的并发症发生率无差别[4-5, 11, 13]。平均死亡率为1.65%，平均B+C级POPF为14.18%。在所有研究之中，Dokmak的纳入标准最为严格，其研究结果显示LPD的 C级POPF高于OPD（23.9% vs. 6.5%，$P＝0.007$）[5]。此外，Wang等采用原始的4层褥式缝合PJ吻合，POPF发生率很低，无C级POPF[14]。胃排空障碍的发生率为3.8%~17.2%，OPD与LPD之间无差别。

LPD的临床结局令人满意，其加权平均LOS为10.4天，有3项研究证实和OPD相比，LPD的LOS明显缩短[4, 11, 13]。值得一提的是，有两个大宗病例研究的最短的LOS为6天，均为PDAC患者，相当一部分患者接受了血管切除术[11, 13]。

六、肿瘤学临床结局

最近的6项系统分析研究显示LPD和OPD在获取淋巴结数量和R_0切除率方面类似或LPD更为优越[6-10]。许多LPD研究R_0切除率为100%，这源于适应证的选择，在大宗的OPD研究中R_0切除率在70%~80%之间波动。

探讨无病生存率和总生存率的研究仅见于几年前的文献，数量较少，适应证选择影响较大。2007年，Palanivelu等报道了42例LPD患者的平均生存期为46个月，PDAC患者5年总生存期（overall survival，OS）为19.1%[25]。同一个研究团队最近报道平均生存期只有33个月，可能出于随着术者经验增加，适应证的范围有所扩大之故。

为避免上述研究偏倚，Croome及Stauffer等人将PDCA患者无选择地分为LPD组和OPD组，两组研究时段相同，患者临床特点无差别（表24-1、表24-2）[11, 13]。Croome等的研究证实，和OPD组相比，LPD组的LOS缩短，开始辅助化疗较早（48天 vs. 59天，$P<0.001$），无进展生存率较长（$P=0.03$）[11]。Stauffer等研究显示和OPD相比，LPD组的EBL及输液量较少，收获淋巴结数目较多，淋巴结阳性率较高，术后临床结局无差别[13]。LPD组的LOS较短和辅助治疗开始时间无关，LPD组的总生存率和OPD组类似。然而，LPD组的5年生存率高达32%，令人鼓舞。

七、医疗费用与生活质量

2013年，Mesleh等首次发表关于比较LPD与OPD医疗费用的文献，研究结果表明两者的总花费无差别（成本单位，181 vs. 179）。由于OT延长及手术器械费用，LPD手术费用较高（65 vs. 48），但这部分成本又被较低的住院费用（116 vs. 131）中和，后者包括麻醉费、重症监护费、病理费、药事费、护理费及放射诊断费[26]。Tran等报道2000—2001年国家住院患者数据库的15 574例PD患者中有681例（4.4%）接受了LPD，和OPD相比，LPD总的并发症发生率较低（39.4% vs. 46%，$P=0.001$），LOS较短（11天 vs. 12天，$P<0.001$），两者的死亡率类似（3.8% vs. 5%），平均住院花费也类似，分层分析显示在LPD手术量较大的中心，LPD组的LOS较短（9天 vs. 13天，$P<0.001$），平均住院费用较低（76 572美元 vs. 106 367美元，$P<0.001$）[27]。

只有极少数研究探讨了除经济因素之外LPD的优势所在。Langan等报道术后6个月内，中位Karnofsky评分LPD组高于OPD组（92% vs. 66%，$P=0.003$），但在术后6个月，二者之间无差异[28]。

八、小结

尽管LPD已有20年历史，但完全LPD依然颇具挑战性，学习曲线陡直。在患者体量较大的中心，LPD临床结局和花费均优于OPD。优秀的外科医生即使在联合血管切除的困难情况下，依然能很安全地完成LPD。经验丰富的专家实施LPD手术，其近期和远期肿瘤学临床结局和OPD手术类似，但术中出血量和LOS均会减少。

为更好地理解LPD的潜在优势和限制，接下来几年我们将促进患者集中于大体量诊疗中心，开展多中心随机对照研究，实施LPD培训，以缩短学习曲线。这一宏伟计划在第一届胰腺微创外科学高峰论坛已有详述（译者注：参见第一章有关内容），成功的曙光即将到来。

参考文献

[1] GAGNER M, POMP A. Laparoscopic pylorus-preserving pancreatoduodenectomy [J] . Surg Endosc, 1994, 8 (5) : 408-410.

[2] KENDRICK ML, SCLABAS GM. Major venous resection during total laparoscopic pancreaticoduodenectomy [J] . HPB (Oxford) , 2011, 13 (7) : 454-458.

[3] KHATKOV IE, IZRAILOV RE, KHISAMOV AA, et al. Superior mesenteric-portal vein resection during laparoscopic pancreatoduodenectomy [J] . Surg Endosc, 2017, 31 (3) : 1488-1495.

[4] DELITTO D, LUCKHURST CM, BLACK BS, et al. Oncologic and perioperative outcomes following selective application of laparoscopic pancreaticoduodenectomy for periampullary malignancies [J] . J Gastrointest Surg, 2016, 20 (7) : 1343-1349.

[5] DOKMAK S, FTÉRICHE FS, AUSSILHOU B, et al. Laparoscopic pancreaticoduodenectomy should not be routine for resection of periampullary tumors [J] . J Am Coll Surg, 2015, 220 (5) : 831-838.

[6] GOOIKER GA, VAN GIJN W, WOUTERS MW, et al. Systematic review and meta-analysis of the volume-outcome relationship in pancreatic surgery [J] . Br J Surg, 2011, 98 (4) : 485-494.

[7] SHARPE SM, TALAMONTI MS, WANG CE, et al. Early national experience with laparoscopic pancreaticoduodenectomy for ductal adenocarcinoma: a comparison of laparoscopic pancreaticoduodenectomy and open pancreaticoduodenectomy from the national cancer data base [J] . J Am Coll Surg, 2015, 221 (1) : 175-184.

[8] BOGGI U, AMORESE G, VISTOLI F, et al. Laparoscopic pancreaticoduodenectomy: a systematic literature review [J] . Surg Endosc, 2015, 29 (1) : 9-23.

[9] DE ROOIJ T, KLOMPMAKER S, ABU HILAL M, et al. Laparoscopic pancreatic surgery for benign and malignant disease [J] . Nat Rev Gastroenterol Hepatol, 2016, 13 (4) : 227-238.

[10] COPPOLA A, STAUFFER JA, ASBUN HJ. Laparoscopic pancreatoduodenectomy: current status and future directions [J] . Updates Surg, 2016, 68 (3) : 217-224.

[11] CROOME KP, FARNELL MB, QUE FG, et al. Total laparoscopic pancreaticoduodenectomy for pancreatic ductal adenocarcinoma: oncologic advantages over open approaches? [J] . Ann Surg, 2014, 260 (4) : 633-638; discussion, 638-640.

[12] SENTHILNATHAN P, SRIVATSAN GURUMURTHY S, GUL SI, et al. Long-term results of laparoscopic pancreaticoduodenectomy for pancreatic and periampullary cancer-experience of 130 cases from a tertiary-care center in South India [J] . J Laparoendosc Adv Surg Tech, 2015, 25 (4) : 295-300.

[13] STAUFFER JA, COPPOLA A, VILLACRESES D, et al. Laparoscopic versus open pancreaticoduodenectomy for pancreatic adenocarcinoma: long-term results at a single institution [J] . Surg Endosc, 2017, 31 (5) : 2233-2241.

[14] WANG M, XU S, ZHANG H, et al. Embedding pancreaticojejunostomy used in pure laparoscopic pancreaticoduodenectomy for nondilated pancreatic duct [J] . Surg Endosc, 2017, 31 (4) : 1986-1992.

[15] TEMPERO MA, MALAFA MP, BEHRMAN SW, et al. Pancreatic adenocarcinoma, version 2. 2014: featured updates to the NCCN guidelines [J] . J Natl Compr Canc Netw, 2014, 12 (8) : 1083-1093.

［16］CORCIONE F，PIROZZI F，CUCCURULLO D，et al．Laparoscopic pancreaticoduodenectomy：experience of 22 cases［J］．Surg Endosc，2013，27（6）：2131-2136.

［17］BASSI C，DERVENIS C，BUTTURINI G，et al．Postoperative pancreatic fistula：an international study group（ISGPF）defination［J］．Surgery，2005，138（1）：8-13.

［18］SONG KB，KIM SC，HWANG DW，et al．Matched case-control analysis comparing laparoscopic and open pylorus-preserving pancreaticoduodenectomy in patients with periampullary tumors［J］．Ann Surg，2015，262（1）：146-155.

［19］KUROKI T，KITASATO A，ADACHI T，et al．Learning curve for laparoscopic pancreaticoduodenectomy：a single surgeon's experience with consecutive patients［J］．Hepatogastroenterology，2014，61（131）：838-841.

［20］SPEICHER PJ，NUSSBAUM DP，WHITE RR，et al．Defining the learning curve for team-based laparoscopic pancreaticoduodenectomy［J］．Ann Surg Oncol，2014，21（12）：4014-4019.

［21］PANICCIA A，SCHULICK RD，EDIL BH．Total laparoscopic pancreaticoduodenectomy：a single-institutional experience［J］．Ann Surg Oncol，2015，22（13）：4380-4381.

［22］WANG M，MENG L，CAI Y，et al．Learning curve for laparoscopic pancreaticoduodenectomy：a CUSUM analysis［J］．Gastrointest Surg，2016，20（5）：924-935.

［23］AZAGRA JS，ARRU L，ESTÉVEZ S，et al．Laparoscopic pancreatoduodenectomy with initial approach to the superior mesenteric artery［J］．Wideochir Inne Tech Maloinwazyjne，2015，10（3）：450-457.

［24］HALLET J，ZIH FS，DEOBALD RG，et al．The impact of pancreaticojejunostomy versus pancreaticogastrostomy reconstruction on pancreatic fistula after pancreaticoduodenectomy：meta-analysis of randomized controlled trials［J］．HPB（Oxford），2015，17（2）：113-122.

［25］PALANIVELU C，JANI K，SENTHILNATHAN P，et al．Laparoscopic pancreaticoduodenectomy：technique and outcomes［J］．J Am Coll Surg，2007，205（2）：222-230.

［26］MESLEH MG，STAUFFER JA，BOWERS SP，et al．Cost analysis of open and laparoscopic pancreaticoduodenectomy：a single institution comparison［J］．Surg Endosc，2013，27（12）：4518-4523.

［27］TRAN TB，DUA MM，WORHUNSKY DJ，et al．The first decade of laparoscopic pancreaticoduodenectomy in the United States：costs and outcomes using the nationwide inpatient sample［J］．Surg Endosc，2016，30（5）：1778-1783.

［28］LANGAN RC，GRAHAM JA，CHIN AB，et al．Laparoscopic-assisted versus open pancreaticoduodenectomy：early favorable physical quality-of-life measures［J］．Surgery，2014，156（2）：379-384.

［29］VOLLMER CM，ASBUM HJ，BARKUN J，et al．Proceedings of the first international state-of-the-art conference on minimally-invasive pancreatic resection（MIPR）［J］．HPB（Oxford），2017，19（3）：171-177.

Francesco Corcione，Diego Cuccurullo，Pierluigi Angelini

译者：彭畔新　校对：王天宝

第二十五章

腹腔镜辅助胰十二指肠切除术

一、引言

胰腺手术技术复杂且需要相当丰富的专业知识，腹腔镜下操作则更要求有高级腔镜技术的经验积累。由于相对简单，腹腔镜胰体尾切除术已经成为较小的胰尾良性或癌前病变的治疗首选。相反，因为腹腔镜胰十二指肠切除术（laparoscopic pancreatoduodenectomy，LPD）要在肠系膜上静脉、门静脉轴附近进行广泛的解剖，尚需术者能够胜任颇具挑战性的腹腔镜下消化道吻合重建，因此LPD的开展并非一帆风顺。

Gagner和Pomp于1994年最早报道了LPD[1]，但在十多年之后，探讨该术式的大宗病例研究才见诸文献[2]。然而在该系列研究中，作者仅对25例患者中的13例进行了全腹腔镜重建，对其余12例患者则行腹腔镜下切除后，通过正中小切口进行重建[2]。与完全腹腔镜手术相比，这种混合型（腔镜/开放）LPD具备以下多项优势：①可经腹小切口，对腔镜下切除做出适当的评估；②可以避开初始阶段特别复杂的腹腔镜重建，以便术者在之后的临床实践中逐步掌握；③可将腹腔镜的优势，例如切除时的放大图像与常规重建的安全性相结合；④重建所需的经腹小切口并不比移除标本所需的切口大多少；⑤可经腹小切口完成门静脉切除重建，后者仅限于在全球范围内选定的完全腹腔镜手术中心开展；⑥较少的例数训练之后，就可达到类似于开放手术的手术时间；⑦可以显著缩短完全腹腔镜胰十二指肠切除的学习曲线[3]。

二、适应证和术前评估

初期的微创胰十二指肠切除术主要用于治疗小的胰头癌前病变，例如囊性肿瘤或神经内分泌肿瘤[4]。自2014年以来，对腹腔镜胰十二指肠切除肿瘤后的长期生存的回顾性分析（表25-1）显示与常规手术相比较，两者的中位生存期无显著差异[5-7]。尽管缺乏前瞻性数据，但在专业中心进行微创胰头恶性肿瘤手术看似可行。

胰腺术前的影像学检查金标准是血管评估计算机断层扫描成像（computed tomography with vascular assessment，angio-CT）。磁共振胰胆管成像（magnetic resonance imaging with simultaneous cholangiopancreatography，MRCP）是一种有效的替代方法，特别是对囊性胰腺肿瘤而言。这些检查可探测血管的解剖变异（例如异位右肝动脉），并有助于确定病变与肠系膜上静脉、门静脉轴的解剖关系。这些对于腹腔镜手术尤为重要，解剖变异或与肠系膜上静脉、门静脉轴的粘连是中转开腹的极常见原因[8]。因此，对术前影像的详尽评估可降低计划外中转手术率。

表25-1　比较胰腺癌腹腔镜和开腹胰十二指肠切除术长期生存的回顾性研究

作者	年份	病例数		中位生存期/月	
		腹腔镜手术	开放手术	腹腔镜手术	开放手术
Croome等[5]	2014	108	214	25.3	21.8
Stauffer等[6]	2016	58	193	18.5	20.3
Kantor等[7]	2016	828	7385	20.9	20.7

三、患者体位和技术要求

手术过程中患者取改良的沙滩椅体位：半卧，双腿张开，上半身抬高。双臂放在身体侧方，以防发生脉管或神经丛的压迫并发症。必要时可使用手架将患者右臂以90°固定。为避免重力导致躯体异位，需要将患者牢固地约束在手术台上。

在操作过程中，手术医生站在患者的右边，第一助手在患者的两腿之间，第二助手在患者的左边。器械护士站在手术医生旁边（图25-1a）。

除了常用的简单腹腔镜仪器外，手术还需要以下专业器械：可同时进行切割和血管密封的设备；腹腔镜牛头犬（哈巴狗）夹和施夹器；腹腔镜双极剪刀和Overholt钳；钛夹和聚二恶烷酮（PDS）夹；腹腔镜牵开器，例如Goldfinger（OB Tech）或Endo Paddle Retract（美敦力）。

四、手术步骤

1. 初始步骤

（1）放置Trocar。

我们通常使用5个Trocar：在脐下2 cm水平向两侧旁开20 mm处各放置1个10 mm的Trocar，在右上腹放置2个5 mm的Trocar，在左上腹或上腹放置1个5 mm的Trocar（图25-1b）。

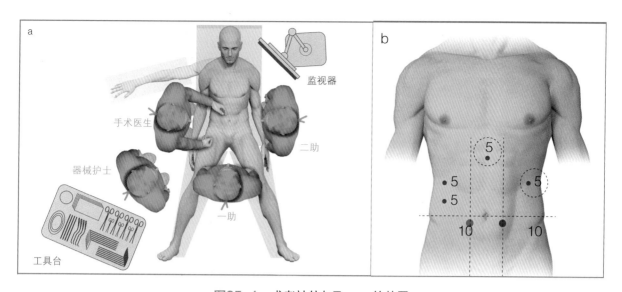

图25-1　术者站位与Trocar的放置

a. 患者和手术医生的位置；b. Trocar的放置。

（2）进入网膜囊。

探查腹腔之后，将网膜囊切开至胃网膜弓，同时注意保留后者。可使患者取头低脚高位以允许大网膜借助重力而移位。

（3）术中超声检查。

需要时可通过腹腔镜超声检查定位胰头中的小病变，来确定其与肠系膜上静脉-门静脉轴和/或腹腔干的关系，有助于防止上述血管的损伤。

2. Kocher操作

通过进一步的Kocher操作，可容易地在腹腔镜下将解剖推进至主动脉肠系膜上动脉的起始部。通常在腹腔镜Kocher切口分离过程中，能够完全切开Treitz韧带，之后就不需再从左侧解剖第一空肠襻。尽管并非必需，但游离肝曲结肠可使Kocher操作更加容易（图25-2a）。

3. 显露肠系膜上静脉

肠系膜上静脉此时显露了出来，在Henle干，尤其是胃网膜右静脉可以作为寻找肠系膜上静脉的向导性结构。然后用钛夹夹闭胃网膜右静脉近肠系膜上静脉侧。在肿瘤较大的情况下，肠系膜根部的肠系膜上静脉分支可以作为引导，在肠系膜上静脉显露之后，沿着胰腺下缘向胰尾部继续解剖数厘米（图25-2b）。

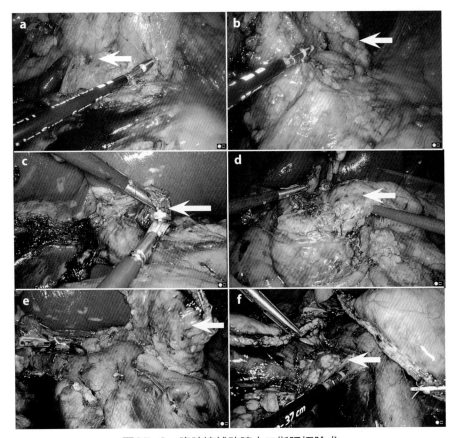

图25-2　腹腔镜辅助胰十二指肠切除术

a. Kocher操作（箭头，左肾静脉）；b. 显露肠系膜上静脉（箭头，胃网膜右静脉）；c. 解剖肝十二指肠韧带
（箭头，肝动脉和胃十二指肠动脉）；d. 肠系膜上静脉（箭头，胰腺）上方的隧道；e. 游离的残余胰腺（箭头，
胰腺）；f. 胰腺钩突的横断（箭头，钩突）。

4. 解剖肝十二指肠韧带

解剖肝十二指肠韧带，完整清扫淋巴结，游离肝总管，左、右肝动脉，胃十二指肠动脉和
门静脉。至此可以最终评估可切除性，结扎胃十二指肠动脉时谨防肝总动脉狭窄。然后游离胆
囊，并在胆管横断后将其保留在胆管的标本侧。在横断胆管前，应排除变异的右肝动脉。横断
胆管后，胃十二指肠动脉得到理想的显露，可以在PDS夹子之间切断。我们通常在近断端做一
个额外的丝线结扎，以防止术后夹子滑落出血。继续沿着胰腺和腹腔干的上缘向胰尾部清扫淋
巴结（图25-2c）。在肝十二指肠韧带中，对门静脉进行360°游离后，可以在胰颈背侧与静脉
腹侧之间打通一条隧道（图25-2d）。

5. 离断十二指肠和空肠

切断胃网膜右动脉后，解剖幽门，在幽门远侧1 cm处使用腹腔镜线性切割闭合器切断十二
指肠。

如果在Kocher操作过程中已经游离了第一段空肠袢，则将其拉向右侧并使用腹腔镜线性缝合器切断。否则向左侧延伸Kocher切口，再离断第一段空肠袢。

6. 离断胰腺

离断胰腺既可使用能够切开、闭合组织和血管的器械，也可使用腹腔镜线性切割闭合器。为避免热损伤，我们更偏向使用闭合器，之后再打开主胰管处的吻合钉。如果使用其他解剖器械，则必须确认主胰管。之后，将残余胰腺沿脾静脉向远侧游离3cm，以便进行胰胃吻合（图25-2e）。如果胰腺横断位于肠系膜门静脉轴的左侧，则可以将其游离至脾动脉的起点处。通常在解剖过程中会遇到由肠系膜上动脉和脾动脉发出的两条小动脉分支，在切断前应先用钛夹将其夹闭。

7. 离断胰腺系膜

通过离断胰腺系膜完成切除。首先是离断第一空肠袢的门静脉属支，然后是沿肠系膜上动脉清扫，直到其在主动脉的起点。离断过程中，第一助手使用棉纱拭子将肠系膜上静脉向左推开，肠系膜上动脉的较大分支可用钛夹夹闭（图25-2f）。标本完全离体后，将其放入标本袋，通过上腹部正中小切口（5～8 cm）取出。

8. 消化道重建

经腹小切口放置牵开器，通常先行胆肠吻合。第一段空肠袢可通过结肠系膜开窗或原先的Treitz韧带切开后的间隙。我们通常使用5-0或6-0 PDS C1缝线行胆肠间断的吻合，具体缝线型号取决于肝管的口径。

胰腺吻合通常采用内翻的胰胃吻合。在胃后壁行小切口以插入残余胰腺，之后在胃前壁做一略大的切口。在胃后壁切口周围用2-0 PDS SH线做荷包缝合（图25-3a）。分别用4-0 PDS缝线缝合残余胰腺的上下缘，并留置缝线以利于牵引胰腺进入胃腔，该缝线尚能防止该区域常见的两条小动脉出血。将残余胰腺拉入胃内，并将荷包缝线收紧打结（图25-3b）。尽管这系列操作已经足够，但我们通常会增加4-0 PDS SH线间断缝合内部的胰胃吻合口（图25-3c），之后使用连续缝合关闭胃前壁切口（图25-4）。用4-0 PDS缝线在结肠后行十二指肠空肠连续端侧吻合。然后，通过两个Trocar孔引入引流管，分别放置在胆肠和胰胃吻口附近。然后用连续的筋膜和皮内缝合关闭腹壁正中切口。

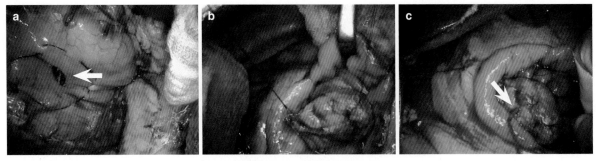

图25-3 胰胃吻合术

a. 胃后壁切口（箭头）和荷包缝合；b. 胰腺向上伸入胃腔；c. 主胰管留置探条（箭头），完成胰胃吻合。

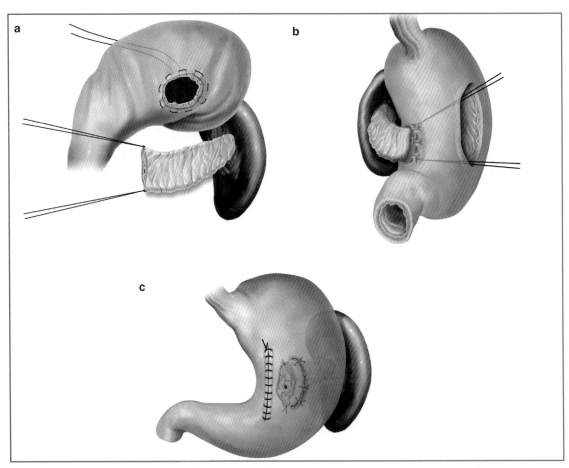

图25-4 胰胃吻合术示意图

a. 在胃后壁做一个小切口，留置荷包缝合线（2-0 PDSSH）；b. 通过胃前壁大切口将游离好的胰腺残端从后壁小切口内翻式套入胃内，收紧荷包线打结，外加间断缝合以将胰腺固定在胃中；c. 用（4-0 PDS）缝线单层连续缝合胃前壁切口。

五、术中特殊并发症及其处理

尽管在肠系膜上静脉、门静脉轴附近进行了广泛的解剖，但根据我们的经验，腹腔镜胰腺手术中很少发生与之相关的出血，然而一旦发生则难以控制。如果在手术过程中发生出血，早期显露胰腺下缘的肠系膜上静脉将有助于腹腔镜下放置哈巴狗夹。在这种情况下，应避免盲目电凝出血面。在最终利用缝合控制出血之前，暂时增加腹腔内压力并用棉纱拭子压迫，可有效减少出血，并使术野恢复清晰。如果是静脉出血，因为吸引导致腹内压降低，则会加剧出血，应尽量避免。

胰腺离断后切割面的出血，可通过双极电凝或纱布压迫控制。动脉的热损伤也可能导致出血，特别是在切除胰腺系膜时。因此，我们更喜欢用钛夹夹闭较大的肠系膜上动脉分支。如果发生复杂的动脉损伤，通常需要中转开腹手术。

六、小结

总之，混合方式的胰十二指肠切除术不仅可避免费时及技术层面困难重重的全腹腔镜重建，而且可保留腹腔镜手术固有的优势，例如减轻术后疼痛、减少麻药用量及缩短住院时间，值得进一步推广使用[2, 9-10]。

参考文献

[1] GAGNER M，POMP A. Laparoscopic pylorus-preserving pancreatoduodenectomy [J]. Surg Endosc，1994，8（5）：408-410.

[2] DULUCQ JL，WINTRINGER P，MAHAJNA A. Laparoscopic pancreaticoduodenectomy for benign and malignant diseases [J]. Surg Endosc，2006，20（7）：1045-1050.

[3] SPEICHER PJ，NUSSBAUM DP，WHITE RR，et al. Defining the learning curve for team-based laparoscopic pancreaticoduodenectomy [J]. Ann Surg Oncol，2014，21（12）：4014-4019.

[4] SIECH M，BARTSCH D，BEGER HG，et al. Indications for laparoscopic pancreas operations：results of a consensus conference and the previous laparoscopic pancreas register [J]. Chirurg，2012，83（3）：247-253 [Article in German].

[5] CROOME KP，FARNELL MB，QUE FG，et al. Total laparoscopic pancreaticoduodenectomy for pancreatic ductal adenocarcinoma：oncologic advantages over open approaches？[J]. Ann Surg，2014，260（4）：633-638；discussion，638-640.

[6] STAUFFER JA，COPPOLA A，VILLACRESES D，et al. Laparoscopic versus open pancreatico-duodenectomy for pancreatic adenocarcinoma：long-term results at a single institution [J]. Surg Endosc，2017，31（5）：2233-2241.

[7] KANTOR O，TALAMONTI MS，SHARPE S，et al. Laparoscopic pancreaticoduodenectomy for

adenocarcinoma provides short-term oncologic outcomes and long-term overall survival rates similar to those for open pancreaticoduodenectomy [J]. Am J Surg，2017，213（3）：512-515.

[8] WELLNER UF，KÜSTERS S，SICK O，et al. Hybrid laparoscopic versus open pylorus-preserving pancreatoduodenectomy：retrospective matched case comparison in 80 patients [J]. Langenbecks Arch Surg，2014，399（7）：849-856.

[9] LEE JS，HAN JH，NA GH，et al. Laparoscopic pancreaticoduodenectomy assisted by mini-laparotomy [J]. Surg Laparosc Endosc Percutan Tech，2013，23（3）：e98-e102.

[10] KECK T，KUESTERS S，WELLNER U，et al. Laparoscopic pylorus-preserving pancreatic head resection and hybrid open reconstruction via pancreatogastrostomy [J]. J Gastrointest Surg，2011，15（2）：373-377.

Dirk Bausch，Tobias Keck

译者：杨明智　校对：王天宝

第二十六章

机器人胰十二指肠切除术

一、引言

胰十二指肠切除术（pancreatoduodenectomy，PD）于1898年由Codivilla首次完成，虽经不断改善，但无法明显降低术后高并发症率。虽然有几位学者报道了无术后30天死亡的大型病例研究[1]，但实际评估结果显示，患者的手术死亡率为2%~5%[2]，并发症发生率为40%~50%[3]。如果在术后90天而不是30天观测结果，推测这些数值会更大，因为众所周知，不良事件的绝对数在出院到术后90天之间会增加30%，在30~90天会增加10%。在出院至90天或30~90天，严重不良事件的数量甚至以更大的百分比增加[4]。

基于这些数据，微创PD（minimally invasive PD，MIPD）需战胜一些特殊挑战，而这些挑战即使在开放手术中也尚未很好地解决。研究显示，在开放PD中，仍没有理想的技术[5]，更没有办法完全预防术后胰瘘（postoperative pancreatic fistula，POPF）的发生[6]。

尽管面临诸多困难，MIPD仍具发展势头。最近全球范围的意见调查和微创胰腺切除术的开展情况表明，在有回应的外科医师中29%实施了MIPD，而未实施MIPD的最常见原因是缺乏专业培训（62%）、受限于手术技术难度（44%）及手术安排时间不足（37%）。有趣的是，目前认为MIPD优于开放PD的医生比例在MIPD组为17%，在开放手术组为7%，但若根据MIPD的未来价值推算，二者的等效数值会分别升高至53%和23%[8]。

因为解剖困难及需要复杂的消化道重建，机器人辅助极强的手术灵活性有望在MIPD之类的手术中发挥作用[9]。在撰写本章时，机器人胰腺手术仅采用了达·芬奇手术系统（da Vinci surgical system，dVss），直到未来几年这仍可能是唯一可用的系统。最近，一个新的机器人平台建立了，即Telelap ALF-X（SOFAR S.p.A.，ALF-X Surgical Robotics Department，Trezzano Rosa，Milan，Italy[10]）。还有其他的机器人系统正在研发中。

当比较机器人PD（robotic PD，RPD）与腹腔镜PD效能时，需要考虑两个重要因素。首先，在仪器和辅助技术发展了二十多年之后，腹腔镜技术很可能已经达到了平台期。另外，机器人辅助仍然处于起步阶段，到目前为止，可能基于其他外科专业的预期市场利润的经济考量，唯一的制造商（intuitive surgical）并未关注胰腺手术的特别需求。

其次，与标准腹腔镜手术相比，机器人辅助的真正优势在于外科医生和患者之间放置了一台计算机。机器人手术基本上是计算机辅助手术，预计未来的发展过程中将为外科医生提供更多的信息，进而最终打造出能够自动执行完整或部分过程的人工智能系统。

二、机器人胰十二指肠切除术适应证

总体而言，人们对于MIPD尤其是RPD的选择标准没有达成普遍的共识。一些颇具包容性的学者认为大多数可行开放手术者也可以使用微创技术。其他学者则更具选择性。选择标准也将随着经验的积累而发生改变，因此，初学者更有可能选择低度恶性肿瘤的低风险患者，然而更多的专业医师也接受具有较高医疗风险的胰腺癌患者。表26-1列出了我们当前的选择标准。需要重视的是不能因机器人辅助功能而扩大手术适应证。同理，美容效果也不应在有关手术技术的决策中发挥作用。

表26-1　比萨大学机器人胰十二指肠切除术的适应证

一般标准	单位具有机器人系统，患者具备腹腔镜手术适应证		
特殊标准		≤40例	BMI：男≤28 女≤30 无须附加手术 无内脏受累 无静脉受累
		41～80例	BMI：男≤30 女≤35 需要附加手术 无内脏受累 无静脉受累
		>80例	排除向心性肥胖患者 需要附加手术 如果可行，考虑需要进行内脏切除的患者 如果可行，考虑需要静脉切除的患者
组织学标准	胰腺癌	≤40例	排除
		41～80例	混合手术过程对癌症更具选择性 确定清晰的手术切缘，则接受
		>80例	确定清晰的手术切缘，则接受
	其他组织类型	≤40例	排除大肿瘤 排除十二指肠癌 排除慢性胰腺炎
		41～80例	接受较大的肿瘤 如果无肠外生长，接受十二指肠癌 排除慢性胰腺炎
		>80例	如果可行，接受所有大小肿瘤 如果可行，接受十二指肠癌 如果可行，接受慢性胰腺炎

三、机器人胰十二指肠切除技术要领

意大利的格罗塞托Giulianotti在Misericordia医院首次完成RPD，并于2003年进行了报道[11]，此后在全球范围内，少数团队开始实施RPD。我们在这里介绍比萨[9, 12-13]开发的技术。

患者位置、Trocar布局及手术室设置如图26-1所示。手术中共使用了5个Trocar。应用Si系统时，Trocar沿着"微笑线"放置，而使用Xi系统时，Trocar沿直线放置。

在肿瘤可切除性得到确认后，通过数条缝线将肝脏悬吊于前腹壁（图26-2）。该技术避免了使用肝脏牵开器，并使第四机械臂完全用于外科手术。

从肝十二指肠韧带开始解剖。直到手术快结束时才将胆囊切除，因为它有牵引肝脏之用。识别并显露胆总管、肝动脉和门静脉。术前计算机断层扫描应确定肝动脉的解剖变异，以减少发生手术意外的可能性。淋巴结清扫范围取决于肿瘤类型，但是为了安全地显露肝总动脉，需清除8a组淋巴结。确认胃十二指肠动脉，切断后使用0缝线双重结扎，并留以安全断端。胆管也要在结扎或上夹后切断，以避免在手术过程中胆汁溢出，尚需通过拭子进行培养。如有需要，可将胆管切缘送冰冻切片，行组织学检查。

接下来，从左至右切开胃结肠韧带，直到游离结肠肝曲。解剖并确认胃网膜右静脉，上hem-o-lok（Teleflex Medical，Research Triangle Park，NC，USA）并切断。在此过程中，第四机械臂用于抬高胃窦，从而显露解剖平面（图26-3）。然后用装有血管钉仓的腹腔镜切割闭合器将十二指肠的第一部分离断。

分开胰颈与肠系膜上/门静脉（SM/PV）之间的间隙，并在腺体的上下缘留置缝线。在离断胰颈时，必须识别主胰管并将其锐性切开。由于在此切面，胰管通常位于颈部上方的1/3处，并且延伸上行，因此可以使用超声刀解剖几厘米的腺体。当接近胰管的预期位置时，使用机器人剪刀将胰管直视下离断。如果有需要，可将胰腺切缘送冰冻切片，行组织学检查。

Kocher切口游离十二指肠，用第四机械臂抓住十二指肠并按要求牵拉。在解剖标本后缘时，需将十二指肠拉向患者的右侧并抬高，以使沿肠系膜上动脉右侧的解剖线清晰可见（图26-4）。另外，为方便在大的胰周血管周围进行更安全的解剖，可悬吊肝动脉和门静脉（图26-5）。

进行广泛的Kocher操作后，打开后壁腹膜层，将第一个空肠袢牵拉至肠系膜上血管的右侧。从这个角度（即从上肠系膜血管的右侧）使用超声刀（Ethicon Endo-Surgery，Johnson & Johnson，Somerville，NJ，USA）切开空肠系膜。不要立即切断肠管，以利于重建时沿肠系膜血管旋转（图26-6）。沿肠系膜上动脉的周围平面解剖后缘。识别胰十二指肠动脉和静脉并结扎或夹闭。能源器械使用最小功率，以避免对大的血管壁造成热损伤。同样将大的腹膜后淋巴管夹闭，以减少腹膜后积液量、降低发生率。

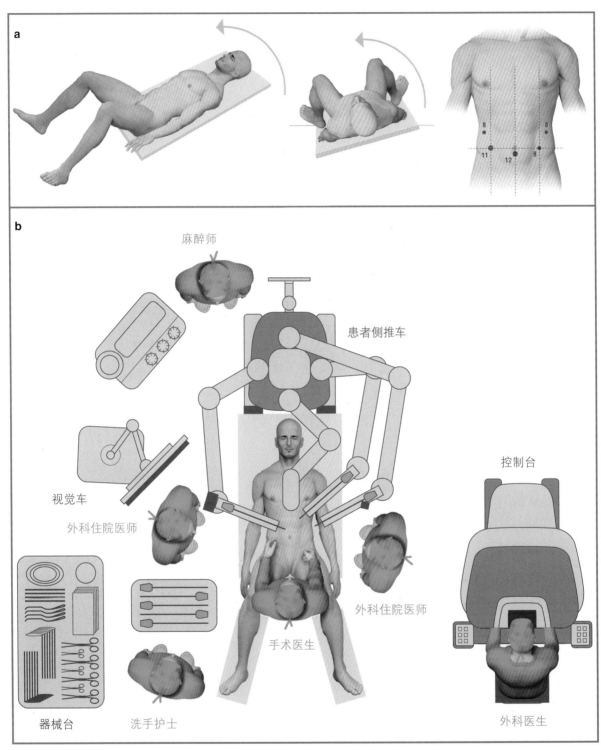

图26-1　Trocar布局及手术室设置

a. 患者仰卧，双腿分开，手术床头高脚低位倾斜25°，并向左倾斜。使用Si系统，将11 mm的观察孔沿右锁骨中线置于脐水平（蓝色圆圈）。根据剑突和脐之间的距离（红色大圆圈），将12 mm辅助孔放置在脐下或脐上。一个8 mm机械手Trocar位于腋前线右侧（头侧距观察孔3～4 cm）。右侧的两个8 mm机械手Trocar与左侧的端孔对称（红色小圆圈）。b. 手术室设置。控制台放置在患者的脚侧，如此术者可以与手术台的手术医生进行直接的视觉交流。助手站在患者的双腿之间。一名或两名助手或住院医师协助更换器械。洗手护士和器械台位于患者右侧，保持手术室的这一区域"清洁"。使用Si系统，将机器人塔放置在患者头部上方。

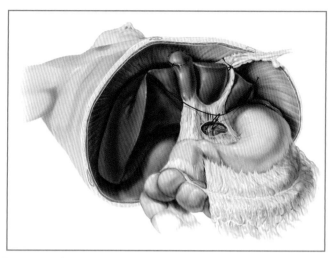

图26-2 机器人胰十二指肠切除术中肝脏的无器具悬吊方法

使用经前腹壁缝合线悬挂肝圆韧带。通过体内缝合将胆囊底悬挂在右膈顶上来抬高第5段和第6段。V形吊带用于提升肝脏的左外叶。V形吊带通过经腹壁缝线沿着左腹直肌旁线进入肋缘下方，穿过膈肌脚，再沿着右腹直肌旁线（紧靠肋缘以下）穿出。由于穿过腹壁所需的直针无法轻易穿过右膈肌脚，因此使用体内缝线在此水平上形成了一个吊环，然后将固定的缝线穿过吊环。

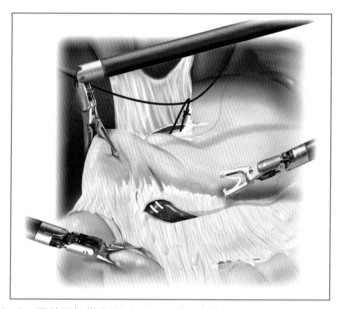

图26-3 胃结肠韧带离断后，胃网膜右血管用hem-o-lok夹闭后切断

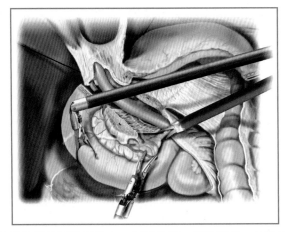

图26-4 用机械臂操纵的组织钳将十二指肠的第二部分抓住,抬高并拉向患者的右侧

这种操作被称为"十二指肠悬吊",将钩突从肠系膜上/门静脉下方拉开,从而沿肠系膜上动脉的右侧显露切线。

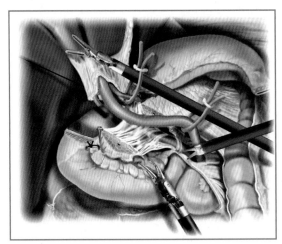

图26-5 用血管吊带环绕肝动脉和肠系膜上/门静脉,上夹闭合成环

第四机械臂可以由此穿过,以利于其后缘的显露,同时仍保留用作手术器械的可能。

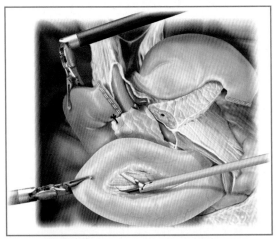

图26-6 十二指肠悬吊将Treitz韧带置于肠系膜上血管的后面

切开Treitz韧带显露近端空肠,可沿肠系膜血管的右侧切开,而无须额外的肠管游离。

对于胰腺癌，要特别注意实现胰腺周围淋巴和与丛状神经丛（或胰外神经丛）相对应的淋巴神经组织的彻底清除，也就是泛指的"胰腺钩突"。总之，要清扫以下站点：12a～12c、8a、8p、9、14a～14d（参见第二十七章图27-3）。

尽管可以在机器人的协助下完成所有类型的胰腺吻合术，但我们更倾向于行胰管空肠黏膜吻合术。当手术评估具有极高的POPF风险时，我们宁愿避免吻合腺体，而选择经皮胰管造瘘（图26-7）。

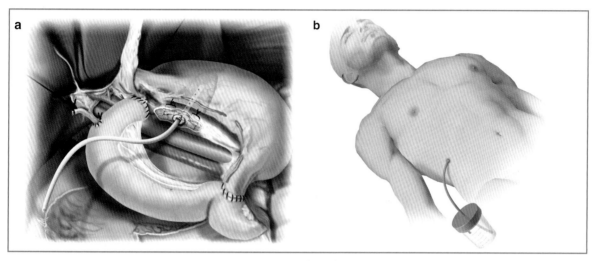

图26-7　经皮胰管造瘘

a. 通过将合适口径的带侧孔导管插入主胰管而实现；b. 将导管通过穿刺引出腹壁外。使用圆韧带和镰状韧带保护大血管，胰腺残端附近放置一条或两条引流管。

将空肠袢经肠系膜血管背侧拉至右上腹，几乎对于所有的患者，我们均采用改良Blumgart胰管肠黏膜吻合术[14]。先将胰腺和小肠用4-0聚四氟乙烯线U形缝置2～4针，避免缝扎胰管，这些缝线暂不打结，此种锚定缝合法很少发生吻合口破裂，除非出现胰腺残端因缺血或炎症而坏死的情况。用5-0聚二氧六环酮线间断缝合胰管和肠黏膜，当胰管直径<4 mm时，可置入胰管支架，便于缝合，最多可缝12针（图26-8）。在胰肠吻合远侧7～10 cm处，行胆肠端侧吻合，使用5-0聚二氧六环酮线连续两层缝合。在胆肠吻合远侧10～15 cm处，行十二指肠空肠端侧吻合，使用3-0聚二氧六环酮线连续两层缝合[9, 12]。

手术结束时，将标本装入内窥镜袋子，通过一个小的耻骨上横切口取出，游离圆状韧带包裹肝动脉（图26-9）。

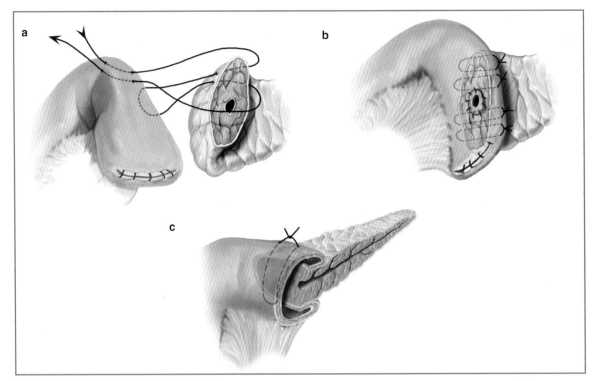

图26-8　改良Blumgart吻合由2～4条U形缝线组成，这些缝线穿过空肠、胰腺，再到空肠

a. 一条长20 cm的4-0 ePTFE缝线在空肠系膜游离侧穿过空肠的浆肌层。b. 该缝线穿过胰腺（从前到后），避开胰管，再穿过系膜附近的空肠浆肌层。然后将缝合线一直缝回（从后到前）穿过胰腺。系紧缝合线后打结，空肠位移包裹在胰腺残端上。c. 胰腺空肠吻合需要通过标准的贯穿缝合，以关闭吻合口上下缘裂隙。

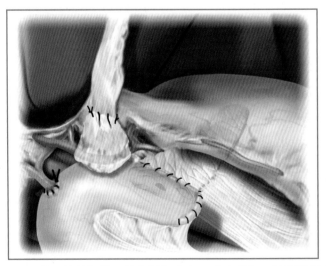

图26-9　游离肝脏的圆状和镰状韧带一并将其包裹在肝动脉周围，以覆盖胃十二指肠动脉残端

　　放置3条14-Fr猪尾形导管，行重力引流。将一根导管放在胆肠吻合口后面的肝肾隐窝处。将另外两条导管分别放置在胰肠吻合口的前面和后面（图26-10）。将被放置在胰肠吻合口后面的导管通过一个切口引出，该切口位于两个左侧机器人Trocar之间，此时，无须过多的牵引或操作即可轻松使导管从吻合口后通过。

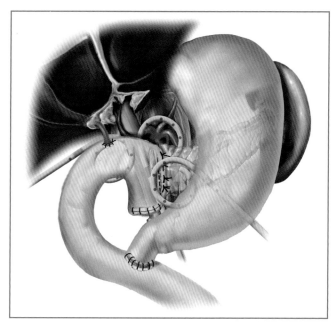

图26-10　手术结束时引流管的最终位置

四、培训和学习曲线

在有大量病例的中心（每年实施PD数量超100例），当熟练的胰腺外科医生实施RPD时，每个外科医生的学习曲线被确定为大约40例[15-16]。考虑到开放PD和腹腔镜PD的学习曲线各有60例，因此RPD的数量看似合理[17-18]。可以预计，机器人辅助将提高腹腔镜手术外科医生操作的敏捷性，从而有可能将学习曲线缩短约20例。

在2016年4月20日于巴西圣保罗举行的第12届年度国际肝胆胰协会大会期间，在国际"最新技术"会议之后，又提出MIPD安全推广的培训课程，包括以下几个内容[19]：

（1）基于熟练程度的虚拟现实模拟课程。

（2）无生命生物组织课程。

（3）HPB视频库。

（4）术中评估。

（5）持续评估，技能改进。

五、机器人胰十二指肠切除术的临床结局

初步研究证实RPD是一项相对较新的手术，具有可行性[9]。还有更多的经验证明，RPD是相当安全的，并且更适合具有适应证的患者。在一项关于112例RPD的报告中，包括初始学习曲线，报告了最近连续72例患者中无C级POPF，术后90 d总死亡率为3.6%[12]。而且，中转

率仅为2.7%（3名患者），从未因技术问题导致中转，而是由于与机器人辅助无关的因素（2名患者气腹耐受性差，1名患者Trocar插入导致血管损伤）。

Peng等人最近报道了系统综述和荟萃分析，研究包括了680名患者的9项非随机临床观察，包含245例RPD和435例开放PD，没有随机对照实验[20]。当使用纽卡斯尔–渥太华量表（Newcastle–Ottawa Scale）评估这些研究时，1项研究获得6分，5项研究获得7分，2项获得8分，1项获得9分。RPD较开放PD有更高的切缘阴性率（OR为0.40；95%CI为0.20～0.77；$P=$0.006）、更低的总体并发症发生率（OR为0.65；95%CI为0.47～0.91；$P=0.012$）、更少的切口感染（OR为0.18；95%CI为0.06～0.53；$P=0.002$）及较短的住院时间（WMD为–6.00；95%CI为–9.80～–2.21；$P=0.002$）。两者在收集的淋巴结数目、手术时间、再手术率、胃排空延迟、胆漏、胰瘘、明显的临床胰瘘的发生率及死亡率等方面均无显著差异[20]。

六、小结

MIPD必将进一步普及，全球多家机构的研究结果表明，患者可以从这种创新方法中获益。本章未比较RPD与腹腔镜PD的价值，但也确实尚无可靠的证据表明机器人辅助优于常规腹腔镜。在这一阶段，此类比较可能因以下事实而产生偏差：两个程序仍均需要完善；大量的数据分别是由机器人和腹腔镜技术的拥护者收集的。这些先行者的结果并不一定反映各自程序在日常实践中的价值。随着MIPD的大规模推广，RPD和腹腔镜PD之间的差异可能更趋明显，因为已知机器人手术可提高手术的灵活性，并且从理论上而言，腹腔镜PD优于机器人技术是不合逻辑的。确实，尽管这两种手术都是腹腔镜手术，均具有微创方法的所有优点，但是当MIPD开始由天赋较低或缺乏高级腹腔镜经验的医生实施时，使用机器人缝合的相关优势则会更加明显。

参考文献

［1］ARANHA GV，HODUL PJ，CREECH S，et al. Zero mortality after 152 consecutive pancreaticoduodenectomies with pancreaticogastrostomy［J］. J Am Coll Surg，2003，197（2）：223-231.

［2］HO V，HESLIN MJ. Effect of hospital volume and experience on in-hospital mortality for pancreaticoduodenectomy［J］. Ann Surg，2003，237（4）：509-514.

［3］VAN HEEK NT，KUHLMANN KF，SCHOLTEN RJ，et al. Hospital volume and mortality after pancreatic resection：a systematic review and an evaluation of intervention in the Netherlands［J］. Ann Surg，2005，242（6）：781-788.

［4］SCHWARZ L，BRUNO M，PARKER NH，et al. Active surveillance for adverse events within 90 days：the standard for reporting surgical outcomes after pancreatectomy［J］. Ann Surg Oncol，2015，22（11）：3522-3529.

［5］SHRIKHANDE SV，SIVASANKER M，VOLLMER CM，et al. Pancreatic anastomosis after pancreatoduodenectomy：a position statement by the International Study Group of Pancreatic Surgery（ISGPS）［J］. Surgery, 2017, 161（5）：1221-1234.

［6］VOLLMER CM JR, SANCHEZ N, GONDEK S, et al. A root-cause analysis of mortality following major pancreatectomy［J］. J Gastrointest Surg, 2012, 16（1）：89-102.

［7］BOGGI U, AMORESE G, VISTOLI F, et al. Laparoscopic pancreaticoduodenectomy：a systematic literature review［J］. Surg Endosc, 2015, 29（1）：9-23.

［8］VAN HILST J, DE ROOIJ T, ABU HILAL M, et al. Worldwide survey on opinions and use of minimally invasive pancreatic resection［J］. HPB（Oxford）, 2017, 19（3）：190-204.

［9］BOGGI U, SIGNORI S, DE LIO N, et al. Feasibility of robotic pancreaticoduodenectomy［J］. Br J Surg, 2013, 100（7）：917-925.

［10］STARK M, POMATI S, D'AMBROSIO A, et al. A new telesurgical platform—preliminary clinical results［J］. Minim Invasive Ther Allied Technol, 2015, 24（1）：31-36.

［11］GIULIANOTTI PC, CORATTI A, ANGELINI M, et al. Robotics in general surgery：personal experience in a large community hospital［J］. Arch Surg, 2003, 138（7）：777-784.

［12］NAPOLI N, KAUFFMANN EF, MENONNA F, et al. Indications, technique, and results of robotic pancreatoduodenectomy［J］. Updates Surg, 2016, 68（3）：295-305.

［13］KAUFFMANN EF, NAPOLI N, MENONNA F, et al. Robotic pancreatoduodenectomy with vascular resection［J］. Langenbecks Arch Surg, 2016, 401（8）：1111-1122.

［14］FUJII T, SUGIMOTO H, YAMADA S, et al. Modified Blumgart anastomosis for pancreaticojejunostomy：technical improvement in matched historical control study［J］. J Gastrointest Surg, 2014, 18（6）：1108-1115.

［15］NAPOLI N, KAUFFMANN EF, PALMERI M, et al. The learning curve in robotic pancreaticoduodenectomy［J］. Dig Surg, 2016, 33（4）：299-307.

［16］BOONE BA, ZENATI M, HOGG ME, et al. Assessment of quality outcomes for robotic pancreaticoduodenectomy：identification of the learning curve［J］. JAMA Surg, 2015, 150（5）：416-422.

［17］FISHER WE, HODGES SE, WU MF, et al. Assessment of the learning curve for pancreaticoduodenectomy［J］. Am J Surg, 2012, 203（6）：684-690.

［18］SPEICHER PJ, NUSSBAUM DP, WHITE RR, et al. Defining the learning curve for team-based laparoscopic pancreaticoduodenectomy［J］. Ann Surg Oncol, 2014, 21（12）：4014-4019.

［19］HOGG ME, BESSELINK MG, CLAVIEN PA, et al. Training in minimally invasive pancreatic resections：a paradigm shift away from "See one, do one, teach one"［J］. HPB（Oxford）, 2017, 19（3）：234-245.

［20］PENG L, LIN S, LI Y, et al. Systematic review and meta-analysis of robotic versus open pancreaticoduodenectomy［J］. Surg Endosc［Epub ahead of print］, 2016, DOI：10. 1007/s00464-016-5371-2.

Ugo Boggi, Vittorio G. Perrone, Fabio Vistoli

译者：杨明智　校对：王天宝

第二十七章

机器人胰十二指肠切除术：胰腺癌+肠系膜上/门静脉切除重建术

一、引言

　　大多数大体上看似局限的胰腺癌患者最终将死于肿瘤的远处转移，而发生转移的这些肿瘤病灶，往往在初诊中被漏诊[1]。然而，与姑息治疗相比，根治性切除手术，仍是胰腺癌患者可以长期生存和改善生活质量的唯一方法[2-3]。胰头癌根治性手术要求切缘阴性[5]，清扫足够数量的淋巴结进行病理学检查[6]，整块清扫胰周神经丛（通常被称为"胰腺系膜"）[7-8]（图27-1）。这些原则是经过数十年研究所确立的，构成了胰腺外科的肿瘤学原则。影响胰十二指肠切除术（pancreatoduodenectomy，PD）肿瘤学预后的其他重要因素主要包括：较少的手术并发症[9]、减少输血[10]、患者能否接受药物辅助治疗和疗程的长短[9]。

　　近年来，机器人PD（Robotic PD，RPD）发展迅猛，已证明其可行性与安全性和作为金标准的传统开腹PD相似。一项meta分析显示，与传统开腹PD相比，RPD具有明显的优势[15]。

　　起始可切除的胰腺癌的患者中约有30%合并可疑的胰周大血管侵犯[16]，因此，评价RPD的应用价值时需考虑其在联合肠系膜上/门静脉（superior mesenteric/portal vein，SM/PV）切除和重建中的应用。虽经长期的争议，但目前各大指南均指出静脉受累不再是手术的禁忌证[17-18]。

　　我们最近报道了RPD联合SM/PV切除和重建的可行性，并提供了有关该问题的文献综述[19]。在本章中，我们将介绍相关外科技术及总结目前的临床研究结果。

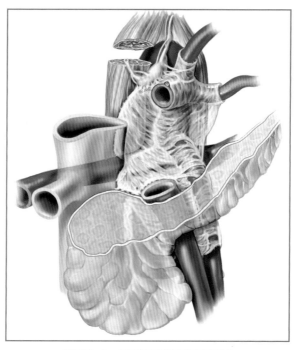

图27-1　胰腺系膜的解剖区域

该区域主要对应于胰腺周围神经丛，从胰腺的后部和内侧延伸至胰头/钩突。胰腺系膜主要由淋巴管、淋巴结和神经丛组成；胰腺癌常沿神经和淋巴系统侵袭转移，因此必须将胰头与胰腺系膜整块切除。尽管缺乏明确的解剖学界限，但胰腺系膜以肠系膜上动脉的右缘为内侧边界，以胰头和钩突的内侧/后方为外侧边界，以左肾静脉为下界，以下腔静脉左缘与右侧膈肌脚之间的间隙为后界。总体而言，胰腺系膜的形状为棱柱形，末端位于右腹腔神经节。

二、机器人胰十二指肠联合肠系膜上/门静脉切除与重建的适应证

我们已经逐步扩大了RPD的适应证范围（请参阅第二十六章），但明显的静脉受侵犯仍属手术禁忌。虽然RPD仍可在大部分此类患者中实施，但需要更长的手术时间并面临更高的手术风险，因此我们更愿意通过传统开放手术来处理复杂的血管切除重建[19]。

相反，当在手术过程中偶然发现肿瘤贴近SM/PV或术前检查发现肿瘤与静脉之间仅接触有限（环绕≤180°，长≤2 cm）时，我们会继续采用RPD。评估是否联合SM/PV切除和重建仍然遵循开放PD中确立的肿瘤外科原则，根治性切除手术的目的是避免在SM/PV静脉切缘出现肿瘤残留[20]。Turrini等报道，与血管一侧的切缘为阳性且未进行静脉切除的配对患者相比，联合静脉切除且血管切缘为阴性的患者可获得更长的生存时间[21]。要实现真正的R_0切除，关键是采用动脉优先入路并联合静脉整块切除。的确，如果手术分离引起肿瘤破裂，则扩大切除不可能改善预后。肿瘤外科原则要求即使不是在所有患者中，也应在大多数患者中进行静脉节段性切除，因为静脉侧壁切除纵使在术中立即进行缝合或静脉补片修补，仍然会使手术分离切面接近肿瘤边缘[19-20]（译者注：也就是说有肿瘤残留的风险）。

即使严格把握手术适应证，联合SM/PV整块切除和重建的RPD仍然是一项艰巨的手术，需要术者有扎实的外科技术基础。在开展400多例开腹PD联合SM/PV整块切除和重建手术后，我们才非常谨慎地决定开展这一术式。同时，在既往的数千例实体器官移植手术中，我们还具有血管手术的经验，包括门静脉重建。

三、外科技术

RPD的技术在本书第二十六章已进行过详细介绍。在这里，我们仅补充介绍SM/PV切除和重建所需的外科技术细节。

高质量的增强CT扫描对进行肿瘤分期和辨别个体血管的解剖结构都至关重要。术前详细了解动脉解剖信息，不仅可减少医源性血管损伤，尤其是在存在肝动脉变异的情况下，也可为术前规划肠系膜上动脉（superior mesenteric artery，SMA）优先入路提供解剖参考[22]。

与开放PD一样，对每位患者都可采用动脉优先入路的方法[20]。还可采用钩突（内侧）入路的方法，然后行自下而上的解剖分离[13-14]。

根据肿瘤的位置和大小，SMA可以通过不同的途径进行显露[22]。在大多数患者中可采用前入路的方法，常联合内侧入路分离钩突。离断胰颈后，可用血管吊索向上悬吊脾静脉。受限于腹腔镜视野及手术操作空间，不建议离断脾静脉来增加显露SMA的机会。从钩突下缘开始，沿SMA近端进行分离，直到腹主动脉SMA根部为止，最后可使肿瘤切除标本仅附着在可疑受累的静脉段上（图27-2a）。分离过程中，胰十二指肠动脉需分别进行提吊或血管夹夹闭。

必要时，也可以采用后入路的方法显露SMA[19]（图27-2b）。当肿瘤起源于胰头背侧或胰颈时，在进行确定性切除手术前，也可以通过上方入路评估肿瘤的可切除性。

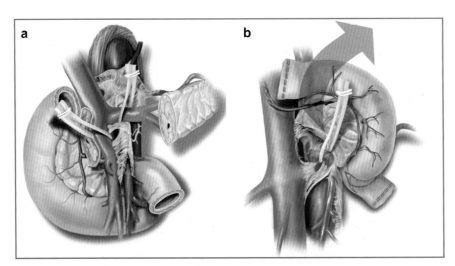

图27-2　显露肠系膜上动脉的动脉优先入路方法

a. 前入路方法；b. 后入路方法。

　　清扫各站淋巴结如图27-3所示。淋巴结尽可能与标本一起整块切除。当胰腺肿瘤分离至仅附着在可疑受累的该段静脉时，手术台上的一助就可以使用腔镜下的哈巴狗血管夹暂时阻断静脉及肠系膜血管。如在开放PD中一样[20]，首先阻断SMA以减少静脉阻断期间的肠道淤血，再将肠系膜上静脉（superior mesenteric vein，SMV）阻断。依据计划进行血管切除的部位，否则不应在脾静脉—门静脉汇合部阻断脾静脉，以便在行静脉近端吻合时维持一部分门脉血流。实际上，在大多数RPD中，都需要进行血管移植术，因为头低脚高位常常妨碍静脉的直接对端吻合。自体静脉可从多个部位获得。我们常选择一侧的颈内静脉。由于胃肠道手术属于2类切口手术，因此我们不使用人工血管[23]。我们也从未将壁腹膜作为静脉补片使用[24]，仅当没有可用的或合适的自体血管时我们才会采用这项技术。另外亦可使用冷冻保存的同种异体静脉[25]。

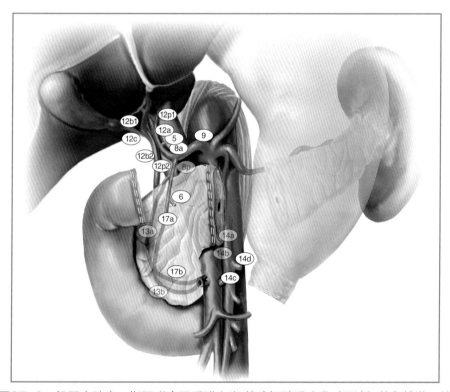

图27-3　机器人胰十二指肠联合肠系膜上/门静脉切除重建术时需清扫的各站淋巴结

　　在离断SM/PV前，需预先标记缝合远、近端静脉以维持正确的血管轴向。血管移植物亦需进行标记缝合，以便重建后维持正确的血流方向。血管吻合采用前后层分别连续缝合的方法，使用长约12 cm的6-0聚丙烯不可吸收缝线（prolene）和两把用于机器人辅助的显微钳。

　　吻合血管后壁需从腔内开始缝合。如果需要增加显露，则可以在静脉前壁上固定缝合一针，并用第四机械臂牵引固定。

　　如果肠系膜上脾静脉-门静脉汇合部亦需切除，在肠系膜上静脉近端与门静脉远端完成吻合重建后，脾静脉亦常需与门静脉吻合。当缝合结束需要打结时，注意应该为缝线打结留有一定的延伸度（growth factor），以避免缩短血管吻合口。在缝线打结前，可通过Bracci导管往血管腔内注入肝素化生理盐水冲洗SM/PV。首先松开门静脉近端的血管夹，以便在较低压力下检查静脉吻合口的完整性，然后缝合可能出现的渗漏口，最后松开其余的血管夹。对于只切除较短长度静脉的患者，可以直接进行血管的端端吻合（图27-4）。

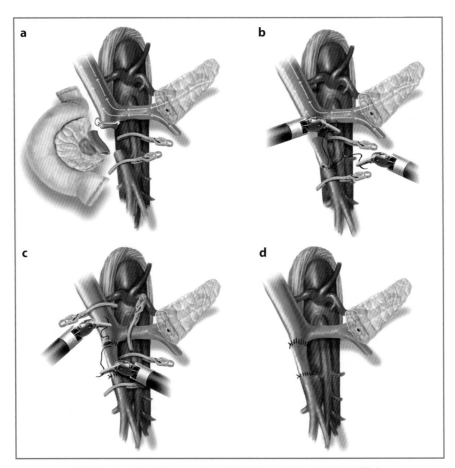

图27-4　肠系膜上/门静脉节段切除后联合血管移植重建

a. 当静脉切除仅涉及肠系膜上静脉的近端时，在脾静脉-门静脉汇合部的下缘可留有一段肠系膜上静脉的远端，可使用血管夹进行夹闭，在进行静脉重建时，通过脾静脉（箭头方向所示）维持向肝脏的门脉供血，也可使用哈巴狗血管夹阻断肠系膜上动脉以减少肠道淤血；b. 使用血管移植物进行静脉重建；c. 静脉远端吻合；d. 重建完成。

四、结果

　　微创外科可胜任PD联合SM/PV切除重建术，包括在腹腔镜下进行的手术[19, 26-29]。在目前已发表的研究中，尽管并未清楚地列出静脉切除的手术适应证，但需要认识到，微创技术不适用于血管严重受累的复杂病例。另外，不惜以牺牲肿瘤外科原则或患者安全为代价，强求实施微创外科切除是不明智的。关于采用RPD进行SM/PV切除重建的记录，文献共报道了22例，本文报道了其中的14例[19]。

1. 个人经验

我们之前报道，在130例接受RPD治疗的患者（杂交手术，$n=112$；完全机器人手术，$n=18$）中，有14例（10.8%）接受了RPD联合SM/PV切除重建术治疗[19]。在接受联合血管切除重建术治疗的患者均没有中转开腹。

根据国际胰腺外科研究组织（International Study Group of Pancreatic Surgery，ISGPS）的分类方法，上述病例中没有1型切除（静脉侧壁切除+直接静脉修补术），有1例（7.1%）2型切除（静脉侧壁切除+补片修补），有5例（35.7%）3型切除（静脉节段切除+原位静脉吻合），有8例（57.2%）4型切除（静脉节段切除+血管移植重建）[17]。没有患者并发静脉血栓形成，91.6%的患者维持长期的静脉通畅。与标准RPD相比，联合SM/PV切除重建的RPD具有较长的平均手术时间、更多的预估术中失血量、更高频的术中输血；但两者的术后并发症发生率无显著差异。

上述两种术式在胰腺癌患者的病理学指标比较中，清扫的淋巴结数量无显著差异（57.2 ± 14.6 vs. 44.6 ± 11），切缘阳性率相似（16.7% vs. 26.1%）。切除静脉的平均长度是23.1 ± 8.08 mm。有10位患者经病理学诊断为血管侵犯（71.4%），其中4位患者（40.0%）的肿瘤浸润局限在静脉外膜，2位患者（20.0%）的肿瘤浸润到达中膜，剩余4位患者（40.0%）的肿瘤浸润到达内膜；9位患者（90.0%）的肿瘤包绕血管$<180°$，1位患者（10.0%）的肿瘤包绕血管$\geq180°$。受累静脉的平均长度是8.9 ± 2.88 mm[19]。

2. 文献回顾

除本组外，迄今只有2篇关于RPD联合SM/PV切除重建的研究报道。Giulianotti等人报道了3例PV切除术，包括2例RPD和1例胰体尾切除术。在这2例RPD中，1例患者采用切割闭合器进行静脉切除术（1型切除），另1例采用静脉侧壁切除+聚四氟乙烯补片修补（2型切除）。两名患者肿瘤分期分别为T_2N_1b和T_3N_0期，术后顺利康复；手术切缘均为阴性[26]。

Chen等人报道了对5例RPD与开腹PD进行前瞻性对照的临床研究。两组患者术中联合静脉切除率相似（5% vs. 6.7%）；切除静脉平均长度相似（3.8 ± 0.8 cm vs. 3.9 ± 1.0 cm），但文献没有描述有关静脉切除类型的具体细节[27]。

五、小结

对于特定患者，由经过严格训练且机器人外科手术技术娴熟的医生实施，同时在具备腹腔镜手术技巧的助手的协助下，RPD联合SM/PV切除重建是安全可行的。开展相关术式的医生，必须具有开腹PD联合静脉切除重建的手术经验，亦需遵循相关的肿瘤外科原则。我们推荐在部分病例中应适时中转开腹。

在手术安全性和肿瘤学根治性方面，RPD联合SM/PV切除重建术已初步显示出鼓舞人心的结果，但在得出最终结论之前仍需继续开展临床研究。

参考文献

［1］AMIKURA K，KOBARI M，MATSUNO S. The time of occurrence of liver metastasis in carcinoma of the pancreas［J］. Int J Pancreatol，1995，17（2）：139-146.

［2］IMAMURA M，DOI R，IMAIZUMI T，et al. A randomized multicenter trial comparing resection and radiochemotherapy for resectable locally invasive pancreatic cancer［J］. Surgery，2004，136（5）：1003-1011.

［3］HARTWIG W，HACKERT T，HINZ U，et al. Pancreatic cancer surgery in the new millennium：better prediction of outcome［J］. Ann Surg，2011，254（2）：311-319.

［4］NORDBY T，IKDAHL T，BOWITZ LOTHE IM，et al. Improved survival and quality of life in patients undergoing R1 pancreatic resection compared to patients with locally advanced unresectable pancreatic adenocarcinoma［J］. Pancreatology，2013，13（2）：180-185.

［5］HOWARD TJ，KRUG JE，YU J，et al. A margin-negative R0 resection accomplished with minimal postoperative complications is the surgeon's contribution to long-term survival in pancreatic cancer［J］. J Gastrointest Surg，2006，10（10）：1338-1345.

［6］ESKANDER MF，DE GEUS SW，KASUMOVA GG，et al. Evolution and impact of lymph node dissection during pancreaticoduodenectomy for pancreatic cancer［J］. Surgery，2017，161（4）：968-976.

［7］JIN G，SUGIYAMA M，TUO H，et al. Distribution of lymphatic vessels in the neural plexuses surrounding the superior mesenteric artery［J］. Pancreas，2006，32（1）：62-66.

［8］CHOWDAPPA R，CHALLA VR. Mesopancreas in pancreatic cancer：where do we stand—review of literature［J］. Indian J Surg Oncol，2015，6（1）：69-74.

［9］KANG CM，KIM DH，CHOI GH，et al. Detrimental effect of postoperative complications on oncologic efficacy of R0 pancreatectomy in ductal adenocarcinoma of the pancreas［J］. J Gastrointest Surg，2015，13（5）：907-914.

［10］MAVROS MN，XU L，MAQSOOD H，et al. Perioperative blood transfusion and the prognosis of pancreatic cancer surgery：systematic review and meta-analysis［J］. Ann Surg Oncol，2015，22（13）：4382-4391.

［11］GIULIANOTTI PC，SBRANA F，BIANCO FM，et al. Robot-assisted laparoscopic pancreatic surgery：single-surgeon experience［J］. Surg Endosc，2010，24（7）：1646-1657.

［12］ZUREIKAT AH，MOSER AJ，BOONE BA，et al. 250 robotic pancreatic resections：safety and feasibility［J］. Ann Surg，2013，258（4）：554-559.

［13］BOGGI U，SIGNORI S，DE LIO N，et al. Feasibility of robotic pancreaticoduodenectomy［J］. Br J Surg，2013，100（7）：917-925.

［14］NAPOLI N，KAUFFMANN EF，MENONNA F，et al. Indications，technique，and results of robotic pancreatoduodenectomy［J］. Updates Surg，2016，68（3）：295-305.

［15］PENG L，LIN S，LI Y，et al. Systematic review and meta-analysis of robotic versus open pancreaticoduodenectomy [J]. Surg Endosc [Epub ahead of print], 2016, DOI：10. 1007/s00464-016-5371-2.

[16] HIDALGO M. Pancreatic cancer [J]. New Engl J Med, 2010, 362（17）：1605-1617.

[17] BOCKHORN M, UZUNOGLU FG, ADHAM M, et al. Borderline resectable pancreatic cancer：a consensus statement by the International Study Group of Pancreatic Surgery（ISGPS）[J]. Surgery, 2014, 155（6）：977-988.

[18] TEMPERO MA, MALAFA MP, BEHRMAN SW, et al. Pancreatic adenocarcinoma, version 2. 2014：featured updates to the NCCN guidelines [J]. J Natl Compr Canc Netw, 2014, 12（8）：1083-1093.

[19] KAUFFMANN EF, NAPOLI N, MENONNA F, et al. Robotic pancreatoduodenectomy with vascular resection [J]. Langenbecks Arch Surg, 2016, 401（8）：1111-1122.

[20] BOGGI U, DEL CHIARO M, CROCE C, et al. Prognostic implications of tumor invasion or adhesion to peripancreatic vessels in resected pancreatic cancer [J]. Surgery, 2009, 146（5）：869-881.

[21] TURRINI O, EWALD J, BARBIER L, et al. Should the portal vein be routinely resected during pancreaticoduodenectomy for adenocarcinoma? [J]. Ann Surg, 2013, 257（4）：726-730.

[22] SANJAY P, TAKAORI K, GOVIL S, et al. "Artery-first" approaches to pancreatoduodenectomy [J]. Br J Surg, 2012, 99（8）：1027-1035.

[23] LIAO K, WANG H, CHEN Q, et al. Prosthetic graft for superior mesenteric-portal vein reconstruction in pancreaticoduodenectomy：a retrospective, multicenter study [J]. J Gastrointest Surg, 2014, 18（8）：1452-1461.

[24] DOKMAK S, CHÉRIF R, DUQUESNE I, et al. Laparoscopic pancreaticoduodenectomy with reconstruction of the portal vein with the parietal peritoneum [J]. Ann Surg Oncol, 2016, 23（8）：2664.

[25] MENICONI RL, SANTORO R, GUGLIELMO N, et al. Pancreaticoduodenectomy with venous reconstruction using cold-stored vein allografts：long-term results of a single center experience [J]. J Hepatobiliary Pancreat Sci, 2016, 23（1）：43-49.

[26] GIULIANOTTI PC, ADDEO P, BUCHS NC, et al. Robotic extended pancreatectomy with vascular resection for locally advanced pancreatic tumors [J]. Pancreas, 2011, 40（8）：1264-1270.

[27] CHEN S, CHEN JZ, ZHAN Q, et al. Robot-assisted laparoscopic versus open pancreaticoduodenectomy：a prospective, matched, mid-term follow-up study [J]. Surg Endosc, 2015, 29（12）：3698-3711.

[28] CROOME KP, FARNELL MB, QUE FG, et al. Total laparoscopic pancreaticoduodenectomy for pancreatic ductal adenocarcinoma：oncologic advantages over open approaches? [J]. Ann Surg, 2014, 260（4）：633-638.

[29] KHATKOV IE, IZRAILOV RE, KHISAMOV AA, et al. Superior mesenteric-portal veinresection during laparoscopic pancreatoduodenectomy [J]. Surg Endosc, 2017, 31（3）：14.

Ugo Boggi, Carlo Lombardo, Niccolò Napoli

译者：赖佳明　校对：王天宝

第二十八章
机器人全胰腺切除术

一、引言

胰腺切除术是最复杂和最具挑战性的腹部手术之一。在有经验丰富的外科医生的医疗中心，传统的开放胰腺手术的并发症发生率为30%～40%，死亡率约为2%[1-2]。因此，近年来一些有经验丰富的外科医生的医疗中心逐渐将腹腔镜技术引入胰腺手术，以代替传统的开放手术，旨在降低术后并发症的发生率[3]。微创手术的潜在优势是多方面的：可以减轻术后疼痛和减少术中失血，从而减少并发症，加快康复速度并缩短住院时间[4-5]。早期经验表明，选择合适的患者行腹腔镜胰腺手术安全可行，其并发症发生率为16%～40%[6-10]。

尽管已有许多相关研究报道，但腹腔镜胰腺手术并未普及，尤其是胰十二指肠切除术（pancreatoduodenectomy，PD）、全胰腺切除术（total pancreatectomy，TP）等复杂手术。众所周知，常规腹腔镜有其特有的局限性，例如手术器械操作幅度的限制及二维视野，这使得使用腹腔镜方法实施复杂手术的难度加大。

在复杂的胰腺手术中，使用机器人手术平台可以克服常规腹腔镜所遇到的一些困难。机器人辅助手术提供了一个稳定可靠的平台，具有高清的三维图像、可放大的手术视野，并融合了其他多种成像技术。这些优势加上器械操作自由度的提高和对操作抖动的控制，可增加胰腺手术部分操作（例如复杂的吻合或解剖）的准确性和安全性。此外，机器人平台为外科医生提供了更好的人体工程学体验，可以减少手术过程中不良的操作姿势导致的疲劳。

自2003年首次报道第1例机器人辅助胰腺手术起[11]，少数医疗中心陆续开始实施该技术，几个小型系列报告也得出了鼓舞人心的结果。

二、手术概述

我们在胰腺机器人手术方面的经验始于大约10年前。与其他类型的胰腺切除术相比，机器人TP的适应证是有限的，主要包括：胰腺残端持续切缘阳性的PD或者胰体尾切除术（distal pancreatectomy，DP）、多灶性肿瘤、累及整个腺体的胰腺导管内黏液性肿瘤（intraductal pancreatic mucinous neoplasia，IPMN）、对非手术治疗无反应或无法通过其他手术方法控制的慢性胰腺炎。

手术技术以胰颈部为界限，划分为两个步骤：第一步是实施PD，第二步是实施DP（保脾的或者不保脾的）。根据我们的经验，两步法似乎比整块的TP更容易且更安全，因为在保持整个胰腺完整的情况下实施微创手术颇为困难。

三、患者体位、机器人系统布置及腹部穿刺器的分布

患者取分腿仰卧位，放置穿刺器后，手术床取头高脚低10°～15°位，留置鼻胃管。

如果使用da Vinci Si系统（Intuitive Surgical Inc.，Sunnyvale，CA，USA），则要将床旁机械臂车停放在患者的头部旁，确保机械臂的主轴与对侧的主要工作轴在一条直线上。如果使用新的Xi系统，则可以将机械臂床车停放在患者的左侧或右侧，并通过定位固定机械臂。正确放置机械臂系统至关重要，因为对接完成后就无法更改。

观察孔（在Xi和Si系统上分别为8 mm和12 mm）位于脐部右侧2～3 cm处：在此位置可以很好地观察肝门、门静脉和胰腺钩突，这些都是TP重要的解剖标志。如图28-1所示，放置另外3个8 mm机械臂穿刺器和2个辅助操作穿刺器。不同于常规机器人系统，我们在腹部的右侧使用第4条机械臂，根据我们的经验，第4条机械臂在右侧使用比在左侧更合适。

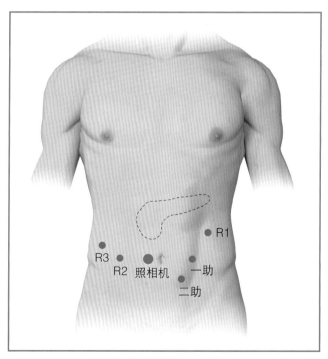

图28-1　腹部Trocar分布

四、机器人技术的两步法

在我们的标准操作中，用于胰腺手术的机器人器械包括单极电剪、马里兰双极电凝抓钳、作为牵开器的有孔的抓钳及超声刀。

1. 第一步：PD

第一步是PD。手术从分离胃结肠韧带进入小网膜囊开始，如果有必要，还可以使用机器人术中超声对胰腺进行彻底检查。游离胰腺下缘，在胰颈下方显露肠系膜上静脉（superior mesenteric vein，SMV）。胰腺分离从右侧进行：向右充分松解结肠肝曲，做Kocher切口（直至腹主动脉左侧），以显露胰头后表面和钩突。右侧结肠系膜分离至胃网膜右静脉根部，该静脉可单独或与Henle's静脉干一起离断。在某些情况下，例如手术对象为肥胖或超重患者，则可能很难完成Kocher切口。根据我们的经验，可以在离断胆管以后再完成该步骤，此时十二指肠活动性增强，可以在钩突后方获得更好的视野。

切开肝十二指肠韧带，用双极电凝处理十二指肠周围的小血管后，十二指肠就可以充分游离。使用常规腹腔镜下直线切割闭合器在距幽门2 cm处横断十二指肠（仅在少数有选择的病例中，一并切除远端胃）。横断十二指肠后，可以充分显露肝门、肝动脉和脾动脉的起始部。此时，胰腺上缘、肝总动脉（common hepatic artery，CHA）和脾动脉（splenic artery，SA）都显露出来，并且在必要时可以清除此处的淋巴结。我们建议，每一例手术都应完全游离出CHA和SA。

胃右动脉用金属夹夹闭后离断。胃十二指肠动脉（gastroduodenal artery，GDA）从周围组织中游离出后离断，近端用聚丙烯缝线和塑料夹双重闭合（图28-2）。解剖肝门（图28-3），适当显露肝动脉和其分支、门静脉（portal vein，PV）和胆总管（common bile duct，CBD），重要的是识别变异的解剖结构，尤其是肝动脉和胆道。必要时进行标准的淋巴结清扫术。单独切除胆囊，并在胆囊管上方离断CBD。如有必要，则将CBD的近端边缘送冷冻切片病理检查，远端残端缝扎闭合。

肝门解剖完成后，胰颈和SM/PV之间的隧道就完成了，此时要注意避免血管损伤或小静脉分支出血。如果发现打通这个隧道很困难（例如胰腺和SM/PV之间存在纤维化粘连），我们建议在横断胰腺的同时逐步完成此操作，作为一种前路方法。这种方式可以保证静脉肠系膜轴渐进、安全地显露出来。胰腺横断通过切割闭合器或超声刀完成。使用超声刀离断时，需要在胰颈的左、右侧各放置一根聚丙烯缝线。因为超声刀没有机器人器械特有的"腕状"（endowrist）关节，为了获得最佳的横切线，胰腺切缘的牵拉是必不可少的。

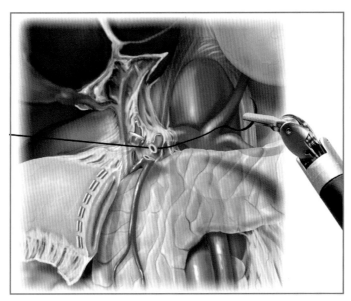

图28-2　结扎胃十二指肠动脉

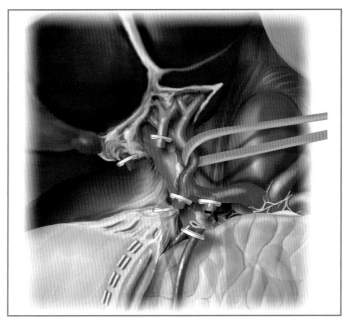

图28-3　解剖肝门部

胰腺横断后，在肠系膜的左侧准备第一个空肠袢，并用切割闭合器在Treitz韧带远侧离断空肠。然后，将第一个空肠袢拉到肠系膜的右侧。

钩突的分离是右侧胰腺切除过程中最困难的部分。根据我们的经验，同时向两侧牵拉可以使钩突和肠系膜上动脉（superior mesenteric artery，SMA）获得最佳的显露：一侧牵拉由第四条机械臂执行，第四条机械臂抓住十二指肠并将其向右侧拉。另一侧牵拉由助手完成，助手使用血管吊带把SMV拉向左侧（图28-4）。按从尾侧到头侧的方向解剖钩突，使SMV和PV逐渐与胰腺分离。一旦将SMV及PV拉向左侧，便会看到后方的SMA。在恶性肿瘤病例中，必须进行正规的淋巴结清扫。为了避免血管损伤和大出血，无论在何种情况下都必须在最终分离出钩突前正确地显露出SMA。从下往上，使用聚丙烯缝线或者结扎夹结扎离断胰十二指肠上、下血管。细小的分支血管可以用超声刀处理。在这一步骤中，机器人技术的优势显得尤为突出：机器人平台的稳定性、更加清晰的视野及带关节的器械可进行精确的解剖，将出血量降至最低。此外，即使在出血的情况下，也可以像开放手术一样进行缝合止血，比常规腹腔镜下更容易实施。至此，PD完成，第一个标本放在右侧肋缘下。

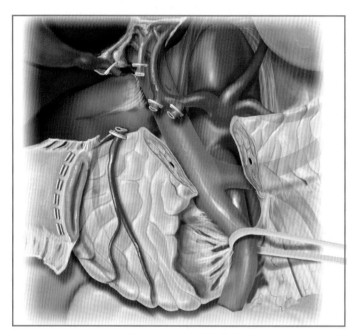

图28-4　解剖钩突

2. 第二步：DP

第二步是DP。解剖并显露脾动、静脉。对于保留脾手术，通过血管吊带控制脾血管，将其游离直至与胰腺实质完全分离。如果计划进行脾切除术，则可以使用切割闭合器，或在塑料血管夹和/或缝扎线之间离断脾动、静脉。通常先结扎离断脾动脉，然后再结扎脾静脉。但是，根据具体解剖情况，该顺序可以颠倒。

从内侧向外侧完成远端胰腺游离，将胰腺下缘和横结肠系膜分开。沿胰腺和Gerota筋膜进行后路解剖。如果肿瘤有浸润，需切除整个腹膜后和肾脂肪组织。

最后，如果一同切除脾脏，需要离断胃短血管，切开脾脏的侧韧带，再将第二个标本整体取出（图28-5）。

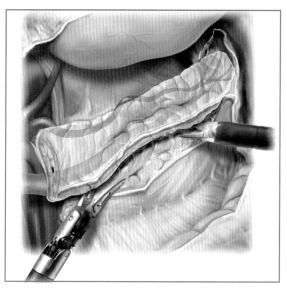

图28-5　解剖脾动脉和脾静脉

五、消化道重建

　　将空肠残端从肠系膜根部的后方向上提起，置于"新十二指肠"位置，并使用4-0或5-0可吸收缝合线进行肝管空肠端侧吻合术（图28-6）。对于较粗的胆管，我们进行两头带针线的连续缝合；对于较细的胆管，我们更倾向于间断缝合。按Hoffmeister法用3-0可吸收缝合线，以手工缝合法完成十二指肠空肠端侧吻合术。在腹腔内放置一个或两个引流管。手术结束时将鼻胃管拔除。

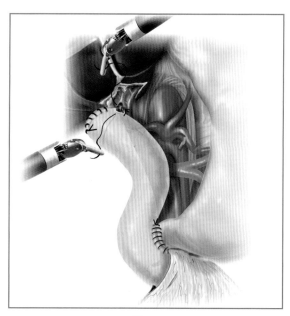

图28-6　肝管空肠端侧吻合术

六、讨论

由于胰腺位于腹膜后的深部，并与主要血管关系密切，因此微创技术在胰腺手术中的应用延误了多年。此外，根据胰腺切除术的类型，复杂的重建过程也大幅增加了手术难度[12]。

腹腔镜只在DP中获得了广泛的应用，并且它是目前治疗大多数涉及腺体远端疾病的金标准[13]。但是，只有一小部分胰腺疾病发生在胰尾部，也只有20%的腺癌会出现在胰尾部。存在严重合并症及患者不良的功能状态也是手术的禁忌证[14]。如前所述，腹腔镜手术具有住院时间短、失血量少及手术并发症少等优势，而且在淋巴结清扫和R$_0$切除方面具有和开腹手术相似的肿瘤学结果[15]。然而对于腹腔镜PD，其手术时间长、重建困难、胰瘘发生率和出血的风险均较高，导致该术式的应用非常有限[16]。此外，开放PD的学习曲线约为60例[17]，在进入完全腹腔镜手术学习曲线之前，至少需要完成10例杂交手术（腹腔镜切除，然后开放重建），这样就需要大量的手术例数才能达到熟练实施腹腔镜PD的要求[16]。这些因素都限制了腹腔镜PD的普及，因此仅在极少数大医疗中心和经验丰富的外科医生中得以开展[18]。

腹腔镜TP是一种罕见的手术，通常在大医疗中心进行，占胰腺手术的5.6%～6.4%[19]。TP的一般适应证包括累及整个腺体的IPMN[20-21]、遗传性胰腺肿瘤（FAP、BRCA1、FAMM、HNPCC）[21-22]、多灶性胰腺神经内分泌肿瘤、胰腺残端切缘持续阳性的PD或者DP病例[23]、伴有疼痛且对其他治疗无反应的慢性胰腺炎[23-28]、广泛性腺癌[29]或胰腺组织极脆导致有较高吻合风险的病例[30]。TP的另一个指征是PD手术后的胰漏[31-32]。目前关于腹腔镜TP的研究报道很少[33-36]，也没有比较腹腔镜PD和开放TP的文献报道。

机器人辅助胰腺切除术已经开展了多年，并得到了长足的发展，它的有效性和安全性不仅具有科学依据，而且其切除和重建过程进一步融合了机器人平台与微创手术的优势[37]。机器人平台的技术特性可以克服许多传统腹腔镜手术操作中的不足，例如在解剖和缝合等方面，这些操作让机器人实施起来更容易。据报道，机器人PD的学习曲线甚至几乎与开放PD一样。

更好的视野和更高的灵活性可以减少术中的组织损伤，解剖更加精细，从而降低并发症的发生率，提高微创手术的肿瘤学根治性。事实上，减少组织损伤可以减少抗肿瘤坏死因子介导的炎症反应，从而减慢肿瘤发展进展，缩短术后恢复时间，可使得更多的患者适合进行辅助治疗或参加临床实验[14]。

因为机器人手术能更好地控制血管，减少术中出血[38]，所以与传统腹腔镜DP相比，机器人DP具有更低的中转开腹手术率（2%）和更高的保脾率[39]。

而且机器人PD与开放PD的术后并发症（包括术后胰瘘）发生率相似，不过机器人PD的手术时间更长[14]。关于机器人PD的大多数研究可能受到两个因素的影响：患者的选择和术者的学习曲线。通常，在机器人PD的相关研究中，病例多数为良性、交界性病变或壶腹周围肿瘤患者，众所周知，对于这些病例更容易行肿瘤切除，但同时也有较高的胰瘘发生风险。学习曲线是另一个影响研究结果的因素，因为机器人PD和开放PD的比较通常是在拥有丰富开放PD经验的不同团队之间进行的，机器人手术刚刚开始，还只是在同一团队中开展，所以缺乏对比的数据[40-41]。

一项系统综述和荟萃分析比较了所有类型的胰腺切除术（PD、DP及TP）的机器人手术和开放手术，这两种方式在术后胰瘘、并发症发生率及再手术率方面均无统计学差异[37]。然而，从术中并发症发生率、切缘病理阳性数、住院时间和失血量等方面来看，机器人手术更具优势。该荟萃分析还发现平均有10%的机器人手术中转为腹腔镜或开腹手术，常见原因为术中出血、进程受阻或内脏粘连[42]。

从第一例机器人TP开展至今，仅有少量的相关研究报道[43]，这可能是因为微创TP适应证相对较少、手术时间长及需要较高水平的手术技能等。

最近发表的一项病例对照研究比较了机器人TP的优势[44]。该研究将11例因良性或恶性疾病而接受机器人TP的患者，与11例适应证相似，但在计划手术时未使用机器人系统的患者进行了比较。结果显示每组有2例做了血管切除；机器人TP组没有中转开腹，与开放组相比，其手术时间较长，但失血量更少；两组住院时间相似，但机器人TP组术后恢复的各项指标都优于开放组。

有学者发表了他们最初实施的10台机器人TP的相关结果，结果显示其手术时间较长（503 min），其中一例中转开腹（10%），20%的病例出现Clavien-Dindo Ⅲ～Ⅳ级并发症，术后90天死亡率为0[45]。一名患者还接受了胰腺自体胰岛细胞移植，后者使用无菌管和4G针头通过重力将225 000当量未纯化的胰岛注入脾静脉残端。

考虑到TP的许多适应证都涉及年轻患者多见的良性或交界性疾病，因此机器人技术可能在将微创引入该手术的过程中具有重要作用，以减少术中失血、加快术后恢复并保持腹部完整和美观。随着手术经验的逐步增加，一些优势会逐渐体现出来，例如度过学习曲线后必将减少手术时间，也会开展更多的保脾手术。目前，机器人自体胰岛细胞移植的可行性已经获得证实，但是有必要进一步研究该方法是否能消除胰腺切除术后内、外分泌功能不全的缺陷，也需要避免出现TP的其他不利影响（特别是良性疾病患者）。

七、小结

在机器人TP的肿瘤学和功能学获益方面，有必要开展更多研究将其与腹腔镜和开放手术进行比较，以确定机器人在这种复杂手术中的真正价值。

参考文献

［1］KLEEFF J，DIENER MK，Z'GRAGGEN K，et al．Distal pancreatectomy：risk factors for surgical failure in 302 consecutive cases［J］．Ann Surg，2007，245（4）：573-582．

［2］WINTER JM，CAMERON JL，CAMPBELL KA，et al．1423 pancreaticoduodenectomies for pancreatic cancer：a single-institution experience［J］．J Gastrointest Surg，2006，10（9）：1199-1210；discussion，1210-1211．

［3］GAGNER M，POMP A．Laparoscopic pylorus-preserving pancreatoduodenectomy［J］．SurgEndosc，1994，8（5）：408-410．

［4］SCHWENK W，HAASE O，NEUDECKER J，et al．Short-term benefits for laparoscopiccolorectal resection［J］．Cochrane Database Syst Rev，2005（3）：CD003145．

［5］KEUS F，GOOSZEN HG，VAN LAARHOVEN CJ．Open，small-incision or laparoscopic cholecystectomy for patients with symptomatic cholecystolithiasis．An overview of Cochrane Hepato-Biliary Group reviews［J］．Cochrane Database Syst Rev，2010（1）：CD008318．

［6］AMMORI BJ，AYIOMAMITIS GD．Laparoscopic pancreaticoduodenectomy and distal pancreatectomy：a UK experience and a systematic review of the literature［J］．Surg Endosc，2011，25（7）：2084-2099．

［7］BORJA-CACHO D，AL-REFAIE WB，VICKERS SM，et al．Laparoscopic distal pancreatectomy［J］．J Am Coll Surg，2009，209（6）：758-765．

［8］GAGNER M，PALERMO M．Laparoscopic Whipple procedure：review of the literature［J］．J Hepatobiliary Pancreat Surg，2009，16（6）：726-730．

［9］GUMBS AA，RODRIGUEZ RIVERA AM，MILONE L，et al．Laparoscopic pancreatoduodenectomy：a review of 285 published cases［J］．Ann Surg Oncol，2011，18（5）：1335-1341．

［10］KOOBY DA，GILLESPIE T，BENTREM D，et al．Left-sided pancreatectomy：a multicentre comparison of laparoscopic and open approaches［J］．Ann Surg，2008，248（3）：438-446．

［11］MELVIN WS，NEEDLEMAN BJ，KRAUSE KR，et al．Robotic resection of pancreatic neuroendocrine tumour［J］．J Laparoendosc Adv Surg Tech A，2003，13（1）：33-36．

［12］JOYCE D，MORIS-STIFF G，FALK GA，et al．Robotic surgery of the pancreas［J］．World J Gastroenterol，2014，20（40）：14726-14732．

［13］LIANG S，HAMEED U，JAYARAMAN S．Laparoscopic pancreatectomy：indications and outcomes［J］．World J Gastroenterol，2014，20（39）：14246-14254．

［14］MAGGE D，ZUREIKAT A，HOGG M，et al．Minimally invasive approaches topancreatic surgery［J］．Surg Oncol Clin N Am，2016，25（2）：273-286．

［15］KOOBY DA，HAWKINS WG，SCHMIDT CM，et al．A multicenter analysis of distal pancreatectomy for adenocarcinoma：is laparoscopic resection appropriate？［J］．J Am Coll Surg，2010，210（5）：779-785．

［16］DE ROOIJ T，KLOMPMAKER S，ABU HILAL M，et al．Laparoscopic pancreatic surgery for benign and malignant disease［J］．Nat Rev Gastroenterol Hepatol，2016，13（4）：227-238．

［17］TSENG JF，PISTERS PW，LEE JE，et al．The learning curve in pancreatic surgery［J］．

Surgery，2007，141（5）：694-701.

［18］CADIÈRE GB，HIMPENS J，GERMAY O，et al. Feasibility of robotic laparoscopic surgery：146 cases［J］. World J Surg，2001，25（11）：1467-1477.

［19］JANOT MS，BELYAEV O，KERSTING S，et al. Indications and early outcomes for total pancreatectomy at a high-volume pancreas center［J］. HPB Surg，2010，DOI：10. 1155/2010/686702.

［20］TANAKA M，CHARI S，ADSAY V，et al. International consensus guidelines for management of intraductal papillary mucinous neoplasms and mucinous cystic neoplasms of the pancreas［J］. Pancreatology，2006，6（1-2）：17-32.

［21］CRIPPA S，TAMBURRINO D，PARTELLI S，et al. Total pancreatectomy：indications，different timing，and perioperative and long-term outcomes［J］. Surgery，2011，149（1）：79-86.

［22］HEIDT DG，BURANT C，SIMEONE DM. Total pancreatectomy：indications，operative technique，and postoperative sequelae［J］. J Gastrointest Surg，2007，11（2）：209-216.

［23］BRAASCH JW，VITO L，NUGENT FW. Total pancreatectomy for end-stage chronic pancreatitis［J］. Ann Surg，1978，188（3）：317-322.

［24］WARREN KW，POULANTZAS JK，KUNE GA. Life after total pancreatectomy for chronicpancreatitis：clinical study of eight cases［J］. Ann Surg，1966，164（5）：830-834.

［25］LINEHAN IP，LAMBERT MA，BROWN DC. Total pancreatectomy for chronic pancreatitis［J］. Gut，1988，29（3）：358-365.

［26］STONE WM，SARR MG，NAGORNEY DM，et al. Chronic pancreatitis. Results of Whipple's resection and total pancreatectomy［J］. Arch Surg，1988，123（7）：815-819.

［27］EASTER DW，CUSCHIERI A. Total pancreatectomy with preservation of the duodenum and pylorus for chronic pancreatitis［J］. Ann Surg，1991，214（5）：575-580.

［28］FLEMING WR，WILLIAMSON RC. Role of total pancreatectomy in the treatment of patients with end-stage chronic pancreatitis［J］. Br J Surg，1995，82（10）：1409-1412.

［29］ZAKARIA HM，STAUFFER JA，RAIMONDO M，et al. Total pancreatectomy：short-and long-term outcomes at a high-volume pancreas center［J］. World J Gastrointest Surg，2016，8（9）：634-642.

［30］ROSS DE. Cancer of the pancreas. A plea for total pancreatectomy［J］. Am J Surg，1954，87（1）：20-33.

［31］GUEROULT S，PARC Y，DURON F，et al. Completion pancreatectomy for postoperative peritonitis after pancreaticoduodenectomy：early and late outcome［J］. Arch Surg，2004，139（1）：16-19.

［32］DE CASTRO SM，BUSCH OR，VAN GULIK TM，et al. Incidence and management of pancreatic leakage after pancreatoduodenectomy［J］. Br J Surg，2005，92（9）：1117-1123.

［33］DALLEMAGNE B，DE OLIVEIRA AT，LACERDA CF，et al. Full laparoscopic total pancreatectomy with and without spleen and pylorus preservation：a feasibility report［J］. J Hepatobiliary Pancreat Sci，2013，20（6）：647-653.

［34］CASADEI R，MARCHEGIANI G，LATERZA M，et al. Total pancreatectomy：doing it with a mini-invasive approach［J］. JOP，2009，10（3）：328-331.

［35］GALVANI CA，RODRIGUEZ RILO H，SAMAMÉ J，et al. Fully robotic-assisted technique for total pancreatectomy with an autologous islet transplant in chronic pancreatitis patients：results of a first series [J] . J Am Coll Surg, 2014, 218 (3) : e73–e78.

[36] CHOI SH, HWANG HK, KANG CM, et al. Pylorus–and spleen–preserving total pancreatoduodenectomy with resection of both whole splenic vessels : feasibility and laparoscopic application to intraductal papillary mucin–producing tumors of the pancreas [J] . Surg Endosc, 2012, 26 (7) : 2072– 2077.

[37] ZHANG J, WU WM, YOU L, et al. Robotic versus open pancreatectomy : a systematicreview and meta–analysis [J] . Ann Surg Oncol, 2013, 20 (6) : 1774–1780.

[38] BOONE BA, ZENATI M, HOGG ME, et al. Assessment of quality of outcomes for robotic pancreaticoduodenectomy : identification of the learning curve [J] . JAMA Surg, 2015, 150 (5) : 416–422.

[39] CHONG CCN, LEE KF, FONG KA, et al. Robot–assisted laparoscopic spleen–preserving distal pancreatectomy [J] . Surg Pract, 2015, 19 (1) : 40–41.

[40] STAFFORD AT, WALSH RM. Robotic surgery of the pancreas : the current state of the art [J] . J Surg Oncol, 2015, 112 (3) : 289–294.

[41] SHAKIR M, BOONE BA, POLANCO PM, et al. The learning curve for robotic distal pancreatectomy : an analysis of outcomes of the first 100 consecutive cases at high volume pancreatic centre [J] . HPB (Oxford) , 2015, 17 (7) : 580–586.

[42] ZHOU JY, XIN C, MOU YP, et al. Robotic versus laparoscopic distal pancreatectomy : a meta–analysis of short–term outcomes [J] . PLoS One, 2016, 11 (3) : e0151189.

[43] GIULIANOTTI PC, ADDEO P, BUCHS NC, et al. Early experience with robotic total pancreatectomy [J] . Pancreas, 2011, 40 (2) : 311–313.

[44] BOGGI U, PALLADINO S, MASSIMETTI G, et al. Laparoscopic robot–assisted versus open total pancreatectomy : a case–matched study [J] . Surg Endosc, 2015, 29 (6) : 1425–1432.

[45] ZUREIKAT AH, NGUYEN T, BOONE BA, et al. Robotic total pancreatectomy with or without autologous islet cell transplantation : replication of an open technique through a minimal access approach [J] . Surg Endosc, 2015, 29 (1) : 176–183.

Andrea Coratti, Mario Annecchiarico

译者：宗华　校对：王天宝

第二十九章

机器人胰腺移植术

一、引言

有证据表明，在某些患者中，肾脏[1-3]和胰腺[4-6]移植术可以通过微创（minimally invasive，MI）手术的方式进行，不仅可行，而且较方便[2]。

胰腺移植（transplantation of the pancreas，PT_S），无论是单独移植还是与肾脏联合移植，都是治疗β细胞缺乏所致糖尿病的重要选择；这些患者在移植前，尽管接受了个性化的强化胰岛素治疗，但仍出现了严重的糖尿病并发症和/或代谢紊乱[7]。由于长期的糖尿病及其相关并发症病史，这些患者在围手术期容易出现手术并发症[7]。令人遗憾的是，PT_S是所有实体器官移植手术中并发症发生率最高的手术[8]。随着外科技术的进步，PT_S逐步得到发展[9]，尽管预后有所改善，但手术并发症发生率仍较高。目前认为微创手术可减少PT_S术后并发症，例如手术部位感染、切口裂开和肠道并发症等。

机器人胰腺移植术最先由我们小组于2010年9月27日在意大利比萨市施行[4]。根据已发表的文献，类似的手术在伊利诺伊大学芝加哥分校也已开展[6]。

二、限制微创胰腺移植早期实施的原因

微创PT_S未得到广泛开展的原因是多方面的。

第一，由于开放PT_S手术的过程比较复杂，一度认为微创PT_S难以实施。

第二，PT_S对腹腔镜技术有较高的要求，但大多数移植外科医生未接受过MI技术培训。

第三，MI移植期间不能立即实现供体移植物冷却。

第四，气腹可减少肾脏灌注[10]。实验证据表明，腹内压升高也会减少胰腺灌注[11]。早期出现的移植物微循环障碍对血管并发症发生的影响目前尚不清楚，但是血栓形成是导致PT_S术中早期移植物失活的主要原因[12]。

第五，因传统腹腔镜手术存在固有局限性，使得复杂的腹腔镜手术疗效较大程度上取决于术者的技巧与经验[13]，虽然一些复杂手术更适合腹腔镜，但却难以开展[14]。

三、微创胰腺移植的缺点

开放PTs存在以下一些缺点，可以通过MI方式予以改善。

第一，由于手术切口较长，患者长期的糖尿病史及移植术后需行免疫抑制，PTs后经常发生切口并发症。

第二，术区腹腔积液和腹腔内感染的风险会随着腹腔内脏器及肠道的解剖游离范围的增大而增加。

第三，由于手术操作和糖尿病自主神经病变的叠加影响，PTs术后常发生胃瘫。

第四，减少组织损伤会减缓凝血系统的激活[15]。

四、机器人胰腺移植的实际操作问题

从技术角度来看，常规PTs和机器人PTs之间最显著的区别是在血管吻合过程中如何使移植物保持在冷却状态。例如，在移植过程中肾移植供体的温度将以每分钟0.48℃的速度升高。复流前的温度取决于吻合手术时间，并且与移植物的重量成反比[16]。目前认为血运重建前的移植物温度≤15℃具有保护性[17]。最近，有人提出可在腹腔镜移植过程中继续使用冰冻保存液对肾移植物进行局部冷却[18]，尽管可能会出现一些实际问题，例如可致术野镜头模糊和需要频繁地抽吸术区积液，导致气腹难以维持。这些附加的困难可能会延长吻合时间，抵消移植物局部冷却的作用。用于肾移植的冷却包裹装置目前仅停留在实验阶段[19]。另外，令人鼓舞的是，通过小切口进行肾移植的成功经验，可解决机器人PTs面临的类似的移植物复温问题[20-21]。

开放PTs与机器人PTs的另一个主要不同点在于是否需要气腹。已知气腹会减少移植物灌注。然而，扩容补液能够逆转气腹对移植物灌注的影响[22]。

五、实施机器人胰腺移植的要求

即使运用机器人辅助系统，也需要娴熟的腹腔镜技术来实施微创PTs。

机器人PTs的最大挑战是需要进行血管吻合及在复流时控制出血。不应在非机器人PTs术中去学习并掌握这些技能。外科医生和整个手术团队必须事先做好准备。建议通过模拟器和动物模型进行培训[23]。模拟手术包括肾盂成形术和脾动脉瘤修补术。在这些手术培训中，不设置时间限制，外科医生可逐步提升自己的吻合技巧。

对于机器人PTs，建议使用配备多个高清屏幕的专用手术室。手术台必须配备加热毯。CO_2的来源应集中放置，或并联放置两个储罐并通过转换阀连接，以便在储罐更换期间不会中断

CO_2的供应。如果在控制大出血时需要大量吸引，还应使用两个二氧化碳吹入器，以免丧失气腹。还必须有一个二氧化碳加热器。使用两个标准二氧化碳吹入器的替代方法是使用压力屏障吹入器，例如AirSeal系统（Surgiquest，Milford，CT，USA）。

除了标准的腹腔镜设备外，重要的是要有一套完整的腹腔镜血管夹及类似于腹腔镜Satinsky血管夹，这要求其相关的穿刺器带有弹性插管，以允许弯曲器械通过。准备用于冲洗血管的Bracci或Fogarty导管。

行血管吻合术使用膨体聚四氟乙烯（expanded polytetrafluoroethylene，ePTFE）（6-0和7-0）代替聚丙烯缝线。当前的机器人系统缺乏触觉反馈，因此重复的缝合操作会削弱缝线材料的张力强度，使单股缝线的张力强度降低35%，多股缝线则降低3%[24]。机器人反复缝合操作后ePTFE缝线的强度没有损失，但在同一点进行三次机器人操作后，聚丙烯缝线的强度也会显著减弱[25]。可采用聚丙烯缝线间断缝合修补移植物复流后出现的出血点。

六、外科技术

1. 获取供体过程

胰腺供体来自脑死亡的多器官捐献者。当使用开放技术进行PT_s手术时，我们使用快速整块切除技术进行移植物获取[26]。该技术需要相当复杂的修整技术，修整过程中尽管通常不会观察到大出血，但无法在无灌流状态下修补小出血部位，另外我们需要在移植物复流后进一步为受体缝扎止血。

在机器人PT_s中，我们首先选择在捐献者体内完整游离胰腺，以便后续直接进行移植，优化供体获取与受体移植团队之间的衔接，最大限度地减少冷缺血的时间。使用这种技术，仅需在修整台将供体髂动脉Y形移植血管与肠系膜上动脉和脾动脉吻合，将受体的出血风险降至最低。

2. 受体移植过程

患者仰卧，右侧稍抬高并用宽条带固定在手术台上。图29-1a展示了手术台的方向，Trocar及GelPort（Applied Medical，Rancho Santa Margarita，CA，USA）的位置。这种配置是参考达·芬奇Si机器人系统（Intuitive Surgical Inc.，Sunnyvale，CA，USA）的使用习惯。腹部中线小切口，备用于放入胰腺供体及行手辅助手术。

使用Xi系统，所有机械臂穿刺孔（包括观察孔）的直径均为8 mm。观察孔放置在目标解剖区域（例如右髂总血管）的上方，基本上与Si系统放置的位置相同。其他机械臂操作孔呈直线分布。在Xi系统中，使用了全部4个机械臂。气腹压力维持在10～12 mmHg之间，直到移植物再灌注时再降至8～10 mmHg。

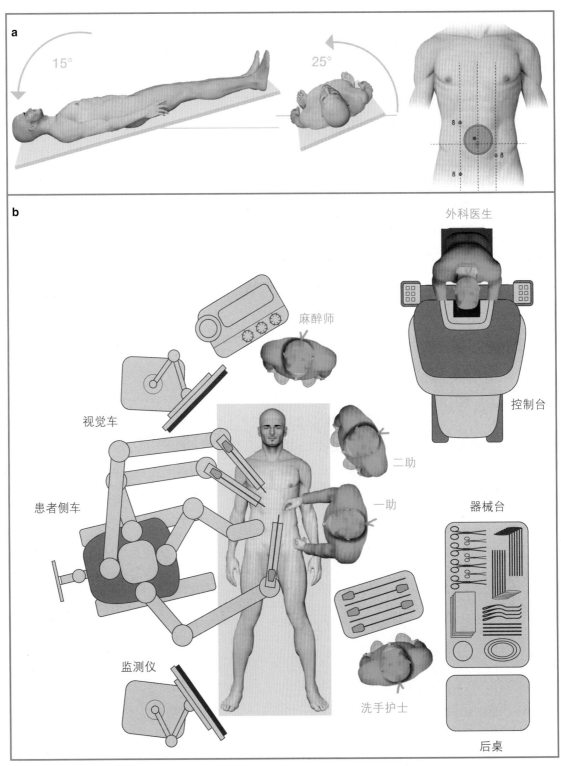

图29-1　受体移植

a. 将患者仰卧放置，并将工作台以15°头高脚低位放置，并向左倾斜25°，将GelPort放在患者肚脐上方的中线小切口中，观察孔沿肚脐下方约5 cm的左腹直肌旁线放置，沿着右腹直肌旁线分别在肋缘下方约5 cm和耻骨上方约3 cm处放置两个8 mm机械臂穿刺孔，辅助孔位于GelPort内。b. 手术室设置：控制台放置在患者的头部旁，因此主刀外科医生可以直接观察到麻醉团队和助手外科医生，手术助手、洗手护士、器械台和后桌都在患者的左侧，使手术室的这一区域保持"干净"，机器人塔架位于患者右侧。

　　机器人塔架位于患者的右侧（图29-1b）。使用30°内窥镜。如同开放手术一样[27]，解剖游离始于升结肠。显露右髂总动脉和下腔静脉近端。使用双极马里兰镊子和单极弯剪进行解剖。结扎或夹闭大淋巴管。在进行血管阻断之前，静脉注射5 000单位肝素钠。动脉夹可以通过GelPort手动放置，也可以使用腔镜器械放置。然后将移植物以"胰头位于头侧"的垂直摆放方向放置在右腰大肌上。显露下腔静脉，使用7-0 ePTFE缝线前后分别连续缝合，将供体门静脉端侧吻合至受体下腔静脉。接下来，在供体Y形血管和受体髂总动脉之间使用6-0 ePTFE进行动脉吻合（图29-2和图29-3）。移植物复流后，根据需要妥善止血。不进行肝素中和拮抗，因为术后需要持续抗凝以降低血管血栓形成的风险，我们更需确保在这种情况下妥善止血。

　　通过机器人辅助可很容易地行肠吻合，但如果利用中线小切口，则可使用传统术式进行Roux-en-Y肠袢及十二指肠吻合（图29-4）[27]。最后，用腹腔镜检查手术视野，并于移植物周围放置两条引流管。

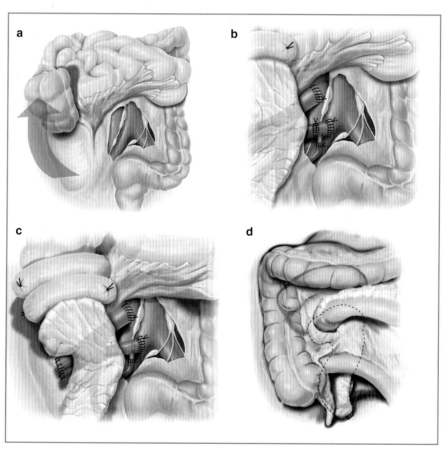

图29-2　手术技术步骤

a. 先从盲肠和升结肠开始分离，显露下腔静脉和右髂总动脉行血管吻合术；b. 供体门静脉端侧吻合至受体的下腔静脉，类似地，供体Y形动脉主干端侧吻合至右髂总动脉；c. 通过十二指肠空肠吻合实现胰液引流，建立Roux-en-Y肠袢，并通过右结肠系膜提至移植物的手术区域；d. 最后，将右结肠置于胰腺前方，使移植物成为腹膜后器官。

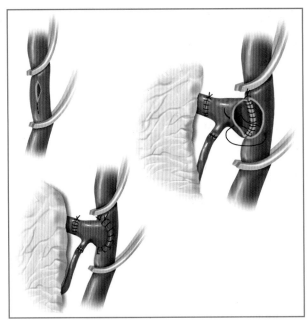

图29-3　前后壁分别用缝线进行血管连续吻合，每个吻合口的后壁都是从内侧缝合开始

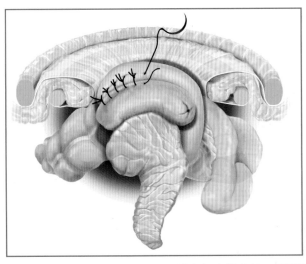

图29-4　在供体胰头稍微抬高并转至中线的情况下，通过腹部中线小切口手辅助行十二指肠空肠吻合术
该小切口由Alexis切口保护器牵拉（Applied Medical，Rancho Santa Margarita，CA，USA）。

七、机器人胰腺移植的其他技巧

根据已发表的文献，类似的PT$_s$手术在伊利诺伊大学芝加哥分校开展。Yeh等人报道了一例肥胖患者在接受机器人肾脏移植后行机器人PT$_s$[6]。与我们提出的技术相反，该胰腺是根据标准技术获取并备用于移植。为了解决再灌注后出血的问题，术者通过用500 mL血管检漏溶液灌注胰腺移植物以发现漏血部位，该检漏溶液由1 L UW溶液和1 mL亚甲蓝构成。在受体中，将移植物以"胰头指向脚侧"的垂直摆放方向放置在左髂窝中，十二指肠与膀胱缝合以引流胰液。患者取头高脚低位。将两个机械臂操作孔（8 mm）放置在患者的左肋缘下和右下腹。将观察孔置于脐上方，将辅助孔（12 mm）放置在右侧机械臂和观察孔之间。沿观察孔上方做腹部中线切口（7 cm）并置入GelPort。血管吻合技术与我们描述的相同。使用管形吻合器进行十二指肠膀胱吻合。将管形吻合器的砧座通过小切口放入膀胱中，同时将管形吻合器从十二指肠升部插入至降部，以十二指肠降部外侧缘与膀胱进行吻合。使用Endo GIA封闭十二指肠残端。连续随访患者1年，患者术后不再依赖胰岛素控制血糖。

八、小结

迄今，我们已经开展了3例机器人PT$_S$：1例肾移植后胰腺移植、1例单独胰腺移植及1例胰肾联合移植。由于合适的供体稀少，机器人系统的可及性有限及该复杂手术对团队要求较高，我们尚未进行其他更多的机器人PT$_S$。这几例机器人PT$_S$患者的预后使我们颇受鼓舞，因为所有患者在长期随访过程中，均不再需要依赖外源性胰岛素控制血糖。我们在机器人肾移植患者中，也获得了类似的良好预后，越来越多的移植患者愿意选择机器人手术。机器人系统有助于实体器官移植手术，可增强术者的手部灵活性，尤其是在需要精细缝合的情况下。该手术成功的关键在于拥有一支高效的外科团队，其中必须包括训练有素且经验丰富的术者，具有腹腔镜技术的助手，能够使处于头高脚低位的患者保持水电解质平衡及循环稳定的麻醉师，还有熟悉机器人系统和腹腔镜设备的洗手护士。

参考文献

［1］BOGGI U，VISTOLI F，SIGNORI S，et al. Robotic renal transplantation：first European case［J］. Transpl Int，2011，24（2）：213-218.

［2］GARCIA-ROCA R，GARCIA-AROZ S，TZVETANOV I，et al. Single center experience with robotic kidney transplantation for recipients with BMI of 40 kg/m^2 or greater：a comparison with the UNOS registry［J］. Transplantation，2017，101（1）：191-196.

［3］FRONGIA M，CADONI R，SOLINAS A. First robotic-assisted dual kidney transplant：surgicaltechnique and report of a case with 24-month follow-up［J］. Transplant Direct，2015，1（9）：e34.

［4］BOGGI U，SIGNORI S，VISTOLI F，et al. Laparoscopic robot-assisted pancreas transplantation：first world experience［J］. Transplantation，2012，93（2）：201-206.

［5］BOGGI U，SIGNORI S，VISTOLI F，et al. Current perspectives on laparoscopic robot-assisted pancreas and pancreas-kidney transplantation［J］. Rev Diabet Stud，2011，8（1）：28-34.

［6］YEH CC，SPAGGIARI M，TZVETANOV I，et al. Robotic pancreas transplantation in a type 1 diabetic patient with morbid obesity：a case report［J］. Medicine（Baltimore），2017，96（6）：

e5847.

［7］BOGGI U，VISTOLI F，EGIDI FM，et al．Transplantation of the pancreas［J］．Curr Diab Rep，2012，12（5）：568–579.

［8］TROPPMANN C，GRUESSNER AC，DUNN DL，et al．Surgical complications requiring early relaparotomy after pancreas transplantation．A multivariate risk factor and economic impact analysis of the cyclosporine era［J］．Ann Surg，1998，227（2）：255–268.

［9］BOGGI U，AMORESE G，MARCHETTI P．Surgical techniques for pancreas transplantation［J］．Curr Opin Organ Transplant，2010，15（1）：102–111.

［10］DEMYTTENAERE S，FELDMAN LS，FRIED GM．Effect of pneumoperitoneum on renal perfusion and function：a systematic review［J］．Surg Endosc，2007，21（2）：152–160.

［11］ENDO K，SASAKI T，SATA N，et al．Elevation of intra–abdominal pressure by pneumoperitoneum decreases pancreatic perfusion in an in vivo porcine model［J］．Surg Laparosc Endosc Percutan Tech，2014，24（3）：221–225.

［12］BANGA N，HADJIANASTASSIOU VG，MAMODE N，et al．Outcome of surgical complications following simultaneous pancreas—kidney transplantation［J］．Nephrol Dial Transplant，2012，27（4）：1658–1663.

［13］BONRATH EM，ZEVIN B，DEDY NJ，et al．Error rating tool to identify and analyse technical errors and events in laparoscopic surgery［J］．Br J Surg，2013，100（8）：1080–1088.

［14］BOGGI U，SIGNORI S，DE LIO N，et al．Feasibility of robotic pancreaticoduodenectomy［J］．Br J Surg，2013，100（7）：917–925.

［15］DIAMANTIS T，TSIMINIKAKIS N，SKORDYLAKI A，et al．Alterations of hemostasis after laparoscopic and open surgery［J］．Hematology，2007，12（6）：561–570.

［16］FEUILLU B，CORMIER L，FRIMAT L，et al．Kidney warming during transplantation［J］．Transpl Int，2003，16（5）：307–312.

［17］SZOSTEK M，PACHOLCZYK M，LAGIEWSKA B，et al．Effective surface cooling of the kidney during vascular anastomosis decreases the risk of delayed kidney function after transplantation［J］．Transpl Int，1996，（Suppl 1）：S84–S85.

［18］MENON M，ABAZA R，SOOD A，et al．Robotic kidney transplantation with regional hypothermia：evolution of a novel procedure utilizing the IDEAL guidelines（IDEAL phase 0 and 1）［J］．Eur Urol，2014，65（5）：1001–1009.

［19］NAVARRO AP，SOHRABI S，COLECHIN E，et al．Evaluation of the ischemic protection efficacy of a laparoscopic renal cooling device using renal transplantation viability assessmentcriteria in a porcine model［J］．J Urol，2008，179（3）：1184–1189.

［20］PARK SC，KIM SD，KIM JI，et al．Minimal skin incision in living kidneytransplantation［J］．Transplant Proc，2008，40（7）：2347–2348.

［21］ØYEN O，SCHOLZ T，HARTMANN A，et al．Minimally invasive kidney transplantation：the first experience［J］．Transplant Proc，2006，38（9）：2798–2802.

［22］LONDON ET，HO HS，NEUHAUS AM，et al．Effect of intravascular volume expansion on renal function during prolonged CO_2 pneumoperitoneum［J］．Ann Surg，2000，231（2）：195–201.

［23］KHANNA A，HORGAN S．A laboratory training and evaluation technique for robot assisted ex vivo kidney transplantation［J］．Int J Med Robot，2011，7（1）：118–122.

［24］DIKS J，NIO D，LINSEN MA，et al. Suture damage during robot-assisted vascular surgery：is it an issue？［J］. Surg Laparosc Endosc Percutan Tech，2007，17（6）：524-527.

［25］RICCHIUTI D，CERONE J，SHIE S，et al. Diminished suture strength after robotic needle driver manipulation［J］. J Endourol，2010，24（9）：1509-1513.

［26］BOGGI U，VISTOLI F，DEL CHIARO M，et al. A simplified technique for the en bloc procurement of abdominal organs that is suitable for pancreas and small-bowel transplantation［J］. Surgery，2004，135（6）：629-641.

［27］BOGGI U，VISTOLI F，SIGNORI S，et al. A technique for retroperitoneal pancreas transplantation with portal-enteric drainage［J］. Transplantation，2005，79（9）：1137-1142.

Ugo Boggi，Carlo Lombardo，Fabio Vistoli

译者：赖佳明　校对：王天宝